U0237363

中医临床经典评注丛书

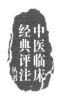

中医临床经典评注丛书

《小儿药证直诀》评注

俞景茂 主编

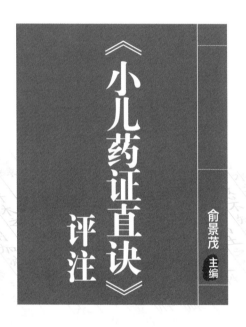

编　委　李　岚　李国芳　赖正清
　　　　许先科　孙紫嫣

人民卫生出版社
·北京·

图书在版编目（CIP）数据

《小儿药证直诀》评注 / 俞景茂主编. —北京：
人民卫生出版社，2022.8
（中医临床经典评注丛书）
ISBN 978-7-117-33437-2

Ⅰ. ①小… Ⅱ. ①俞… Ⅲ. ①中医儿科学－中国－宋
代②《小儿药证直诀》－注释 Ⅳ. ①R272

中国版本图书馆 CIP 数据核字（2022）第 141040 号

| 人卫智网 | www.ipmph.com | 医学教育、学术、考试、健康，购书智慧智能综合服务平台 |
| 人卫官网 | www.pmph.com | 人卫官方资讯发布平台 |

中医临床经典评注丛书——《小儿药证直诀》评注
Zhongyi Linchuang Jingdian Pingzhu Congshu
《Xiao'er Yaozheng Zhijue》Pingzhu

主　　编：俞景茂
出版发行：人民卫生出版社（中继线 010-59780011）
地　　址：北京市朝阳区潘家园南里 19 号
邮　　编：100021
E - mail：pmph @ pmph.com
购书热线：010-59787592　010-59787584　010-65264830
印　　刷：北京顶佳世纪印刷有限公司
经　　销：新华书店
开　　本：710×1000　1/16　印张：20.5　插页：4
字　　数：285 千字
版　　次：2022 年 8 月第 1 版
印　　次：2022 年 9 月第 1 次印刷
标准书号：ISBN 978-7-117-33437-2
定　　价：69.00 元

内容提要

　　《小儿药证直诀》为宋代钱乙所撰，阎季忠编集，是中医儿科学的经典之作。全书共 3 卷，上卷脉证治法，主论小儿常见病证 81 条；中卷记录所治验案 23 例；下卷列儿科方剂 120 余首。阐发了小儿生理病理特点，确立了小儿五脏辨证纲领，对中医儿科学学术发展具有重大影响，钱乙成为中医儿科学的宗师。

　　由于原著流传多种版本，互有出入，且内容言简意赅，不易领悟。故此次评注以人民卫生出版社 1955 年影印本为底本，在忠于原著的基础上加以校注、评议，综合了历代各家研究成果，守正固本，传承创新，为当今中医儿科学理论与临床服务，是中医儿科、中西医结合儿科医师的必读书籍。

主编简介

俞景茂，教授，主任中医师，博士生导师。浙江省名中医、首届国医名师，全国第四批、第六批老中医药专家学术经验继承工作指导老师，原中华中医药学会儿科专业委员会副主任委员，现任世界中医药学会联合会儿科专业委员会副会长。

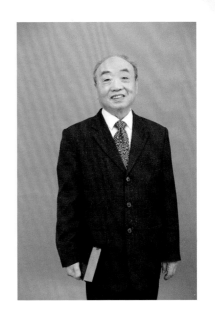

从事临床、教学、科研工作 50 余年，对《小儿药证直诀》、儿科各家学说有较深入研究，临床上擅长治疗小儿反复呼吸道感染、哮喘、毛细支气管炎、遗尿、抽动症、多动症等病症。负责研制的遗尿停胶囊，1994 年获浙江省中医药科学技术创新奖二等奖；"太子健冲剂治疗小儿反复呼吸道感染的临床及实验研究"，2001 年获浙江省中医药科学技术创新奖三等奖。在国内外学术期刊上独立发表学术论文 40 余篇，出版专著 10 余部。代表作有《基层中医临证必读大系·儿科分册》《中医儿科临床实践》《小儿反复呼吸道感染的防治》《育儿真经》《中医儿科临床研究》等。2009 年 9 月中华中医药学会授予其儿科发展突出贡献奖。2012 年国家中医药管理局正式批建俞景茂全国名老中医药专家传承工作室。中华中医药学会 2014 年授予其成就奖。

序 言

　　《小儿药证直诀》是我国最早以原本形式保存下来的儿科专著，成书于北宋末年，为钱乙所著，阎季忠编集。该书指出小儿脏腑娇嫩，五脏六腑"成而未全""全而未壮""乃至全壮"以及小儿"脏腑柔弱""易虚易实、易寒易热"的生理病理特点；创立了儿科五脏辨证纲领，注重望诊，善用清凉，善调脾胃，巧裁古方，擅创新方，拟订了一系列儿科方剂，记载了临证医案，从此奠定了中医儿科学的基础，使儿科学在内科学的基础上脱颖而出，发展成为一门临床专科。其中从《金匮要略》肾气丸去桂附而成的地黄丸，专补小儿肾阴，成为后世补阴学派的先河。此外，五脏辨证中详于五脏热证而略于五脏寒证，从而成为儿科学术中寒凉学派的代表。后世所悟出的小儿"三有余（心、肝、阳有余）""四不足（肺、脾、肾、阴不足）"之说，以及"乙癸同源""肝肾同治"的理论均源于钱乙。钱乙注重小儿脾胃，提出"脾胃虚衰，四肢不举，诸邪遂生"的理论，和创制的七味白术散，甘温除热，升提脾气，早李杲的脾胃学说120多年。钱乙被誉为儿科的开山宗师，宋濂在《赠医史贾某序》中说："钱乙深得张机之阃奥而撷其精华，建为五脏之方，各随其宜，肝为相火，有泻无补，肾为真水，有补无泻，皆启《内经》之秘。"所以《小儿药证直诀》成为中医儿科学经典。

　　由于成书年代久远，并以口诀语词记述，言简意赅，流传版本各异，历代医家颇有争议，加上时代的发展，科学技术的进步，有必要对此重新进行评注，守正创新，取其精华，反映时代的研究成果，使之更好地传承发扬。

　　评注经典是一件非常有意义的事情。从经典着手，从源到流，继承前人的学术成果，结合当今临证，在传承的基础上不断创新，不失为临床医师成功的正道。为此我们编写了本书，通过对《小儿药证直诀》的评注与解读，以期对中医儿科临床人员有所帮助与启迪，使他们能够通过读经典、做临床，成为一代大医。同时也为健康中国、促进孩童健康再做努力。

本评注以人民卫生出版社 1955 年影印本为底本进行校注，紧扣脉证进行评议，对医案作出阐释，对方剂作出方解，选择后世医案，结合现代应用解读，以说明其应用。使原著理义明晰，切合今用。

虽几经修订，但仍难免有不当之处，还望读者多多指正！

俞景茂

2021 年 12 月

于浙江省中医院

评注说明

1. 本书以 1955 年人民卫生出版社影印之《小儿药证直诀》为底本。以明《永乐大典》所辑武英殿刻本（聚珍本）为主校本，熊宗立《类证注释钱氏小儿方诀》为参校本，以近代张寿颐《小儿药证直诀笺正》为旁校本进行校注。

2. 在校注中凡属底本明显遗漏之处，则以别本补入，并出校注；凡属底本衍误之处，则以别本予以勘正，并出校注；凡他书所存异义，予以保存，以供读者参考。至于文中明显错字、异体字均径直改正，不出校注。原文中的繁体字，均易为现在通行的简体字。对于较难理解的字、词或错简之处，均在原文下给予注解。由于原书系竖排本，现改为横排本，故将原书卷下方剂中"右为末"之类的"右"字改为"上"字。

3.《小儿药证直诀》系北宋末年的著作，当时采用两、钱、分、厘、毫之目，即十毫为一厘，十厘为一分，十分为一钱，十钱为一两，以十累计，积十六两为一斤。可以参照宋代 1 两折合 37.3g，1 盏折合 200ml，1 升约折合 1ml，折算方剂用量。此外，在散剂中尚有"方寸匕""钱匕""一字"等名称，可以参照一方寸匕药散约合 1.5g；一钱匕药散约合 0.9g；一字药散约合 0.3g（草本药散要轻些）折算。本折算方法参照南京药学院（现为中国药科大学）编写的《药剂学》（1978年版）一书，在此亦仅供参考。至于现在临床用药的剂量，则应随病情、年龄、体重、体质、气候及地区的差异而定，不必拘泥。

4. 凡在"治案"中涉及，而在"诸方"中未载的方剂，则参照与钱氏行医年代相近的《太平惠民和剂局方》所载的同名方剂进行说明。若《局方》也未载，则存疑。

5. 对原著中载有的重镇有毒或超剂量等现代临床禁用、慎用之品，为反映古籍原貌，现仍保留，仅供参考，临床需按《中华人民共和国药典》及相关要求使用。

6. 本书中引用的部分医案，因时间较早，限于当时的医疗条件及要求，还存在病例不完整、实验室检验指标使用旧制单位等问题，为尊重原论文内容，现均未做修改。

7. 引文书目简称如下。

薛己：《薛立斋医案全集·校注钱氏小儿直诀》，民国大成书局印本。（简称：薛注）

熊宗立：《类证注释钱氏小儿方诀》，日本抄本。（简称：熊注）

张寿颐：《小儿药证直诀笺正》，上海科技卫生出版社，1958 年版。（简称：《笺正》）

张骥：《小儿药证直诀注》，汲古书院藏版。（简称：张骥注）

《重广补注黄帝内经素问》，人民卫生出版社，1963 年版。（简称：《素问》）

《灵枢经》，人民卫生出版社，1963 年版。（简称：《灵枢》）

巢元方：《诸病源候论》，人民卫生出版社，1959 年影印本。（简称：《病源》）

《太平惠民和剂局方》，人民卫生出版社，1959 年版。（简称：《局方》）

目 录

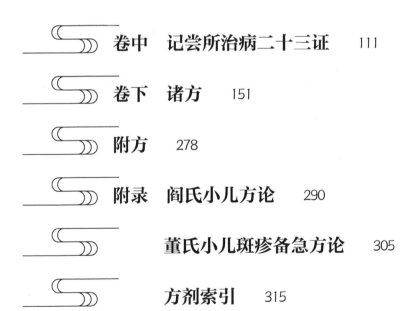

《小儿药证真诀》[1] 原序

【原文】

医之为艺诚难矣，而治小儿为尤难。自六岁以下，黄帝不载其说，始有《颅囟经》，以占寿夭[2]死生之候，则小儿之病，虽黄帝犹难之，其难一也。脉法虽曰八至为和平，十至为有病，然小儿脉微难见[3]，医为持脉，又多惊啼，而不得其审，其难二也。脉既难凭，必资外证，而其骨气未成，形声未正，悲啼喜笑，变态不常，其难三也。问而知之，医之工也。而小儿多未能言，言亦未足取信，其难四也。脏腑柔弱，易虚易实，易寒易热，又所用多犀珠龙麝[4]，医苟难辨，何以已疾？其难五也。种种隐奥，其难固多。余尝致思于此，又目见庸医妄施方药而杀之者，十常四五，良可哀也！盖小儿治法，散在诸书，又多出于近世臆说，汗漫[5]难据，求其要妙，岂易得哉！太医丞[6]钱乙，字仲阳，汶上[7]人。其治小儿，该括[8]古今，又多自得，著名于时。其法简易精审[9]，如指诸掌。先子[10]治平[11]中登第[12]，调须城[13]尉识之。余五六岁时，病惊痛癖痕[14]，屡至危殆，皆仲阳拯之良愈。是时仲阳年尚少，不肯轻传其书。余家所传者，才十余方耳。大观[15]初，余筮仕[16]汝海[17]，而仲阳老矣。于亲旧间，始得说证数十条。后六年，又得杂方。盖晚年所得益妙。比于京师[18]，复见别本。然旋著旋传[19]，皆杂乱。初无纪律，互有得失，因得参校焉。其先后则次之，重复则削之，讹谬则正之，俚语[20]则易之。上卷脉证治法，中卷记尝所治病，下卷诸方，而书以全。于是古今治小儿之法，不可以加矣。余念博爱者，仁者之用心，幼幼^[21]者圣人之遗训，此惠可不广耶！将传之好事者，使幼者免横夭^[22]之苦，老者无哭子之悲，此余之志也。因以明仲阳之术于无穷焉。

宣教郎^[23]大梁^[24]阎季忠序

【校注】

[1]《小儿药证真诀》：聚珍本书名为《小儿药证真诀》，此文从聚珍本辑录，宋本无此文。

[2]占寿夭：占，占卜，古代的一种迷信活动，此处引申为判断、推测寿命的长短。

[3]见：通"现"，显现，显露。

[4]犀珠龙麝：犀指犀角，现已不用，多以水牛角代替；珠指朱砂；龙指龙脑，即今之冰片；麝指麝香。此四味药性猛烈，有一定毒副作用，用之宜慎。

[5]汗漫：水势盛大貌，引申为广泛，漫无边际。

[6]太医丞：官名，给皇帝治病的医官。

[7]汶上：地名，即今山东省汶上县。

[8]该括：概括。

[9]简易精审：简单易行，精湛审慎。

[10]先子：已故的父亲，这里指阎季忠的父亲。

[11]治平：宋英宗赵曙的年号，公元1064—1067年。

[12]登第：登科，应试得中。此处特指考取进士。

[13]须城：地名，在今山东省东平县。

[14]惊疳癖瘕：惊指惊风抽搐，疳指疳积羸瘦，癖指积滞痞块，瘕指癥瘕、癥块。

[15]大观：宋徽宗赵佶的年号，公元1107—1110年。

[16]筮（shì）仕：进入仕途，初出当官。

[17]汝海：地名，山东须城（今东平）附近。

[18]京师：指当时的京城开封府。

[19]旋著旋传：旋，立即、马上。旋著旋传，边著述边流传。

〔20〕俚语：俗语，方言。

〔21〕幼幼：前"幼"字作慈爱解；后"幼"字作幼儿解。"幼幼"即爱护小孩。

〔22〕横夭：中途夭折，指早年意外夭亡。

〔23〕宣教郎：宋代官名。

〔24〕大梁：指开封，北宋时的京城。

【评议】

这是阎季忠在编集钱乙《小儿药证真诀》（聚珍本）时写的序言（宋本无此序言）。序文一开始就提出了当一位儿科医生之不易。钱乙医术精湛，阎季忠在收集钱乙医论、医方、医案的过程中，加以整理，编纂成《小儿药证真诀》一书，所以阎季忠是《小儿药证直诀》得以流传的功臣。

序言中阎季忠提出著名的儿科五难之说。《黄帝内经》不载其说，虽黄帝尤难，此为一难；脉微难见，又不作为病凭，此为二难；骨气未成，形声未正，悲啼喜笑，变态不常为三难；小儿多未能言，言亦未足取信，号称哑科，为四难；脏腑柔弱，易虚易实，易寒易热，为五难。这与张景岳所说小儿"脏气清灵，随拨随应，但能确得其本而撮取之，则一药可愈，非若男妇损伤，积痼痴顽者之比"（《景岳全书·小儿则》），合并构成了儿科领域的"难易学说"。

四库全书[1] 目录提要[2]

【原文】

臣等[3]谨按：《小儿药证真诀》三卷，宋大梁阎季忠所编钱乙方论也。乙，字仲阳，东平人，官至太医院丞，事迹具《宋史·方技传》。乙在宣和间，以巫方氏《颅囟经》治小儿，甚著于时。故季忠集其旧法以为此书。上卷论证，中卷为医案，下卷为方。陈振孙《书录解题》、马端临《文献通考》并著录。明以来，旧本久佚，惟杂见诸家医书中。今从《永乐大典》内掇拾排纂[4]，得论证四十七条，医案二十三条，方一百一十有四，各以类编，仍为三卷，又得阎季忠序一篇，刘跂所作《钱仲阳传》一篇，并冠简端[5]，条理秩然，几还其旧[6]。疑当时全部收入，故无大佚脱也。

小儿经方，千古罕见，自乙始别为专门，而其书亦为幼科之鼻祖，后人得其绪论，往往有回生之功。如六味丸方，本后汉张机《金匮要略》所载崔氏八味丸方，乙以为小儿纯阳，无烦益火，除去肉桂、附子二味，以为幼科补剂，明薛己承用其方，遂为直补真阴之圣药。其斟酌通变，动契精微，亦可以概见矣。

阎季忠，《永乐大典》作阎孝忠，然《书录解题》及《通考》皆作季忠。疑《永乐大典》为传写之讹，今改从诸家作季。

刘跂，字斯立，东平人，挚之子也，有《学易集》，别著录。所撰乙传，与《宋史·方技传》略同，盖《宋史》即据此传为兰本云。

乾隆四十五年十一月恭校上
总纂官内阁学士[7]臣纪昀

光禄寺卿[8] 臣陆锡熊

纂修官翰林院编修臣王嘉会

【校注】

[1] 四库全书：丛书名，清乾隆三十七年纂修，经十年始成。共收书 3 503 种，分经、史、子、集四部，所以称为四库，保存整理了大量历代文献。

[2] 提要：是一种文体，用简明扼要的文字介绍作者生平，叙述文献的中心内容，评论著作得失、版本优劣等。《四库全书目录提要》又称《四库全书总目提要》。

[3] 臣等：指编纂官纪昀、陆锡熊、王嘉会等。

[4] 掇拾排纂：收集编排。

[5] 并冠简端：放在书稿正文的前面。

[6] 条理秩然，几还其旧：条理清晰，几乎恢复原貌。

[7] 内阁学士：官名。任职官员多为皇帝顾问。

[8] 光禄寺卿：光禄寺是古代掌管祭祀、宫廷膳食等的官府。光禄寺卿为光禄寺最高行政长官。

【评议】

周学海在编集校刊《小儿药证直诀》时，将《四库全书目录提要》中对《小儿药证直诀》一书所作的简介与评语置于书中。纪昀等编纂官将《小儿药证直诀》视为儿科经典，将钱乙此书称为儿科鼻祖，将崔氏八味丸化裁为六味地黄丸运用于儿科的奥妙之处大加赞颂，确有点睛之妙。

重刊本周学海序

【原文】

学海初读武英殿聚珍本《小儿药证真诀》一书，仰见圣天子抚育至德，被及萌芽。岂第宣圣少怀之义，而当日诸臣搜采之勤，亦可谓能上体皇仁而不遗余力者矣，急将付梓，以广其传。庶几薄海呱呱[1]，脱于天枉，亦儒生穷居草野，宣布德意，上酬高厚之一端也。

旋复于书肆得所为仿宋刻者，其次第颇异，而后附有阎孝忠《小儿方》、董汲《斑疹方》各一卷。夫当诸臣搜采之日，天下藏书之家，莫不争献秘笈[2]，卒未得是书真本，而今乃复见于世，岂非古人精气有不可磨灭者与？！是与书原刻，阎名作孝忠，真诀作直诀，今未敢易也。聚珍本往往有阎氏方论误入钱书者，今依宋本则各得其所矣。其药味分量，间有不同，今各注于本方之末，至《薛氏医案》本，已为薛氏所乱，不足引证云。

光绪十七年辛卯长夏内阁中书[3]周学海谨记

【校注】

[1]庶几薄海呱呱（gūgū）：庶几，希望、但愿；薄海本指靠近海边，后泛指海内广大地区；呱呱，形容小儿哭声。全句意为希望避免天下的孩子因病啼哭。

[2]秘笈：笈，竹制书箱。秘笈指秘而不传的典籍。

[3]内阁中书：官名。在内阁中置中书若干人，其中有掌管编修、缮写的官员。

【评议】

这是周学海重刊《小儿药证直诀》时写的序言。说明当时有武英殿聚珍本《小儿药证真诀》在民间流传。后来又在书店上发现有仿宋本，名《小儿药证直诀》，其编次顺序与聚珍本明显不同，书后附有阎季忠《小儿方》、董汲《斑疹方》各一卷。于是将武英殿聚珍版和仿宋本相互校对，将书名"真诀"改作"直诀"，"阎孝忠"改作"阎季忠"。同时指出武英殿聚珍本有阎氏方论误入《小儿药证直诀》中，药味分量亦有些不同，均一一注于方末。

《小儿药证直诀》一书，现存版本主要有仿宋本、聚珍本、互校本三种。

仿宋本是照宋本影刻，现有清康熙起秀堂本、光绪年间重刻本等。聚珍本是武英殿聚珍本，由清代纪昀等人从明《永乐大典》中辑出，在编撰《四库全书》过程中先行刊印，名《小儿药证真决》。

互校本是周学海取仿宋本与聚珍本互校后重刻版本，保留了宋本原貌，又作了校刊，所以比较完善。1955年人民卫生出版社将此校刊本印行，是目前流行的版本。本次评注也以此版本为底本。

由于该书以口诀语言记述，言简意赅，故自明代以后，后人屡加注释。历代注本有明代熊宗立《类证注释钱氏小儿方诀》、薛己《校注钱氏小儿直诀》，民国时张骥《小儿药证直诀注》和张寿颐《小儿药证直诀笺正》等。

熊注本是将《小儿药证直诀》类证编次为十卷（末二卷为阎季忠论证和方剂），略加注释；薛注本是将原文缩写，按证候分类加注，附加薛氏医案，后列钱氏和薛氏方剂，对钱氏儿科学说及其运用颇多阐发；张骥注本是按仿宋本注解，选辑历代有关医家论述，以阐发钱氏学说，对钱氏方药颇有研究；张寿颐《笺正》是对周学海本笺正，除对原书精义有阐发外，并说明由于时代的不同不能套用古方，因而结合作者的经验指出其取舍。

钱仲阳传

【原文】

　　钱乙，字仲阳，上世钱塘[1]人，与吴越王有属[2]。俶[3]纳土[4]，曾祖赟[5]随以北，因家于郓[6]。父颢，善针医，然嗜酒喜游，一旦匿姓名，东游海上，不复返。乙时三岁，母前亡，父同产姑[7]嫁医吕氏，哀其孤，收养为子。稍长读书，从吕君问医。吕将殁，乃告以家世。乙号泣[8]，请往迹父[9]。凡五六返，乃得所在，又积数岁，乃迎以归，是时乙年三十余，乡人惊叹感慨，为泣下，多赋诗咏其事。后七年，父以寿终，丧葬如礼。其事吕君，犹事父。吕君殁，无嗣，为之收葬行服，嫁其孤女，岁时祭享，皆与亲等。

　　乙始以颅囟方[10]著山东。元丰[11]中，长公主女有疾，召使视之，有功，奏授翰林[12]医学，赐绯[13]。明年，皇子仪国公病瘛疭[14]，国医未能治。长公主朝，因言钱乙起草野，有异能，立召入，进黄土汤而愈。神宗皇帝召见，褒谕，且问黄土所以愈疾状。乙对曰：以土胜水，木得其平，则风自止。且诸医所治垂愈，小臣适当其愈。天子悦其对，擢[15]太医丞，赐紫衣[16]金鱼[17]。自是，戚里贵室，逮[18]士庶之家，愿致之，无虚日。其论医，诸老宿莫能持难，俄以病免[19]。哲宗皇帝复召，宿直[20]禁中[21]。久之，复辞疾赐告[22]，遂不复起。

　　乙本有羸疾，性简易，嗜酒。疾屡攻，自以意治之辄愈。最后得疾愈甚，乃叹曰：此所谓周痹[23]也，周痹入脏者死。吾其已夫！已而曰：吾能移之，使病在末[24]。因自制药，日夜饮之，人莫见其方。居亡^[25]何，左手足挛不能用，乃喜曰：可矣。又使所亲登东山，视菟丝所生，秉^[26]火烛其下，火灭处劚^[27]之，果得茯苓，其大如斗。因以法啖之，阅月而尽。由此，虽偏废而气骨坚悍，如无疾者。退居里舍，杜门不冠屦^[28]，坐卧一榻上，时时阅史书、杂说^[29]。客至，酌酒剧谈。意欲之适，则使二仆夫舆^[30]之，出没闾巷，人或邀致之，不肯往也。病者日造门，或扶携襁负^[31]，累累^[32]满前。近自邻井^[33]，远或百数十里，皆授之药，致谢而去。

初，长公主女病泄利，将殆，乙方醉，曰：当发疹而愈。驸马都尉以为不然，怒责之，不对而退。明日疹果出，尉喜以诗谢之。

广亲宗室子^[34]病，诊之曰：此可无药而愈。顾其幼曰：此儿旦夕^[35]暴病惊人，后三日过午^[36]无恙。其家恚^[37]曰：幼何疾？医贪利动人乃如此。明日果发痫，甚急，复召乙治之，三日愈。问何以无疾而知？曰：火急直视，心与肝俱受邪，过午者，心与肝所用时^[38]当更^[39]也。

宗室王子^[40]病呕泄，医以药温之，加喘。乙曰：病本中热，脾且伤，奈何以刚剂燥之，将不得前后溲，与石膏汤^[41]。王与医皆不信，谢罢，乙曰：毋庸复召我。后二日果来召，适有故，不时往。王疑且怒，使人十数辈趣^[42]之。至曰：固石膏汤证也。竟如言而效。

有士人病咳，面青而光，其气哽哽^[43]。乙曰：肝乘肺，此逆候，若秋得之可治，今春不可治。其家祈哀，强之与药。明日，曰：吾药再泻肝而不少却，三补肺而益虚，又加唇白，法当三日死。然安谷者过期^[44]，不安谷者不及期。今尚能粥，居五日而绝。

有妊妇得疾，医言胎且堕。乙曰：娠者五脏传养^[45]，率^[46]六旬乃更。诚能候其月偏补之，何必堕！已而子母皆得全。

又乳妇因大恐而病，病虽愈，目张不得瞑，人不能晓。以问乙，乙曰：煮郁李酒饮之，使醉则愈。所以然者，目系内连肝胆，恐则气结胆衡^[47]不下，惟郁李去结，随酒入胆，结去胆下，目则能瞑矣。如言而效。

一日，过[48]所善翁，闻儿啼，愕曰：何等儿声？翁曰：吾家孪生二男子。乙曰：谨视之，过百日乃可保。翁不怿[49]。居月余，皆毙。

乙为方博达，不名一师，所治种种皆通，非但小儿医也。于书无不窥。他人靳靳[50]守古，独度越纵舍[51]，卒与法合，尤邃[52]本草，多识物理，辨正阙误。人或得异药，或持疑事问之，必为言出生本末、物色名貌，退而考之，皆中。末年挛痹浸剧[53]，其嗜酒喜寒食，皆不肯禁。自诊知不可为，召亲戚诀别，易衣待尽，享年八十二，终于家，所著书有《伤寒论指微》五卷，《婴孺论》百篇。一子早世，二孙今见为医。

刘跂曰：乙非独其以医可称也，其笃行似儒，其奇节似侠，术盛行而身隐约又类夫有道者。数谓余言：曩[54]学六元五运[55]，夜宿东平王冢巅，观气象至逾月不寐。今老且死，事诚有不在书者，肯以三十日暇从我，当相授。余笑谢弗能。是后遂不复言。呜呼！斯人也，如欲复得之，难哉！没后，余闻其所治验尤众。东州人人能言之，剟[56]其章章[57]者，著之篇。异时史家序方术之士，其将有考焉[58]！

河间[59]刘跂[60]撰

【校注】

[1] 钱塘：吴越国都城，即今之杭州市。

[2] 有属：属，亲属。这里指钱乙与吴越王有亲戚关系。

[3] 俶：指吴越国末代国君钱俶。

[4] 纳土：指宋太宗太平兴国三年（978）出兵平定江南，钱俶降宋，献出所占据的江浙十三州，被封为淮海王。

[5] 赟（yūn）：美好。多用于人名。

[6] 郓：郓城，今山东省东平县。

[7] 父同产姑：父亲的同胞姐妹。姑，原脱，今据聚珍本补。

[8] 号泣：嚎啕大哭。

[9] 请往迹父：请求寻找父亲的踪迹。

〔10〕颅囟方：即小儿科的方剂。小儿初生颅囟未合，故以颅囟为小儿的代称。

〔11〕元丰：宋神宗赵顼（xū）的年号，公元1078—1085年。

〔12〕翰林：官名。

〔13〕赐绯：为越级赏赐。指可以不足六品的身份，穿六品以上的绯色官服。

〔14〕瘛疭（chìzòng）：俗称"抽风"，瘛是筋急挛缩，疭是筋缓纵伸。瘛疭是形容手足时伸时缩、抽动不止的状态。

〔15〕擢（zhuó）：提拔。

〔16〕紫衣：紫色的衣袍。宋代元丰元年以后改制，官至四品及以上穿紫色衣袍。

〔17〕金鱼：即金鱼袋，内装鱼符，用于勘验身份。四品以上，鱼符上饰以黄金，故称。

〔18〕逮：及，到。

〔19〕俄以病免：俄，不久。不久就因病辞掉官职。

〔20〕宿直：直通"值"。宿直，即值夜。

〔21〕禁中：天子居所。

〔22〕赐告：赐假归家养息。

〔23〕周痹：病名，即风痹。因感受风寒湿邪而以风邪偏盛所致的痹证。表现为遍身肢体关节疼痛麻木肿胀。类似于西医的风湿性关节炎、类风湿关节炎。

〔24〕末：四肢。

〔25〕亡：音义同"无"。

〔26〕秉：聚珍本作"篝"，亦通。

〔27〕劚（zhú）：本意为大锄，引申为掘。又聚珍本作"斫（zhuó）"。

〔28〕屦（jù）：麻葛等制成的单底鞋。泛指鞋。

〔29〕杂说：指零碎的议论文章。

〔30〕舆（yú）：车。

〔31〕襁（qiǎng）负：襁，背负婴儿用的宽带。襁负，即用布幅把

钱仲阳传

11

婴儿兜负在背上。

［32］累累：连续不断的样子。

［33］井：指人群聚居的地方或乡里。

［34］广亲宗室子：广亲，宅名。宗室，皇族。据本书卷中医案记载，该患儿为广亲宅七太尉。

［35］旦夕：很短的时间。

［36］午：午时，为上午11时至13时。

［37］恚（huì）：发怒，怨恨。

［38］心与肝所用时：按五行之理，从寅时至午时是心与肝用事之时，过午以后，心与肝旺盛之时已过，故病势衰退。

［39］更：改变。

［40］宗室王子：据本书卷中医案记载，该患儿为广亲宅四大王宫五太尉。

［41］石膏汤：方未见，疑指《外台秘要》三黄石膏汤（石膏、黄连、黄芩、黄柏、栀子），功能清热解毒。

［42］趣（cù）：通"促"，催促。

［43］哽：呼吸不畅貌。

［44］过期：原文无，据文义及《宋史·钱乙传》补。

［45］五脏传养：即北齐徐之才所创的"逐月养胎法"。详见《济阴纲目》卷八。

［46］率：大略。

［47］衡：通"横"。

［48］过：探望，拜访。

［49］怿（yì）：欢喜，高兴。

［50］靳靳：吝惜。

［51］度越纵舍：古代军事术语，意为安全越过险地。此处指钱乙超越旧框架，大胆拾弃。

［52］邃（suì）：精通。

［53］浸剧：逐渐加剧。

［54］曩（nǎng）：从前，过去。

［55］六元五运：即五运六气。

［56］剟（duō）：删改，割取。

［57］章章：明显，突出。

［58］焉：此下聚珍本有"宣和元年刘跂撰"七字。

［59］河间：地名，在今之河北省。

［60］刘跂：字斯立，刘挚之子，今有《学易集》存世。因遭凶祸而家居郓城，遂与钱乙相互结识交往。

【评议】

据以上序文及钱乙传可以勾勒出"钱乙年表"，见表1。

表 1　钱　乙　年　表

年代			年龄	大事记	备注
北宋	年号	公元纪年			
仁宗	明道	1032 年	1 岁	出生	出生地山东东平
	景祐	1034—1038 年	3 岁～20 岁前	3 岁时，父浪游海上而不返，母早亡，遂成孤儿。其姑母收养为子。稍长读书，从姑父吕君学医	
	皇祐	1052 年	20 岁后	开业从医，养父病逝	在山东东平府一带行医
英宗	嘉祐	1062 年	30 岁左右	接生父归家。七年后生父病故。始以《颅囟方》著山东	
	治平	1064—1067 年	35 岁左右	阎季忠父任职须城（东平附近）。阎季忠当时五六岁，多病，曾经钱乙救治	
神宗	熙宁	1072 年	40 岁左右	已是当地著名的儿科医生	
	元丰	1078—1085 年	50 岁左右	治神宗皇帝长公主女有功，授翰林医学；第二年又治疗皇子仪国公瘈疭病，提拔为太医丞，名声大噪。不久因病辞聘归里	

年代			年龄	大事记	备注
北宋	年号	公元纪年			
哲宗	元祐	1086—1092年	60岁左右	复召入宫，因"周痹"病辞聘归里	在皇宫中任职不到7年
	元祐	1093年	62岁	为董汲《小儿斑疹备急方论》撰写《后序》	
徽宗	大观	1107年	76岁	阎季忠收集钱氏医论资料及《小儿药证直诀》各种抄本	
	政和	1113年	82岁	钱乙逝世。刘跂撰《钱仲阳传》	钱乙从事儿科专业60年
	宣和	1119年		阎季忠重新编集《小儿药证直诀》，刊行于世	《四库提要》谓："乙在宣和间，以巫方氏颅囟经治小儿，甚著于时"，有误

卷上　脉证治法

【原文】

小儿脉法

脉乱[1]，不治。气不和[2]，弦急。伤食，沉缓。虚惊[3]，促急。风，浮[4]。冷，沉细。

【校注】

[1] 脉乱：指小儿脉象散乱，而无规律，多提示疾病危重。

[2] 气不和：指肝脾气机失和，升降不调而失于舒畅。

[3] 虚惊：指小儿脾常不足，土虚而木亢，脾虚而生惊风。

[4] 风，浮：指外感风邪者，脉浮于外。

【评议】

本条论述小儿几种常见的脉象及其所主证候。脉乱是小儿正气已散，胃气已败，故脉无定状，预后常不良，为不治之候。气机不和，肝脾失于调和，气机郁结不舒，故脉弦而急促。小儿伤食，食积于内，则气滞于中，故脉沉且缓。小儿脾常不足，脾虚而肝亢，肝风易动，发为惊风，气机逆乱，故脉急促。风属阳邪，性主疏泄，向外主上，外感风邪者，故脉浮于外。寒属阴邪，主沉降收敛，感受寒冷之邪者，故脉沉而细。此为小儿脉法之纲领。

自古以来，儿科被称为"哑科"，因婴儿不能言语，较大儿童言而不足信，加上就诊时易啼哭吵闹，影响气息脉象，故钱乙认为小儿"脉难以消息求，证不可言语取"，因此历代医家对于小儿的诊法主张四诊合参、重视望诊。但《小儿药证直诀》又将小儿脉诊放于首条，提示脉诊在儿科仍具有重要的意义，是小儿四诊中不可或缺的。

《幼幼集成·小儿脉法》："小儿三五岁，可以诊视，第手腕短促，三部莫分，惟以一指候之，诚非易易。"指出小儿脉诊方法。又云："《内经》诊视小儿，以大小缓急四脉为准，予不避僭越，体其意，竟易为浮沉迟数，而以有力无力定其虚实，似比大小缓急更为明悉。"《四脉主病》又曰："浮脉主表（病在外），沉脉主里（病在内），迟脉主脏（病为寒），数脉主腑（病为热）。五至四至为迟、为寒、为不足（浮迟外寒，沉迟内寒，有力实寒，无力虚寒），七至八至为数、为热、为太过（浮数表热，沉数里热，有力实热，无力虚热）。"陈复正将小儿脉诊概括为"浮沉迟数，有力无力"六种基本脉象，观点中肯，简单实用。

《景岳全书·小儿则》云："小儿之脉非比大人之多端，但察其强弱缓急，四者之脉是即小儿之肯綮。盖强弱可以见虚实，缓急可以见邪正。四者既明，则无论诸证，但随其病以合其脉，而参以四者之因，则左右逢源，所遇皆道矣。"

因此，小儿脉诊与成人有所不同。小儿寸口部位较短，对较小儿童采用"一指定三关"的方法。即医者用示指或拇指同时按压寸、关、尺三部，再根据指力轻、中、重的不同取浮、中、沉，来体会小儿脉象的变化。较大儿童可采用成人三指定寸关尺三部的切脉方法，视患儿寸关尺脉位的长短以调节三指的距离。医者先调息呼吸，然后集中思想切脉。切脉时间应在 1 分钟以上，最好在小孩安静或入睡时进行。

小儿脉象较成人软而稍数，年龄越小，脉搏越快。临床要注意因恐惧、活动、啼哭等对脉象的影响。一般认为，小儿脉以成人一息 6～7 至为常度，5 至以下为迟，7 至以上为数。浮、沉、迟、数、有力、无力六种为小儿基本脉象，同时，应注意结、代、细、弦、滑、不整脉等病脉。浮为病在表，沉为病在里；迟为寒，数为热；有力为实，无力为虚。结脉为心气伤；代脉为脏气损；细脉为阴虚；弦脉为肝旺或为痛为惊；滑脉为痰食中阻。脉律不整，时缓时数，为心之气血失和。

【原文】

变蒸[1]

小儿在母腹中，乃生骨气，五脏六腑成而未全。自生之后，即长骨脉、五脏六腑之神智也。变者，易也。（《巢论》云：上多变气[2]。）又生变蒸者，自内而长，自下而上，又身热，故以生之日后，三十二日一变。变每毕，即情性有异于前。何者？长生腑脏智意故也。何谓三十二日长骨添精神？人有三百六十五[3]骨，除手足四十五碎骨外，有三百二十数。自生下，骨一日十段而上[4]之，十日百段。三十二日计三百二十段，为一遍。亦曰一蒸。骨之余气，自[5]脑分入龈中，作三十二齿。而齿牙有不及三十二数者，由变不足其常也。或二十八日即至，长二十八齿，以下仿此，但不过三十二之数也。凡一周遍，乃发虚热，诸病如是。十周则小蒸毕也。计三百二十日生骨气，乃全而未壮也。故初三十二日一变，生肾志[6]。六十四日再变，生膀胱。其发耳与尻[7]冷，肾与膀胱俱主于水，水数一，故先变。生之九十六日三变，生心喜。一百二十八日四变，生小肠。其发汗出而微惊，心为火，火数二。一百六十日五变，生肝哭。一百九十二日六变，生胆。其发目不开而赤，肝主木，木数三。二百二十四日七变，生肺声。二百五十六日八[8]变，生大肠。其发肤热而汗或不汗，肺属金，金数四。二百八十八日九变，生脾智。三百二十日十变，生胃。其发不食，肠痛而吐乳。此后乃齿生，能言知喜怒，故云始全也。太仓[9]云：气入四肢，长碎骨[10]于十变。后六十四日长其经脉，手足受血，故手能持物，足能行也。经云：变且蒸，谓蒸毕而足一岁之日也。师曰：不汗而热者，发其汗。大吐者，微下。不可余治。是以小儿须变蒸。蜕齿[11]者，如花之易苗。所谓不及三十二齿，由变之不及，齿当与变日相合也，年壮而视齿方明。

〔1〕变蒸：古人认为，婴儿的生长发育有阶段性、周期性的特征，在此周期性的发育过程中，可出现定期的发热等身体不适，属于正常生理现象，这种现象称之为变蒸。

〔2〕上多变气：《诸病源候论·小儿杂病诸候·变蒸候》原文为"变者上气"。

〔3〕五：原无五字，据聚珍本补。

〔4〕上：即上升，引申为生长之意。

〔5〕自：原作"头"，据聚珍本改。

〔6〕生肾志：原作"生肾生志"，据聚珍本改。

〔7〕尻（kāo）：脊骨末端，屁股。

〔8〕八：原作"六"，据聚珍本及文义改。

〔9〕太仓：西汉名医仓公淳于意的尊称。

〔10〕碎骨：指手掌、脚掌部位的细小骨头。

〔11〕蜕齿：牙齿脱落。

【评议】

本条论述小儿变蒸，但文义欠连贯，疑有脱漏。小儿变蒸之说，始见于西晋王叔和《脉经》，隋唐以后医家均相沿袭。所谓"变蒸"，即是小儿在出生后两周岁内的生长过程中，每隔一定的时间，即有一定的变化，可以出现身热、脉乱、汗出等症而身无大病者。"变"是指变化更易；"蒸"是指温蒸体热。变者，变其情智，发其聪明；蒸者，蒸其血脉，长其百骸，属于生理现象，是古代医家阐述婴幼儿生长发育规律的一种学说。

小儿变蒸有一定的规律性，《病源》等医籍指出，小儿自出生起，32日为一变，两变（64日）为一小蒸。十变五小蒸，历时320日，小蒸完毕。小蒸以后是大蒸，前两个大蒸各为64日，第三个大蒸为128日，合计576日，变蒸完毕。小儿在变蒸过程中，不仅其形体不断地成长，其脏腑功能也不断地成熟完善，因而形成了小儿形与神之间的协调发展。

历代医家对变蒸的论述较多，争议也很大。巢元方《诸病源候论·小儿杂病诸候·变蒸候》："小儿变蒸者，以长血气也。变者上气，蒸者体热。变蒸有轻重，其轻者，体热而微惊，耳冷尻亦冷，上唇头白泡起，如死鱼目珠子，微汗出，而近者五日而歇，远者八九日乃歇。其重者，体壮热而脉乱，或汗或不汗，不欲食，食辄吐呪，无所苦也。变蒸之时，目白睛微赤，黑睛微白，亦无所苦。蒸毕自明了矣。"王焘《外台秘要·小儿诸疾》："令身热，脉乱，汗出，目睛不明，微似欲惊，不乳哺。"孙思邈《备急千金要方·少小婴孺方》："凡小儿，自生三十二日一变，再变为一蒸。凡十变而五小蒸，又三大蒸，积五百七十六日，大小蒸都毕，乃成人。"可见以上诸家均认为变蒸是小儿生长过程中的一种生理现象，有一定的时间与周期性，若不夹外感、食积等病，可不必治疗，均能自解。变蒸之后，小儿脏腑、情志较前又成长了一步。

也有些医家，认为小儿虽确有"变蒸"，但不能拘泥于计日而算，按五行顺蒸变。如《笺正》言："古人计日而算，太觉呆板，万不可泥。"主张以体质强弱来分析判断变蒸的轻重。叶桂在《临证指南医案·幼科要略》中说："小儿发热，最多变蒸之热，头绪烦不能载，详于巢氏《病源》矣。然春温、夏热、秋凉、冬寒，四季中伤为病，当按时论治。"主张从辨证中予以鉴别。

也有医家，对变蒸持否定态度。如明张介宾《景岳全书·小儿则》："凡属违和，则不因外感，必以内伤，初未闻有无因而病者，岂真变蒸之谓耶？又见保护得宜，而自生至长，毫无疾痛者不少，抑又何也？"清代陈复正也支持这一见解，他在《幼幼集成·变蒸辨》中说："予临证四十余载，从未见一儿依期作热而变者，有自生至长，未尝一热者，有生下十朝半月而常多作热者，岂变蒸之谓呼？凡小儿作热，总无一定，不必拘泥，后贤毋执以为实，而以正病作变蒸，迁延时日，误事不小，但依证治疗，自可生全。"此说较切合临床实际。

总之，变蒸学说总结出婴幼儿生长发育具有以下规律：小儿生长发育在婴幼儿时期最快；婴幼儿生长发育是一个连续不断的变化过程；每经过一定的时间周期，显示出显著的生长发育变化；在小儿周期性生长发育变化中，形、神是对应发育、同步发展的；变蒸周期是逐步延长的，提示婴幼儿生长发育随着年龄增长而逐步减慢；一定年龄（576 日）后，不再有变蒸，小儿生长发育趋于平缓。其揭示的婴幼儿生长发育规律是符合实际的，对于我们认识小儿的生长发育特点、研究当代儿童的生长发育规律有重要的借鉴价值。但是，有些医家提出的变蒸时小儿会出现发热、呕吐等症状，属于正常表现，不需治疗，这种说法则应当扬弃。

【原文】

五脏所主

心主惊。实则叫哭发热，饮水而搐[1]；虚则卧而悸动不安[2]。

肝主风。实则目直[3]，大叫，呵欠，项急[4]，顿闷[5]；虚则咬[6]牙，多欠[7]，热则外生气，湿则内生气[8]。

脾主困[9]。实则困睡，身热饮水；虚则吐泻生风。

肺主喘。实则闷乱[10]喘促，有饮水者，有不饮水者；虚则哽气[11]，长出气[12]。

肾主虚，无实也。惟疮疹[13]，肾实则变黑陷[14]。

更当别虚实证。假如肺病又见肝证，咬牙多呵欠者，易治。肝虚不能胜肺故也。若目直大叫哭，项急顿闷者，难治。盖肺久病则虚冷，肝强实而反胜肺也。视病之新久虚实，虚则补母，实则泻子。

【校注】

[1]搐：原作"摇"，据聚珍本改。

[2]卧而悸动不安：指小儿睡眠时易惊醒而感心悸不安。

[3]目直：即眼睛直视，转动不灵。

[4]项急：颈项强硬。

[5]顿闷：突然出现昏倒，气息闷绝，不省人事。《笺正》云："顿闷者，即猝然闷绝，人事不知之状。"

[6]咬：原作"前"，据聚珍本改。

［7］欠：即呵欠。

［8］热则外生气，湿则内生气：此句文义欠明。清起秀堂本作："气热则外生风，气温则内生气。"可参。

［9］困：即"睏（kùn）"，倦怠多寐之意。《幼科发挥·脾所生病》："脾主困，谓疲惫也，非嗜卧也。"

［10］闷乱：胸闷不适之感。

［11］哽气：呼吸不利。

［12］长出气：指呼吸时吸气短而呼气长，似今之哮喘。

［13］疮疹：此处主要指天花、麻疹等发疹性疾病。

［14］黑陷：痘疹色焦黑而形状干瘪塌陷。

【评议】

此节论述五脏病的主证及虚实证候。钱乙首创儿科五脏辨证体系，提出心主惊、肝主风、脾主困、肺主喘、肾主虚的辨证纲领，成为中医儿科辨证学的重要方法之一。

心主惊悸病证。实证可见小儿叫喊哭闹，发热，口渴而多饮水，甚至抽搐；虚证可见睡眠时易惊醒而感心悸不安。心藏神，心病则影响心神，故主惊。心属火，邪气外侵，邪正相争故发热；心神受扰，故烦躁不安而叫哭；心火有余，津液受损，故口渴；热极生风而抽搐。若心之气血素虚，则多卧，虽不受外来之惊，但仍感悸动不安。这是心虚与心实证候的不同表现。

肝病主风。《素问·至真要大论》云："诸风掉眩，皆属于肝。"肝为刚脏，性喜条达，开窍于目。肝经邪气盛则目直；肝气上逆，则哭叫和突然痞闷欲绝；肝气横逆，郁而不伸则呵欠；肝风内动，则颈项强急，甚则角弓反张。虚者气郁不伸，故多叹气；肝郁脾困，胃气不和，故咬牙。这是肝经虚实证候的不同表现。

脾病主困。脾为后天之本，生化之源，主消化水谷，输布精微，主四肢。小儿生机蓬勃，发育旺盛，但脏腑娇嫩，消化力薄，这就形成了营养需求大和消化负担重的矛盾。加之小儿饮食不能自节，生活不能自理，一旦冷热饥饱失度，其脾胃纳运的功能易于紊乱而出现脾胃病。若脾被湿困，则倦怠无力，多卧寐；湿从热化，则身热；脾热不能输布津液，故多饮水。脾虚则运化失职，升降失常，因而上吐下泻；脾虚则肝木乘侮，故易生风而出现慢惊风一类的证候。这是脾经虚实证候的不同表现。因此顾护小儿的脾胃尤其重要，钱乙认为脾胃失调是导致多种疾病的重要因素，调治脾胃是许多儿科疾病的治疗关键。因而钱乙往往采用先调治其脾胃，使中气恢复后再治其本病；或先攻下后，再补脾；或补脾以益肺、御肝、制肾等。提出"脾胃虚衰，四肢不举，诸邪遂生"，和"脾主困"之深义，对后世李杲的脾胃学说具有一定的影响。

肺病主喘。肺主气，司呼吸，为华盖之脏，外合皮毛，开窍于鼻。小儿肺气娇弱，肌腠不密，六淫疫疠之邪不论从皮毛而入，或从口鼻而受，均先及于肺。故小儿多肺系病证。肺和则呼吸调和；病则气无所主，出入不利而成喘。肺实，气必壅塞，故胸闷气乱，喘息气促；饮水者肺家有热，不饮水者肺有水饮，都是邪气为患之实证。肺虚则宣肃无力，故短气；肺不能主气，肾不能纳气，故呼多吸少。这是肺经虚实证候的不同表现。

肾主虚。肾为先天之本，主骨生髓，主生长发育，小儿之禀赋源于父母，出生之后有赖后天水谷之滋养。禀赋不足则肾气先虚，若后天又失于调养，则肾精失于填充。肾为蛰脏，受五脏六腑之精气而藏之，小儿脏腑柔弱，肾中阴血每感不足，因此钱乙认为小儿肾常虚，而无实证。只有在天花、麻疹等病证中出现肾中相火过盛为实证，然而火盛则阴液涸枯，故痘为之焦黑而瘪陷，其实也是阳亢阴竭、本虚标实之证，也即是虚中夹实之变例。因此在临证中需时时顾护小儿肾气，勿致耗伤，方能使小儿健康地生长发育。

钱乙以五行生克的理论与所见证候以及病之新久虚实来进行辨证论治，从而说明五脏之间的相互关系。如肺属金，肝属木，金能克木，如肺病见肝虚的症状（咬牙、多呵欠等），是肝虚不能胜肺，肺尚能制肝，故易治；如肺病，又见肝实（目直视，大叫哭，项急，顿闷等），是肺不能制木，木反侮金，故难治。这是因为肺久病则渐成虚冷，肝反实而克制其肺。此外，还当视病之新久虚实（新病多实热，久病多虚寒），利用五行生克乘侮的道理，"虚则补其母，实则泻其子"之法来治疗。例如肺久病则多为虚寒，根据临床证候，可采取虚则补其母的方法补脾土以生肺金；又如肝强，可用实则泻其子的方法泻心火以清肝热等。

可见，钱乙对儿科疾病的辨证论治，采用五脏辨证作为纲领。该纲领是以五脏为基础，以证候为依据，辨别其虚实寒热，以此作为论治的准则。以"风、惊、困、喘、虚"来归纳肝、心、脾、肺、肾五脏的主要证候特点，用虚实寒热来判断脏腑的病理变化，用五行来阐述五脏之间以及五脏与气候时令之间的相互关系，立五脏补泻诸方作为治疗的基本方剂。可谓执简驭繁，提纲挈领，是切合实际的辨证方法，是为儿科辨证的纲领。

【原文】

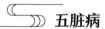 **五脏病**

肝病，哭叫目直，呵欠顿闷，项急。
心病，多叫哭惊悸，手足动摇，发热饮水。
脾病，困睡泄泻，不思饮食。
肺病，闷乱哽气，长出气，气短喘息。
肾病，无精光[1]，畏明[2]，体骨重[3]。

【校注】

[1] 无精光：指两眼无神。

[2] 畏明：指两眼羞明怕光。

[3] 体骨重：指肢体骨节沉重而无力。

【评议】

本条继上条五脏所主，进一步论述了五脏病的证候表现。肝病可见小儿哭叫，眼睛直视而转动不灵活，呵欠频作，突然气息闷绝，不省人事，颈项强硬等症状；心病可见小儿经常哭叫，容易受惊，心悸不安，手脚抽动，肢体摇动，发热，口渴而多饮水等症状；脾病可见小儿困倦多睡，泄泻，不想吃东西等症状；肺病可见小儿烦躁胸闷，呼吸不畅，时时长呼气，或气息短促等症状；肾病可见小儿两眼无神，羞明怕光，肢体骨节沉重而无力等症状。

【原文】

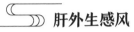

肝外生感风

呵欠顿闷，口中气热。当发散，大青膏主之。若能食，饮水不止，当大黄丸微下之。余不可下。

【评议】

本条论述肝经外感，热而生风，用发散及泻下法治疗。气火上升，故猝然闷绝而发搐；口中气热，是热极生风之象。当发散之，治以大青膏。若能食而饮水不止，见有胃热之证，兼有大便不下，当用大黄丸微下之。若无胃热里实之征者，则不可下。

【原文】

肝热

手寻衣领及乱捻物[1]，泻青丸主之。壮热饮水，喘闷，泻白散主之[2]。

【校注】

[1] 乱捻物：手乱摸身边杂物。

[2] 壮热饮水，喘闷，泻白散主之：疑为错版，应移至"肺热"条下。

【评议】

本条论述肝有内热，热盛生风，而见手摸衣领、乱捻衣物等症，此为欲作惊搐，用泻青丸治之。出现高热不退，口渴多饮水，气喘胸闷等症状，系肺热邪实证。《素问·至真要大论》曰："诸气膹郁，皆属于肺""诸逆冲上，皆属于火"。肺热邪实证用泻白散泻肺清热。

【医案选录】

郭某，男，1岁，初诊日期：1964年7月28日。发热咳喘8日，经两所医院诊断为肺炎，先后注射青、链霉素，体温稍降，咳喘加剧，故来院治疗。8日来咳嗽痰鸣，气喘发憋，体温38℃，兼频繁呕吐，为胃内容物及痰液，烦急躁扰，神萎欲寐，食欲不振，大便稀如水，日5～6次。溲黄短赤，面色青黄，舌质淡红苔少，脉数。胸部X线检查：左肺炎性变。血常规：白细胞7.9×10⁹/L。处方：苏子6g，桑白皮10g，地骨皮6g，百部6g，葶苈子6g，杏仁6g，白茅根15g，板蓝根10g，栀子6g。3剂。

按：患儿咳嗽痰鸣，气喘发憋，体温38℃，此乃肺热邪实而至身大热、咳痰喘息、胸闷，当以清肺热；患儿烦急躁扰、面色青黄，此乃肺病胜肝，当以泄肺。治以泻白散加减，予桑白皮、地骨皮清热肃肺、止咳平喘；苏子解表散寒止呕；百部、葶苈子、杏仁止咳平喘；白茅根、板蓝根、栀子清泄肺热。（滕宣光.滕宣光幼儿临证经验［M］.北京：北京科学技术出版社，2016：21-22.）

【原文】

 肺热

手掐眉目鼻面，甘桔汤主之。

【评议】

本条述小儿用手掐眉目鼻面的治法。肺气通于鼻，眉目之间及鼻面之正部，皆属于肺。感受外邪，肺先受之，肺热上熏，则眉目鼻面间皆怫郁而不得舒，或感烘热。婴幼儿虽不能言，但以手掐之，是表达不适之意，即是肺热外露之象，故用甘桔汤以宣肺经之郁气。

【原文】

 肺盛复有风冷

胸满短气，气急喘嗽上气。当先散肺，后发散风冷。散肺，泻白散、大青膏主之。肺不伤寒则不胸满。

【评议】

本条述肺气盛而复感风冷的证治，以及胸满短气的病机。风寒外袭，肺卫内应，邪正相争，宣肃失利，因而出现胸满短气，甚则气急咳嗽。治当疏散表邪，泻泄肺实。散表可用大青膏，泻肺可用泻白散。如果肺仅感风寒之邪，无气机壅塞，则不会出现胸部满闷的症状。

【原文】

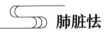 **肺虚热**

唇深红色，治之散肺虚热，少服泻白散。

【评议】

本条述肺虚热的证治。唇口深红色是肺有虚热的见证，可少与泻白散宣散之。因非实热，故宜少服，以免损肺气。

【原文】

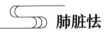 **肺脏怯**

唇白色，当补肺阿胶散主之。若闷乱气粗，喘促哽气者，难治，肺虚损故也。

脾肺病久，则虚而唇白。脾者，肺之母也。母子皆虚，不能相营[1]，故名曰怯。肺主唇白[2]。白而泽者吉，白如枯骨者死。

【校注】

[1] 相营：相互营养。

［2］肺主唇白：《黄帝内经》将口唇归属于脾，而钱乙却归属于肺，当视其兼夹症判断。

【评议】

本节论述肺虚的证治及难治之证，以及脾肺二脏的关系及所主病证。钱乙将鼻归属于脾，唇归属于肺，认为唇白是肺之阴血虚损，白而有光泽者预后尚可，白而无光泽者预后不良。临床可与其他证候相参。阿胶补肺阴，往往见有咳嗽，气喘，咽喉干燥，咳痰甚少或痰中带血，舌红少苔，脉浮而数等肺阴虚证。因肺为娇脏，小儿脏腑成而未全，易虚易实，肺虚损已甚而见闷乱气粗、喘促哽气，是正气欲脱，故曰难治。

脾肺同属太阴，又为母子之脏，脾虚则土不能生金，生化之源不足，气血不能滋养于肺，故肺气亦虚。肺脾具虚则口唇淡白无华，人体亦觉怯弱无力，治疗应补脾益气、培土生金，异功散、补中益气汤可以参用。

【原文】

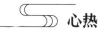 **心热**

视其睡，口中气温，或合面睡[1]，及上窜[2]咬牙[3]，皆心热也，导赤散主之。

心气热，则心胸亦热，欲言不能，而有就冷之意，故合面卧[1]。

【校注】

［1］合面睡、合面卧：俯卧睡觉，也称伏卧、合卧。

［2］上窜：指心经热气上窜。《育婴秘诀·心脏症治》："有努其气而直伸者，谓之上窜，亦心热也。"

［3］咬牙：磨牙。

【评议】

本条论述心热的证候及治疗方剂。通过观察，见小儿喜伏卧，口中呼出之气较正常时为热，按胸腹部时有灼热感，热甚而有避热就冷之意，闻诊又有磨牙等证，即是心热证，应用导赤散治之。

【医案选录】

孙某，女，10岁，初诊日期：1982年4月16日。患儿3年来每月出现口腔溃疡，此起彼伏，曾经多处治疗，不能根治而来中医院儿科门诊。近1周来口腔内侧颊膜、唇内、口角及舌尖边出现溃疡7～8个，大小不等，周围红晕，痛如火燎，口不能合，饮食难进，烦躁不安，小便短赤，大便干结，舌红少苔，脉滑数。处方：木通3g，竹叶10g，黄芩6g，茯苓15g，滑石10g，连翘10g，生薏苡仁15g，大青叶10g。3剂。

二诊：服药2剂，溃疡面缩小，灼痛减轻，能进饮食，睡眠流涎，大便干结，小便黄赤，舌质红，苔薄白，脉滑略数。虑其久病反复发作，必有伤阴，又予以滋阴降火之剂。处方：生地10g，甘草梢6g，连翘10g，泽泻6g，茯苓15g，麦冬10g，赤芍10g，丹皮10g，陈皮6g，莲子心3g。连服5剂，痼疾痊愈，随访半年未再复发。

按：患儿心脾积热，心火上炎，以致多发口腔溃疡伴红肿热痛；心火下移，则小便黄赤、大便干结。宜清热泻心、淡渗利湿，故以导赤散加减清心经火热。二诊加以泽泻、茯苓、丹皮渗湿泄热，麦冬养阴等滋阴降火药。（滕宣光.滕宣光幼儿临证经验［M］.北京：北京科学技术出版社，2016：81-82.）

【原文】

心实

心气实则气上下行涩[1]，合卧则气不得通，故喜仰卧，则气得上下通也。泻心汤主之。

【校注】

［1］气上下行涩：气机上下运行不通畅。

【评议】

本条论述心经实热的证治。心肺同居膈上，心气实则热，热则肺气失宣而不得通畅，气血运行受阻碍，所以患儿睡眠姿势往往呈仰卧位，以使气机通畅。临证常伴见目赤、舌尖红、苔黄、脉数等心经实热证征象。可用泻心汤，清泻心经实热。

【原文】

 肾虚

儿本虚怯，由胎气不成[1]，则神不足。目中白睛多[2]，其颅即解[3]（囟开也），面色㿠白。此皆难养，纵长不过八八之数。若恣色欲多，不及四旬而亡。或有因病而致肾虚者，非也。又肾气不足，则下窜[4]，盖骨重惟欲坠于下而缩身也。肾水，阴也。肾虚则畏明，皆宜补肾，地黄丸主之。

【校注】

[1] 胎气不成：胎儿在母体内所禀受的精气不足。

[2] 目中白睛多：解颅的症状，因目珠下垂，故白多黑少。

[3] 其颅即解：即解颅。症见颅骨缝增宽，囟门开解不合。

[4] 下窜：指病势向下。肾主骨，肾虚则骨重，故欲坠下而缩身，谓之下窜。

【评议】

本条论述小儿肾虚的证候及肾虚之因。《灵枢·天年》："愿闻人之始生，何气筑为基？何立而为楯？何失而死？何得而生？岐伯曰：以母为基，以父为楯；失神者死，得神者生也。"婴儿虚怯，或先天禀赋不足，或后天失于调养，因而面色㿠白，神气不足，目中白睛多，头大且方。若喂养不当，渐致体弱多病，成年后又不注意保养肾气，多致早夭。肾为先天之本，主骨生髓，为元阴元阳之所系。肾气不足，则病见于下，肾不主骨而骨重脚软，或蜷缩身体；瞳仁属肾，肾阴不足，则目畏光羞明，治宜滋补肾阴，可用地黄丸。

小儿五脏辨证是《小儿药证直诀》的首创，综上所述归纳如表2。

表 2　五脏虚实证治表

五脏	生理特点	病理特点	所主病证	虚实证候		方剂
心	常有余	多实热，也兼见虚热	主惊，多叫哭，惊悸，手足动摇，发热饮水	实	叫哭发热，饮水而搐，咬牙，就冷，目赤，或俯卧，或仰卧	泻心汤、导赤散
				虚	卧而悸动不安，或目淡红	安神丸、生犀散
肝	常有余	多实热	主风，哭叫，目直，呵欠，顿闷，项急	实	目直，大叫，呵欠，项急，顿闷，目青，或手寻衣领或乱捻物	泻青丸
				虚	咬牙，多欠	地黄丸
脾	常不足	易虚易实，易寒易热	主困，困睡，泄泻，不思饮食	实	困睡，身热饮水，或弄舌，目黄	泻黄散
				虚	吐泻生风，或腹大身瘦	益黄散、异功散
肺	常不足	易虚易实，易寒易热	主喘，闷乱，嗄气，长出气，气短，喘息	实	闷乱喘促，口渴或不渴，或壮热，或手掐眉目鼻面	泻白散、甘桔汤
				虚	嗄气，长出气，或唇白色	阿胶散
肾	主虚	多虚热	主虚，无精光，畏明，体骨重	实	无实，惟疮疹，黑陷属肾实	泻青丸
				虚	无精光，畏明，体骨重，或肾怯失音，囟开不合，目中白睛多，面色㿠白	地黄丸

备注　1. 肺寒，因感时令之寒，宜麻黄汤；脾寒则面㿠白，无精光，口中气冷，不思食，吐水，食不消，宜益黄散
　　　2. 五脏辨证详于五脏热证而略于寒证，后世因而称钱乙为寒凉学派的代表
　　　3. 钱乙虽然强调五脏分证、五脏热证，但又极为重视五脏之间的五行生克关系以及虚实寒热之间的相互转化

【医案选录】

张某，女，7岁。患儿自幼站立不稳，扶桌扶墙后尚可站立，行走不利，家长扶持后行走呈鸭步，不能上楼，智力正常，查脑 CT 小脑无萎缩。当地医院诊断为"脑瘫"，经多家医院诊治未见好转，故求诊

于刘老。患儿面色白，精神不佳，纳差，眠可。证属肾虚。处方：茯苓15g，熟地15g，山茱萸10g，山药15g，丹皮10g，泽泻10g，党参15g，生黄芪15g，川续断15g，牛膝15g，杜仲15g，蜈蚣1条，蕲蛇肉6g，制马钱子粉（冲）0.4g，焦三仙各10g。15剂，水煎服，日1剂，嘱加强功能锻炼。

按：患儿智力正常而自幼站立不稳，依靠外力可站立，面色白，精神不佳，属肾气不足。肾藏先天之精，为先天之本也，主生长发育，促进各器官和脏腑的成熟，肾在体合骨生髓，可促进机体全面生长发育。故治以补肾强骨，予六味地黄丸加减。茯苓、熟地、山茱萸、山药、丹皮、泽泻滋补肾阴；党参、生黄芪补气养血；川续断、牛膝、杜仲补肾强筋骨；蜈蚣、蕲蛇肉、制马钱子粉通络；焦三仙健脾消导。（陈继寅，刘昌燕，高静．京城小儿王刘弼臣临证实录［M］．北京：中国医药科技出版社，2011：164．）

【原文】

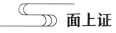

面上证

左腮为肝，右腮为肺，额上为心，鼻为脾，颏[1]为肾。赤者，热也，随证治之。

【校注】

［1］颏（kē）：下巴。

【评议】

本条论述五脏在面部的所主部位：左腮为肝，右腮为肺，额上为心，鼻为脾，下巴为肾。若面上某一部位出现赤色，一般来说，都是热证（也有假热者），但需参考其他症状，综合分析，然后进行辨证论治。这是钱乙儿科望诊心得，源于《素问·刺热》："肝热病者左颊先赤，心热病者颜先赤，脾热病者鼻先赤，肺热病者右颊先赤，肾热病者颐先赤。病虽未发，见赤色者刺之，名曰治未病。"后世儿科面部望诊大体都宗此说。陈文中《小儿病源方论·形证门》："面青、眼青，肝之病；面赤，心之病；面白，肺之病；面黄，脾之病；面黑，肾之病。先欲别其五脏所主，次看禀受盈亏，昭气虚实，明其形候，审定生死，然后施治。"又有歌诀："面色黄时疳积攻，青而黯色是惊风，吐而乳白兼黄白，若是伤寒色赤红。"

薛注："左腮属肝，其色青者为顺，白者为逆；若色赤主肝经风热，发热拘急；青黑主惊风腹痛；淡赤主潮热痰嗽。右腮属肺，其色白者为顺，赤者为逆；若赤色甚者主咳嗽喘急，闷乱饮水；传于肾，则小便赤涩或淋闭不通。额上属心，其色赤者为顺，黑者为逆；若青黑主惊风，腹痛，瘈疭，啼哭；微黄主盗汗，头发干燥，惊疳骨热。鼻属脾，其色黄者为顺，青者为逆；若色赤主脾经虚热，饮食少思；深黄主小便秘而鼻燥衄血。颏属肾，其色黑者为顺，黄者为逆；若色赤主肾与膀胱有热而小便不通。"

【医案选录】

潘姓，男，1岁。1983年2月1日初诊。咳嗽纳呆，便通尿黄，夜吵眵多，目红而痒，舌心厚腻，左颊独赤。处方：蝉蜕、桑叶、薄荷、钩藤、杏仁、川朴、枳壳、莱菔子、佛手、神曲等。5剂药下，目和夜安，左颊赤淡，尚余痰咳。予温胆加钩藤、桑叶而症平色和。

按：患儿咳嗽，面诊左颊独赤。左颊属肝，此为痰浊未清，肝热上浮，遂予蝉蜕、桑叶、薄荷、钩藤疏散肝热、平抑肝阳。（朱世增.董廷瑶论儿科［M］.上海：上海中医药大学出版社，2009：303-304.）

【原文】

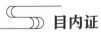 **目内证**

赤者，心热，导赤散主之。

淡红者，心虚热，生犀散主之。

青者，肝热，泻青丸主之。浅淡者补之。

黄者，脾热，泻黄散主之。

无精光者，肾虚，地黄丸主之。

【评议】

本条从目之颜色来判断疾病的属性及所用方药。目赤为心热，或因外感风热，或因内郁肝火，可根据其他见证区别治疗。导赤散清心火以利小便，使热从小便而出，临床常见目赤、目内眦痛、舌尖红、口腔糜痛、小便赤涩而痛等证。目淡红者，为心有虚热，与心经实热而见目赤者不同。生犀散清心热而不伤阴，清中有散，与导赤散有别。青是肝经本色，肝热则脏气内动而色应于外，故目见青色，宜泻青丸泻肝经之热（如无神昏惊厥之证，方中龙脑可用龙胆草）。目青色浅是肝虚而本脏真色外露之象，宜用补肝之法，如地黄丸滋肾而补肝。黄为脾经本色，目黄是脾胃蕴湿积热之象，故用泻黄散泻脾热、散伏火。肾为蛰脏，藏五脏六腑之精气，精气上注于目，则两目有光，炯炯有神。肾虚则目无神彩，可用地黄丸补益肾精。薛注曰："目者，五脏之精华，各有所主。白睛属肺，黑睛属肝，上下眼胞属脾，红脉属心，瞳人属肾，此五脏之正色也。"《医学启源·主治心法》："小儿但见上窜及摇头咬牙，即是心热，黄连、甘草。目连闪，肝热，柴胡、防风、甘草。若左腮红，是肝风，与钱氏泻青丸。右腮红，肺热，与泻白散。额上红者，是心热，与黄连一味。鼻上红，是脾热，与钱氏泻黄散。颏上红者，肾热，知母、黄柏皆二制，甘草炙。"但小儿望目诊法须与其他方法相结合，四诊合参，方能在临床上正确辨证。

【原文】

肝病胜肺

肝病秋见[1]（一作日晡[2]），肝强胜肺，肺怯不能胜肝，当补脾肺治肝。益脾者，母令子实故也。补脾，益黄散；治肝，泻青丸主之。

【校注】

[1]肝病秋见：肝病在秋天发作。

[2]晡（bū）：指申时，即下午3时至5时。

【评议】

本条用五行生克的道理，举例说明五脏之间的相互关系及治疗方法。肝病发作于秋令肺金当旺之时，是金不能克木，肝强反侮肺；肺气虚弱不能胜肝，应当补脾土以生肺金，使金能制木。补脾可用益黄散，泻肝可用泻青丸，肺气得旺而肝能受制，肝实得泻而肺病自安。

【原文】

肺病胜肝

肺病春见[1]（一作早晨），肺胜肝，当补肾肝治肺脏。肝怯者，受病也。补肝肾，地黄丸；治肺，泻白散主之。

【校注】

[1]肺病春见：肺病在春天发作。

【评议】

本条用五行生克的道理，再次举例说明五脏之间的相互关系及治疗方法。肺病发作于春令肝木当旺之时，肝木当旺而不旺，所胜者肺金乘克肝木，肝虚无疑，故当补肝，肝实则肺金不能乘。肝肾同源，肾为肝之母，补肾即为补肝，即滋水涵木法。补肝肾用地黄丸，泻肺用泻白散，这样肾水足则肝木荣，肺金得泻而肝不受抑，肺金与肝木始能协调，故病可愈。

【原文】

肝有风

目连扎[1]不搐，得心热则搐。治肝，泻青丸；治心，导赤散主之。

【校注】

[1]目连扎：眼皮连续上下闪动，即眨眼。

【评议】

本条论述肝风的证治。小儿眼睛连续眨动而不出现四肢抽搐的症状，是肝阳化风的表现。《素问·阴阳应象大论》指出：肝主目，在天为风，在变动为握。连续眨眼是肝风的表现。《素问·至真要大论》指出："诸风掉眩，皆属于肝。"风动与肝密切相关。如再加心热，肝得心热，则易抽搐，这也是热极生风之象。因此治肝热、平肝风用泻青丸，清心火用导赤散。

【医案选录】

徐某，男，8岁。频发点头眨眼、耸肩张口、四肢抽动已半年，确诊为抽动秽语综合征。烦躁不安，性情固执，便干溲黄，舌红，苔白厚，脉弦数。处方：龙胆草10g，山栀5g，制大黄10g，羌活5g，防风5g，当归10g，川芎5g，蜈蚣1条，钩藤6g，菊花10g，大白芍10g，全虫3g。14剂，水煎服。

按："诸风掉眩，皆属于肝"，患儿频发点头眨眼，耸肩张口，四肢抽动，此属肝风内动；烦躁不安，便干溲黄，此属肝阳化火。治以泻青丸加减，方以龙胆草、制大黄、防风、羌活、栀子、川芎、当归泻肝清火，息风镇惊；蜈蚣、钩藤、菊花、全虫平抑肝阳；白芍柔和肝阴。（陈继寅，刘昌燕，高静.京城小儿王刘弼臣临证实录［M］.北京：中国医药科技出版社，2011：53.）

【原文】

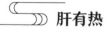

肝有热

目直视不搐，得心热则搐。治肝，泻青丸；治心，导赤散主之。

【评议】

本条论述肝热的证治。小儿眼睛直视而转动不灵活，但不抽搐，是肝经有热的表现。如再加心火亢盛，肝得心热，热极生风，则易出现抽搐。治肝热用泻青丸，清心火用导赤散。本条内容与上条"肝有风"症状表现及治疗均相近，可相互合参。

【原文】

肝有风甚

身反折强直不搐，心不受热也，当补肾治肝。补肾，地黄丸；治肝，泻青丸主之。

凡病或新或久，皆引肝风，风动而上[1]于头目。目属肝，风入于目，上下左右如风吹，不轻不重，儿不能任，故目连扎也。若热入于目，牵其筋脉，两眦俱紧，不能转视，故目直也。若得心热则搐，以其子母俱有实热，风火相搏故也。治肝，泻青丸；治心，导赤散主之。

【校注】

[1] 上：原作"止"，据聚珍本改。

【评议】

本条论述目连扎、直视及得心热抽搐的病机与治则。新病主要是指实热风火相扇的急惊风证候。久病主要指温热病后期，阴津耗损，导致水亏火旺，肝风内动；或吐泻久作，脾肾阳衰，虚风内动的证候。小儿肝强脾弱，水不涵木，柔不济刚，故不论新病久病，皆易引动肝风，轻者目连眨或直视，重则心肝俱热，风火相搏而发搐。未搐之时，治当补肾泻肝；已搐之后，治当泻肝清心。补肾可用地黄丸，泻肝可用泻青丸，清心可用导赤散。

【原文】

惊痫发搐

男发搐，目左视无声[1]，右视有声；女发搐，目右视无声，左视有声；相胜[2]故也。更有发时证。

【校注】

[1] 目左视无声：眼睛向左斜视，不会发出怪叫的声音。

［2］相胜：五行之间的相互制约。

【评议】

本条从五行生克的原理及所见证候，对惊痫发搐进行辨证。所谓惊痫，即是指急惊、慢惊、癫痫之类的病症，都有发搐的症状。钱乙认为："左肝右肺，肝木肺金。男目右视，肺胜肝也，金来刑木，二脏相战，故有声也……假令女发搐，目左视，肺之胜肝"。

薛注曰："前症多因胎中受患，或乳母郁怒传儿，或小儿乳伤自病。其症吐乳面青，其痰实壅积，则壮热面红，当兼调治其母，切不可损其元气。若欲验逆顺，男则握拳，拇指叉入食指中为顺，于外为逆；女则叉入食指为逆，于外为顺。"古人认为，男左女右，男阳女阴，并以此来判断疾病的顺逆，顺则无声，逆则有声。现今应以发作时的证候为依据，不能迁拘于此。

【原文】

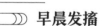 **早晨发搐**

因潮热，寅、卯、辰时［1］身体壮热，目上视，手足动摇，口内生热涎［2］，项颈急。此肝旺，当补肾治肝也。补肾，地黄丸；治肝，泻青丸主之。

【校注】

［1］寅、卯、辰时：指凌晨3时至上午9时。

［2］热涎：热的口涎水。

【评议】

本条论述肝旺肾虚，早晨发搐的证治。早晨寅、卯、辰时是早晨3时至9时这一时间段，系肝气当旺之时，此时发搐，目上视，手足动摇，项颈急，身体壮热，口内热涎，是肾水亏、肝火旺之证，故先补其母，后泻其子。治当泻肝火、滋肾水。泻肝火用泻青丸，补肾阴用地黄丸。

薛注曰："前症若烦热作渴饮冷便结者，宜用泻青丸。若发热饮温，大便不结者，宜用柴芍参苓散。若自汗盗汗，肾虚液不归源也，用地黄丸。若服峻剂或久病流涎，脾虚不归原也，用六君子汤。所云肝旺者，乃肝虚而邪气旺也，故先补其母，后泻其子。"

【原文】

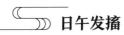 **日午发搐**

因潮热，巳、午、未时[1]发搐，心神惊悸，目上视，白睛赤色，牙关紧，口内涎，手足动摇。此心旺也，当补肝治心。治心，导赤散、凉惊丸；补肝，地黄丸主之。

【校注】

[1] 巳、午、未时：指上午9时至下午15时。

【评议】

本条论述心火旺而肝阴虚，日午发搐的证治。日中巳、午、未时是上午9时至下午15时这一时间段，系心气当旺之时，此时发搐，心神惊悸，目上视，目赤，牙关紧，手足动摇，口内流涎，是心火亢盛而肝肾阴虚。治疗当泻心火，补肝肾之阴。泻心火用导赤散、凉惊丸，补肝阴用地黄丸。

薛注曰："前症属邪气实而真气虚，故用地黄丸；其流涎不止，为心火虚而脾土弱也，佐以六君子汤。"

【原文】

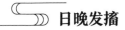 **日晚发搐**

因潮热，申、酉、戌时[1]不甚搐而喘，目微斜视，身体似热，睡露睛，手足冷，大便淡黄水。是肺旺，当补脾治心肝。补脾，益黄散；治肝，泻青丸；治心，导赤散主之。

【校注】

[1] 申、酉、戌时：傍晚15时至夜间21时。

【评议】

本条论述肺虚而又兼心肝实热，日晚发搐的证治。傍晚申、酉、戌时是傍晚15时至夜间21时这段时间，系肺气当旺之时，病不见实而现虚，抽搐不严重而出现气喘，目微斜视，身体似热，睡露睛，手足冷，大便淡黄水，均为肺脾虚寒之象，应用补脾益肺、泻心肝的方法治疗。补脾用益黄散。如兼见肝热、心热者，则兼泻肝热或泻心火，治肝用泻青丸，治心用导赤散。

薛注曰："前证属脾土真寒不能生肺气而假热，故宜益黄散以补肺金之母，如用六君炮姜尤效验；若手足不冷，属虚弱，用五味异功散、导赤散、泻青丸，初病元气未虚者酌量用之；若人病元气已虚者，必用六君子汤，秘旨安神、六味地黄二丸主之。"

【原文】

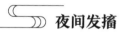
夜间发搐

因潮热，亥、子、丑时[1]不甚搐，而卧不稳，身体温壮，目睛紧[2]斜视，喉中有痰，大便银褐色，乳食不消，多睡，不纳津液[3]。当补脾治心。补脾，益黄散；治心，导赤散、凉惊丸主之。

【校注】

［1］亥、子、丑时：指晚上21时至次日凌晨3时。

［2］目睛紧：目珠转动不灵活。

［3］不纳津液：即不想喝水之意。

【评议】

本条论述肾虚而兼心火旺，夜间发搐的证治。夜间亥、子、丑时，晚上21时至次日凌晨3时这段时间，阴尽而阳生，病因肾虚脾弱，故除抽搐不严重、卧不稳、目睛紧、斜视之惊搐证候外，又有喉中有痰，大便泻下银白色或灰褐色，夹有不消化乳食，多睡，不想喝水等虚寒证候。故治疗补益脾土，清泻心火；宜益黄散补脾，导赤散、凉惊丸清心凉肝以定搐。

薛注曰："前症属形病虚寒，宜用六君子加炮姜温补脾土，用清心安神丸、六味丸，调补心血。洁古张先生云：此证皆因大病后脾胃亏损所致。其旨明矣。若非六君子汤以固本，必变慢脾风也。"

《景岳全书·小儿则·发搐》："搐，抽搐也，是即惊风之属。但暴而甚者谓之惊风，微而缓者谓之发搐。发搐不治，则渐成惊风矣。虽钱氏等书皆以时候之气，分五脏之证为论治，然病变不测，有难以时气拘者，是不若察见在之形证，因脏腑之虚实，随宜施治者之为得也。总之，小儿之实证无他，惟东方之实及中央之滞耳。盖东方木实则生火生风，而为热为惊；中央土实则生湿生滞，而为痰为积。知斯二者，则知所以治实矣。若小儿之虚证，则五脏皆有之，如心虚则惊惕不安；肺虚则气促多汗；脾虚则为呕吐，为暴泄，为不食，为痞满倦卧，为牙紧流涎，为手足牵动；肝虚则为筋急血燥，为抽搐劲强，为斜视目瞪；肾虚则为二便不禁，为津液枯槁，为声不出，为戴眼，为肢体厥逆，为火不归源。如此五者，则知所以治虚矣。然此虚实之证，固亦多有疑似者，但以形色、声音、脉息参而察之，则无有不了然者。诸治实之法，当从急惊；治虚之法，当从慢惊。"

以上四条，早晨、日午、日晚、夜间发搐，分主以肝、心、肺、肾四脏：不言脾者，以脾属慢惊，分旺于四时也。钱乙把一日分为四时，分主以四脏：寅、卯、辰是木气之旺时，肝属木，故主肝病；巳、午、未是火气之旺时，心属火，故主心病；申、酉、戌是金气之旺时，肺属金，故主肺病；亥、子、丑是水气当旺之时，肾属水，故主肾病。脏气主时不同，疾病所表现的时间也不同，钱乙从发搐的时间以及所主的证候来推断与发搐相关的脏气，这与《素问》中的《四气调神大论》《六微旨大论》《金匮真言论》等把人的一生分为生、长、壮、老、已，把一年分为生、长、化、收、藏，把一日分为鸡鸣、平旦、日中、合夜，以及"肝主春生，心主夏长，肺主秋收，肾主冬藏，脾旺于四季"等论述是一脉相承的。

肝气旺的惊风，是肝木之气亢盛。肝木之所以亢盛，往往是由于肾水亏损，不足以养肝木。故钱乙用地黄丸补肾水以养肝，用泻青丸以制肝木亢盛之邪。心气旺的惊风，是心火之气上炎。心火之所以上炎，往往是由于肝血之虚损，不足以上济心火。故用地黄丸补肝血以济心，用导赤散引心火上炎之邪以下趋，或更用凉惊丸以折其风火相煽之势。肺气标旺而本虚的惊风，是燥金之气不及。燥气之所以不及，往往是由于脾气不能散精微以上归于肺。故用益黄散补脾以滋肺之化源；用泻青丸以制肝，使勿克脾；更用导赤散使心火下行，不得克肺金，以复肺气的清肃。肾气标旺而本虚的惊风，如果是脾虚以致水湿泛滥者，当用益黄散补脾以运水，同时用导赤散下降心火并使水邪外泻；如水溢于下，而风火炽于上者，用凉惊丸以泻火宁风。于此可知，钱乙以四时分析惊搐的思想，是从脏腑间的生克制化关系来发挥的，也就是从脏腑之间的整体观来阐述的。恽树珏《保赤新书·惊风》阐发了钱乙的这种观点。

【原文】

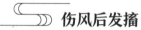

伤风后发搐

伤风后得之，口中气出热，呵欠顿闷，手足动摇。当发散，大青膏主之。小儿生本怯[1]者，多此病也。

【校注】

[1] 生本怯：指先天禀赋不足。

【评议】

本条论述小儿真元薄弱，外感而致发搐。小儿稚阴未充，腠理不密，伤风之后，身热随起，热盛则风生，故易发惊搐。如小儿禀赋不足，元阴素薄，阴不涵阳，气火燔灼，更易致搐，可用大青膏疏风清热、平肝定搐。

薛注曰："窃谓前症，若口中气热，搐而有力，属形病俱实，宜用大青膏以散风邪。若口气不热，搐而无力，属形病俱虚，宜用异功散以补脾土，六味丸以滋肝木，钩藤饮以清肝火。若因风邪郁热而变见诸症，当理肺经、清风邪。若外邪既解而诸症不愈，当实脾土补肺金，若径治其肺，恐脾气复伤，诸症蜂起矣。"

【原文】

伤食后发搐

伤食后得之，身体温，多唾多睡，或吐不思食而发搐。当先定搐，搐退，白饼子下之，后服安神丸。

【评议】

本条论述伤食后发搐的证治。小儿伤食后，脾胃之气壅滞不通，食积发热，故身体温；脾主涎，故多唾；脾主困，故多睡；脾胃升降失常，故呕吐而不思饮食；胃家实热犯及神明而发搐。治疗当本急则治标之旨，先定其搐，搐退再用白饼子下之，后再服安神丸以宁其心神。

薛注曰："前症若饮食停滞，呕吐不食，腹胀便秘者属实热，宜用白饼子下之。若下后搐热益甚，吐呕不食者属虚热，用异功散补之。若脾胃既伤，肝木所胜，用六君加钩藤以健脾气，平肝木。大凡饮食而不愈，但调补脾肺，则诸邪自退矣。"

【原文】

百日内发搐

真者，不过三二次必死。假者，发频[1]不为重。真者，内生[2]惊痫；假者，外伤风冷。盖血气未实，不能胜任，乃发搐也。欲知假者，口中气出热也。治之可发散，大青膏主之，及用涂囟浴体法。

【校注】

[1]发频：发作频繁。

[2]内生：胎中即发生，即先天性的。

【评议】

本条论述百日内婴儿发生惊搐须辨真假，并提出了预后及治法。

百日内婴儿发生惊搐，如内因所致，则病势危笃；外因所致，一般预后较好。内因大都为胎中受损，先天为主，或颅脑有损，故预后不良。外因多为血气不充，外伤风冷而致的抽搐，一般预后较好。若判断惊搐真假，可以探测小儿口中呼出的气体是否有灼热感来加以判别。治疗可用大青膏发散之，涂囟法、浴体法外治之。

【原文】

 急惊

因闻大声或大惊而发搐，发过则如故，此无阴也。当下，利惊丸主之。

小儿急惊者，本因热生于心。身热面赤引饮，口中气热，大小便黄赤，剧则搐也。盖热盛则风生，风属肝，此阳盛阴虚也。故利惊丸主之，以除其痰热。不可与巴豆及温药大下之，恐搐[1]，虚热不消也。小儿热痰客于心胃，因闻声非常[2]，则动而惊搐矣。若热极，虽不因闻声及惊，亦自发搐。

【校注】

[1]搐：聚珍本作"蓄"字。

[2]非常：异常。

【评议】

本条论述小儿急惊的病因、症状及治法。小儿急惊，或因外受惊恐，扰乱心神；或因热痰客于心胃，热盛风生；或因外受惊恐，而内有痰热。其病机不外阳盛阴虚，热极生风，病在心肝。若单因惊恐而致发搐，一般搐不甚，发后即如故，可不必治。若见身热面赤，口渴引饮，口中气热，大便黄，小便赤，剧则抽搐，是心火亢、肝风动、痰热阻，可用利惊丸下之，使痰热除、心火降、肝风平而惊搐定。不可用巴豆及其他温药下之，恐助其热而竭其阴，此与伤食发搐而用温下法不同。

【原文】

慢惊

因病后或吐泻，脾胃虚损，遍身冷，口鼻气出亦冷，手足时瘛疭，昏睡，睡露睛。此无阳也，栝蒌汤主之。

凡急慢惊，阴阳异证，切宜辨而治之。急惊合凉泻，慢惊合温补。世间俗方，多不分别，误小儿甚多。又小儿伤于风冷，病吐泻，医谓脾虚，以温补之；不已，复以凉药治之；又不已，谓之本伤风，医乱攻之。因脾气即虚，内不能散，外不能解。至十余日，其证多睡露睛，身温。风在脾胃，故大便不聚而为泻。当去脾间风，风退则利止，宣风散主之。后用使君子丸补其胃。亦有诸吐利久不差[1]者，脾虚生风而成慢惊。

【校注】

[1] 差（chài）：病愈。

【评议】

本条论述慢惊的成因、症状及治则。小儿病后或吐泻之后，脾胃之气受损，脾虚生风而成慢惊，症见遍身冷，口鼻气出亦冷，手足时抽搐，昏睡、睡时露睛，大便泄泻等，均因脾阳虚衰之故。急惊因痰热客于心胃，阳盛而阴虚，当用凉泻法；慢惊因脾虚无阳，当用温补法。钱乙首先提出"急惊合凉泻，慢惊合温补"治法。

慢惊风多因误治而致，如小儿外感风冷，病吐泻，当发散风冷，若温补后不已，又以凉药，又不已，又乱攻伐，因而导致脾虚，使邪不能外散，正不能内守，而见多睡、露睛、身温、泄泻。当先祛其风，风退则利止，可用宣风散，嗣后可用使君子丸补其胃。总之，慢惊风患儿体质多羸弱，素有脾胃虚弱或脾肾阳虚，而致脾虚肝亢或虚极生风。此外，也有急惊风后驱邪未尽，而致肝肾阴虚，虚风内动。病位在肝、脾、肾，性质以虚为主，也可见虚中夹实证。钱乙认为慢惊风的病机是"无阳"，是"脾虚生风"，因而是一种虚寒性的脾胃病，治当"温补"。

薛注曰："前证多因脾胃亏损，肝木所胜，但用五味异功散加当归，佐以钩藤饮子，以补脾土、平肝木，亦多得效；如不应，用六君加炮姜、木香温补脾土；更不应，急加附子以回阳；若用逐风祛痰之药反促其危也。每见小儿脾胃弱者，一病即成慢惊，不可泥为久病，误药而后成也。《内经》云为慢脾风，言脾虚受病也，其意可见矣。"

《景岳全书·小儿则》："慢惊之候，多由吐泻，因致气微神缓，昏睡露睛，痰鸣气促，惊跳搐搦，或乍发乍静，或身凉身热，或肢体逆冷，或眉唇青赤，面色淡白，但其脉迟缓或见细数，此脾虚生风，无阳证也。小儿慢惊之病，多因病后，或以吐泻，或误用药饵，损伤脾胃所致，然亦有小儿脾胃素弱，或受风寒，则不必病后及误药者亦有之。总属脾肾虚寒之证。治慢惊之法，但当速培元气，即有风痰之类，皆非实邪，不得妄行消散，再伤阳气，则必致不救。"庄一夔《福幼编·凡例》："急惊与慢惊全属相反，急惊之证当其惊风大作，喉中多有热痰，用抱龙等丸下咽即醒，再用清热消导之药，一剂即安；慢惊乃系寒痰虚风，非逐寒补肾如何能愈。"均详细论述了小儿慢惊的成因及表现，并指出其虚寒的病机特点，治以温补。

但熊注曰："愚谓栝蒌汤苦寒凉，慢惊之证，既曰无用苦寒凉之药，阴痫坏病篇内，治慢惊亦用此方。钱乙医小儿之圣，岂不知此方反为害，知识必不如是，恐当时传写之误，倘实有此说，且取其所长，略其所短，庶几不误后人也。愚以温白丸治之有效。"提出栝蒌汤因其性苦寒而不宜用于慢惊风治疗，恐为当时传写之误。此说法可供参考。

【医案选录】

王某，男，2 岁。1979 年春，因肺炎合并营养不良性贫血，住院半月余，邀中医会诊。烦热咳喘，痰黏难出，体弱神疲，四肢拘急，手足蠕动，舌绛无苔，脉沉细无力。证属热邪久羁，阴液枯竭之候。此时，若苦寒清热则阴愈伤，若仅甘润养阴则热不解。故方用大定风珠育阴潜阳，加大青叶、天竺黄清热豁痰。处方：生地 6g，白芍 6g，麦冬 6g，生牡蛎 10g，龟板 10g，鳖甲 10g，阿胶（烊化）6g，五味子

2g，火麻仁 10g，炙甘草 3g，大青叶 6g，天竺黄 3g。水煎，日服 3 次，每次 40ml。2 剂。

二诊：药进 2 剂，烦热大减，喘轻痰少，药已中病，故嘱原方再服 2 剂。

三诊：药后烦热虽除，但神情不佳，昏睡面青，气息微弱，肢端欠温，舌津不足，此为阴液既伤，复有阳气欲脱之虞。急宜回阳救脱，即投参附汤加石菖蒲。用党参 6g，附子 3g，石菖蒲 3g，浓煎鼻饲 3 次，每次 30ml。当晚目开神醒，四肢转温，舌红津回。后仍以大定风珠加党参 6g，石菖蒲 3g，远志 6g，大枣 3 枚，连服 3 剂，诸症渐平而愈。（张奇文. 幼科条辨［M］. 济南：山东科学技术出版社，1982：261.）

【原文】

五痫

凡治五痫，皆随脏治之。每脏各有一兽并[1]，五色丸治其病也。

犬痫：反折，上窜，犬叫，肝也。

羊痫：目瞪，吐舌，羊叫，心也。

牛痫：目直视，腹满，牛叫，脾也。

鸡痫：惊跳反折，手纵，鸡叫，肺也。

猪痫：如尸吐沫，猪叫，肾也。

五痫重者死，病后甚者亦死。

【校注】

［1］并：一起，引申为对应。

【评议】

本条论述五脏之痫。五痫是以发作时的症状及口中发出的类似家畜的叫声的不同，来分别对应某一脏之痫，以五色丸治之。若痫证发作颇重，愈发愈重，则预后不良。《素问·奇病论》："帝曰：人生而有病颠疾者，病名曰何？安所得之？岐伯曰：病名为胎病，此得之在母腹中时，其母有所大惊，气上而不下，精气并居，故令子发为颠疾也。"提出痫病与先天因素有关。《婴童百问·惊痫》："痫曰五痫，病关五脏：面赤目瞪，吐舌啮齿，心下烦躁，气短息数者，曰心痫；面唇俱青，其眼上窜，手足拳挛，抽掣反折者，曰肝痫；面黑而晦，振目视人，口吐清沫，不动如尸者，曰肾痫；面如枯骨，目白反视，惊跳摇头，口吐涎沫者，曰肺痫；面色萎黄，眼睛直视，腹满自利，四肢不收者，曰脾痫。此五脏之证然也。调理之法，惟以惊、风、食三种，阴阳二证，别而治之。"亦提出了五脏之痫的症状，及治疗需别阴阳而治之。《幼科证治准绳·痫》："《千金》叙六畜痫，无五脏之分属。钱实始分之，而无马痫一证。曾氏谓初发作羊犬声者，咽喉为风痰所梗，声自如此，其理甚明，言六畜者，特强名耳。故丹溪谓于经既无所据，而治法亦未见有五者之分，所以不必分五也。"提出不必牵强分为五痫，确实契合临床实际。

【医案选录】

周某，男，8岁。1983年12月3日初诊。患儿3年前无明显诱因突然昏倒，不省人事，四肢抽动，约半分钟缓解。曾到某医院就诊，诊为"癫痫"，给予地西泮、丙戊酸钠等药治疗，效果欠佳。现仍每3～6个月发病1次，每次发病持续1周左右，在发病期间每日发作7～8次，发作时表现为四肢抖动，两目直视，约30秒钟缓解。患儿面色萎黄，形体消瘦，纳呆食少，夜寐不安，舌淡红苔白，脉沉细。脑电图示：轻度不正常脑电图。诊为脾虚痰盛型癫痫。治以益气健脾，豁痰开窍之法。药用太子参10g，石菖蒲15g，茯苓10g，胆南星10g，羌活6g，清半夏10g，川芎6g，青果20g，天麻6g，橘红6g，琥珀（冲服）0.5g。水煎服，每日1剂。共服50剂，并嘱其渐减西药。

二诊：药后平和，未抽搐，余无不适，西药已停服。嘱原方改研细末，每日3次，每次5g，装胶囊吞服。服1年。

1年后复查脑电图，示正常脑电图。2年后随访，未见复发，已上小学。（马融，李少川.小儿痰痫治验[J].河北中医，1986（6）：33-34.）

疮疹[1]候

面燥腮赤，目胞亦赤，呵欠顿闷，乍凉乍热，咳嗽嚏喷，手足梢[2]冷，夜卧惊悸，多睡，并疮疹证，此天行之病也。惟用温凉药治之，不可妄下及妄攻发[3]。受风冷，五脏各有一证：肝脏水疱，肺脏脓疱，心脏斑，脾脏疹，归肾变黑。

惟斑疹病后，或发痈，余疮难发痈矣。木胜脾，木归心故也。若凉惊，用凉惊丸；温惊，用粉红丸。

小儿在胎十月，食[4]五脏血秽，生下则其毒当出。故疮疹之状，皆五脏之液。肝主泪，肺主涕，心主血，脾为裹血。其疮出有五名：肝为水疱，以泪出如水，其色青小。肺为脓疱，如涕稠浊，色白而大。心为斑，主心血，色赤而小，次于水疱。脾为疹，小次斑疮，其主裹血，故赤色黄浅也，涕泪出多，故脓疱、水疱皆大。血营于内，所出不多，故斑疹皆小也。病疱者，涕泪俱少，譬胞中容水，水去则瘦故也。

始发潮热三日以上，热运入皮肤，即发疮疹，而不甚多者，热留肤腠之间故也。潮热随脏出，如早食[5]，潮热不已，为水疱之类也。

疮疹始发之时，五脏证见，惟肾无候，但见平证耳，尻凉，耳凉是也。尻耳俱属于肾，其居北方，主冷也。若疮黑陷，而耳尻反热者，为逆也。若用百祥丸、牛李膏各三服不愈者，死病也。

凡疮疹若出，辨视轻重。若一发便出尽者，必重也；疮夹疹者，半轻半重也；出稀者轻，里外微红者轻；外黑里赤者微重也；外白里黑者大重也；疮端里黑点如针孔者势剧也。青干紫陷，昏睡，汗出不止，烦躁热渴，腹胀，啼喘，大小便不通者，困也。

凡疮疹当乳母慎口，不可令饥及受风冷。必归肾而变黑，难治也。

有大热者，当利小便；有小热者，宜解毒。若黑紫干陷者，百祥丸下之；不黑者，慎勿下。更看时月轻重，大抵疮疹属阳，出则为顺。故春夏病为顺，秋冬病为逆。冬月肾旺，又盛寒，病多归肾变黑。又当辨春脓疱、夏黑陷、秋斑子、冬疹子，亦不顺也，虽重病犹十活四五。黑者无问何时，十难救一。其候或寒战噤牙[6]，或身黄肿紫，宜急以百祥丸下之。复恶寒不已，身冷出汗，耳尻反热者，死病也。何以然？肾气大旺，脾虚不能制故也。下后身热气温，欲饮水者可治，以脾土[7]胜肾，寒去而温热也。治之宜解毒，不可妄下，妄下则内虚，多归于肾。若能食而痂头焦起，或未黑而喘实者，可下之。身热烦渴，腹满而喘，大小便涩，面赤，闷乱，大吐，此当利小便。不差者，宜宣风散下之。若五七日痂不焦，是内发热，热气蒸于皮中，故疮不得焦痂也。宜宣风散导之，用生犀磨汁解之，使热不生，必著痂矣。

疮疹由内相胜也，惟斑疹能作搐。疹为脾所生，脾虚而肝旺乘之，木来胜土，热气相击，动于心神，心喜为热，神气不安，因搐成痫。斑子为心所生，心生热，热则生风，风属于肝，二脏相搏，风火相争，故发搐也。治之当泻心肝，补其母，栝蒌汤主之。

疮黑而忽泻，便脓血并痂皮者，顺。水谷不消者，逆。何以然？且疮黑属肾，脾气本强，或旧服补脾药，脾气得实，肾虽用事，脾可制之。今疮入腹为脓血及连痂皮得出，是脾强肾退，即病出而安也。米谷及泻乳不化者，是脾虚不能制肾，故自泄也，此必难治。

【校注】

[1] 疮疹：此处指以发疹为特征的急性传染病。

[2] 梢：《笺正》本作"稍"字。

[3] 发：此下聚珍本有"此辛凉调之"五字。

[4] 食：吸取。

[5] 早食：早饭时间。

［6］寒战噤牙：原脱，据聚珍本补。

［7］土：原作"生"，据聚珍本改。

【评议】

北宋时期，疮（天花）、疹（麻疹）、斑疹（如猩红热等）、水疱（如水痘等）急性传染病肆虐，是小儿夭亡的重要原因。钱乙将这些发疹性疾病合称为疮疹，在此节《疮疹候》中论述了疮疹的临床证候的五脏分证，有关疮疹的治则，方药的运用及判断预后的标准，论述了斑疹病后发痫及发搐的原因，以及以脾胃之气的强弱及邪毒有无出路来辨别疮疹色黑的不同转归。

其中论述了麻疹初起证候以及治疗的宜忌，是我国较早描述麻疹证候的条文。麻疹是一种传染病，由于风温疫毒外袭人体，从口鼻而入，所以肺胃首当其冲。肺受风热邪毒则咳嗽喷嚏；胃热则面燥腮赤呵欠；肝热则目赤；心肝热则惊悸；脾热则多睡；阳气被遏，故手足梢冷。这是麻疹初起的常见证候。麻疹与天花的治疗原则一样，宜用温凉药治之。温则能疏散邪毒而使之外出，凉则能清里热以解邪毒，一散一清，其病可愈。但不得妄下、妄攻发。妄下则虚其里，每致邪毒内陷；妄发则虚其表，愈增毒焰。另外，在护理方面，不应受风冷，因为麻疹与天花皆以发散为主，宜宣透不宜遏抑，若风冷外束，发散不透，则变证蜂起，易致不治。这对我们现在治疗小儿出疹性疾病也具有指导意义。

古人认为小儿疮疹，因在母腹中感受胎毒而成。钱乙分别四证各属一脏："肝为水疱，以泪出如水，其色青小"，似今之水痘；"肺为脓疱，以涕稠浊，色白而大"，似指天花；"心为斑，主心血，色赤而小，次于水疱"，似今之斑疹；"脾为疹，小次斑疮，其主裹血，故赤色黄浅也"，似今之麻疹。可见钱乙所指之疮疹实际包括天花、麻疹、水痘、风疹等以发疹为主要特征的小儿急性传染病。

钱乙对病情轻重，主要是从疮疹的稀密、颜色及症状等方面来判断。若疮疹发热，见点迅速，身周密布，乃邪毒太盛，多属危重极险之候；若疮夹疹，分布不是太密者，半轻半重；疮疹稀者为轻。再从颜色来看，疮疹外黑里赤为微重，因外毒虽炽而根本之血液尚充；外白内黑为大重，因根本之血液已竭；若黑点如针孔，是为邪陷毒盛而真阴竭不能继，不能托邪外达，故病危剧；疮疹青干紫陷，昏睡，汗出不止，烦躁热渴，腹胀啼喘，二便不通，均为毒太炽而阴不足，无以化浆透达，均是危候。这与《素问·玉机真脏论》所论之"五实死"的有关原则是一致的。

凡患疮疹之时，乳母当以清淡饮食为主，使乳汁平和，不使婴儿饥饿及受风冷，这样幼儿气足，痘毒易透泄。若正馁而毒烈，则易内陷变黑而不治。

关于疮疹的治疗，钱乙认为疮疹属阳，总以开宣透发为顺。故初起不宜妄下、妄攻发。当疮疹热旺毒盛之时，则用百祥丸解毒，生犀角磨汁以凉血，抱龙丸凉开心窍以醒神。春夏气升，腠理开疏，易于发泄；秋冬气降，腠理致密，易至凝闭。故以春夏为顺，秋冬为逆。其身冷而耳、骨、尻反热者，正是腠理不开而肝肾热壅之故，所以多属危候。疮疹的治疗总以开宣透达、清热解毒为正治法。泻下之法必须慎用，否则邪毒内陷，势必归肾而致不救。

因此钱乙认为"疮疹属阳，出则为顺"。故后人认为，对疮疹的治疗，钱乙近于凉解，而陈文中偏于温补，形成北宋时期治疗麻痘之寒温二派。

【原文】

 伤风

昏睡，口中气热，呵欠顿闷，当发散，与大青膏。解不散，有下证[1]，当下，大黄丸主之。大饮水不止而善食者，可微下[2]。余不可下也。

【校注】

［1］有下证：即见有腹胀满拒按，大便秘结，舌苔黄腻等症。

〔2〕可微下：当有汗后身热不退，腹胀，大便秘结等胃实热证时，可微下。

【评议】

本条论述外感发热之证治。病因外感伤风，症见昏睡、口中气热、呵欠、卒然闷绝，法当疏而散之，可用大青膏。若病不愈而已有下证者则当下之，可用大黄丸。大渴饮水不止而善食者，胃实热甚，可微下之。其余则不可下。因小儿脏腑未充，不见内实确证，不宜轻用攻下药。

薛注曰："大青膏乃表散之剂，必外邪蕴结于肺而肺气未亏损者方可用之。大黄丸乃疏利之剂，其食痰积滞于胃，而胃气尚充实者乃先施之。况前症属脾肺气虚，腠理不密，外邪所乘，又当临证制宜，必固脾胃为主。"

【医案选录】

王某，男，5岁。初诊日期：1999年12月5日。主诉：发热伴咳嗽3天。现病史：患儿3天前无明显诱因出现发热，体温波动在37.5～39℃之间，咳嗽少痰，无吐泻，曾在外院静脉滴注抗生素2天，体温未减，今来我院就诊。现症：发热，下午热甚，轻咳，纳欠佳，大便3天未行。查体：体温38.4℃，咽充血，双扁桃体Ⅱ度肿大，心肺未闻明显异常。血常规：白细胞计数4.0×10^9/L，中性粒细胞占比38%，淋巴细胞占比54%。舌质红，苔黄厚，脉浮数。诊断：急性上呼吸道感染。中医：感冒夹滞。辨证：风热夹滞。治则：疏风清热，通便导滞。处方：银翘散加减。薄荷（后下）5g，荆芥10g，枳壳10g，桔梗10g，豆豉10g，银花10g，连翘10g，芦根15g，炒黄芩10g，炒栀子5g，柴胡10g，青蒿10g，川朴10g，大黄（后下）3g，甘草5g。2剂。必要时予"美林"口服退热。

二诊：患儿服药次日即汗出热退，偶咳，大便日行2次，较稀。舌质红，苔薄黄，脉稍浮。继前法：薄荷（后下）5g，荆芥10g，枳壳10g，桔梗10g，豆豉10g，银花10g，连翘10g，芦根15g，炒黄芩10g，前胡10g，杏仁10g，甘草5g。2剂。

按：小儿肺常不足，卫外不固，易患外感；脾常不足，感邪之后，每易夹滞。治疗当解表导滞。该患儿发热，下午热甚，轻咳，纳欠佳，大便3天未行。属伤风外感，风热犯表，热郁肌腠，卫表失和，邪热蕴结肠胃，中医诊断为感冒夹滞，辨证为风热夹滞，故以银翘散加减疏风清热、通便导滞。方中银花、连翘辛凉解表，清热解毒；荆芥、薄荷、淡豆豉疏风解表，透热外出；桔梗、甘草清宣肺气，清热利咽；芦根甘凉清热，生津止渴；大黄泻热通便导滞。（万力生.汪受传儿科医论医案选［M］.北京：学苑出版社，2008：78-79.）

【原文】

伤风手足冷

脾脏怯也，当和脾后发散。和脾，益黄散；发散，大青膏主之。

【评议】

本条论述伤风手足冷的病因及治法。伤风本当身热而反手足冷，是真阳之气不充。因脾主四肢，脾虚阳气不能敷布于四肢，故四末发冷。治宜先用益黄散补脾，后用大青膏发散风寒。

【医案选录】

胡某，男，2岁。初诊日期：1989年11月4日。初诊：半个月前发热，体温达38.6℃，呕吐腹泻，稀水便日4～5次，进食饮水即吐出。某医院诊为肠炎、感冒，用青霉素并口服清热药治疗，吐止，但热不退。半个月来持续发热，体温仍38.6℃，精神萎靡，食少汗多，大便稀水样，日4～5次，尿黄少，夜寐不安，睡露睛，手足凉，苔薄白，舌质淡，脉沉细。辨证：泻久脾虚，营卫失调。治法：健脾益气，调和营卫。处方：黄芪10g，党参10g，桂枝3g，白芍10g，甘草6g，茯苓20g，山药20g，车前子15g。2剂。

二诊：服药2剂，体温降至36.7℃，精神好转，纳增，自汗减少，大便半成形，日3次。夜寐仍不安，小便略黄，手足欠温，舌淡尖边红，苔薄白，脉沉细。予益气和营之剂。处方：太子参15g，茯苓15g，桂枝 3g，白芍 10g，青蒿 6g，白薇 6g。继服 2 剂，病愈。

按：该患儿半个月来持续发热，精神萎靡，食少汗多，大便稀水样，尿黄少，夜寐不安，睡露睛，手足凉，苔薄白，舌质淡，脉沉细。是由于感受外邪，蕴结肠胃而久泻，进而脾胃虚弱，运化乏力，则进食饮水即吐，湿浊内生，大便溏薄；手足凉，舌淡苔薄白，脉沉细，此乃一派阴寒之象；卫气失其固护之性，致令营阴不能内守而外泄，故而汗多。中医诊断为感冒，辨证为泻久脾虚、营卫失调。故采用四君子汤合桂枝汤健脾益气，调和营卫。方中党参、黄芪健脾益气；桂枝配伍白芍解肌发表，调和营卫；茯苓、山药甘淡健脾利湿；车前子利水渗湿。（腾宣光．腾宣光幼儿临证经验［M］．北京：北京科学技术出版社，2016，9-10.）

【原文】

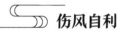

伤风自利

脾脏虚怯也，当补脾，益黄散。发散，大青膏主之。未差，调中丸主之。有下证，大黄丸下之，下后服温惊丸。

【评议】

本条论述伤风自利因脾虚之治法。伤风原是外感，不应出现大便自利，现见利，可知脾土虚寒，故用益黄散理气温涩之法，以治脾虚滑利；发散可用大青膏。若未愈，则用调中丸温补中宫。若虽下利而又有下证（如食积于中，或热结于里之下利），可用大黄丸下之。下后服温惊丸者，必见惊搐之证而方可用，非下后必用之剂。

【医案选录】

胡某，男，8 个月。2004 年 7 月 14 日初诊。主诉：3 个月 3 次发热伴腹泻。现病史：3 个月前首次发热伴腹泻，外院诊为病毒性感冒及消化不良，服用利巴韦林（病毒唑）、蒙脱石散（思密达）、枯草杆菌二联活菌颗粒（妈咪爱），5 天热退，仍腹泻。2 个月前复发热，外院治疗半个月后热退出院，出院后腹泻至今。纳食不佳，时有恶心，夜啼不安，时惊哭，昨日午后第 3 次发热，体温 38.8℃，鼻塞，喷嚏，大便稀、日 4 次、味臭秽，小便色黄。查体：上腭黏膜充血，舌质红，舌苔薄黄、中厚，咽红，指纹正常，大便稀。大便常规：未见红细胞、白细胞。血常规：白细胞计数 5.7×10^9/L，淋巴细胞占比 43.5%，中性粒细胞占比 48.7%，单核细胞占比 7.6%。中医诊断：感冒。西医诊断：上呼吸道感染，消化不良。辨证：肺脾两虚，复感风邪。治法：疏风清热，解表和中。处方：芦根 6g，薄荷 6g，柴胡 3g，黄芩 3g，藿香 6g，陈皮 6g，金银花 10g，防风 3g，白茅根 10g。3 剂。

二诊：2004 年 7 月 21 日。服上方后，热退，纳食增加，大便 2 日 1 次，先干后软。现入睡欠佳，时有惊惕，舌质红，苔白，指纹正常。风热之邪已解，继以健脾调中，益气固表治之。处方：太子参 6g，茯苓 10g，炒白术 6g，炒白芍 6g，生黄芪 10g，陈皮 6g，柴胡 3g，黄芩 2g，焦三仙 12g。5 剂。

按：该患儿肺脾不足，卫外不固，易感外邪。正邪交争则发热；邪伤脾胃，胃不主纳，则食减；脾失健运，则泄泻。故治疗时，应先解表和中，继而健脾调中以助化止泄，益气固表以防感。方中芦根、金银花、薄荷、柴胡、黄芩，清热解毒、疏风透邪；藿香、陈皮，理气和胃；白茅根，清热生津、利尿；太子参、茯苓、炒白术、陈皮、炒白芍，健脾益胃、理气祛湿、和中止泻；生黄芪、防风、白术，益肺固表，增强抵抗力而防外感。脾胃健则宿食消，气机通畅则胃自安，脾胃功能正常则生血有源而心神安。（肖淑琴. 肖淑琴儿科临证治验［M］. 北京：北京科学技术出版社，2016，24-25.）

【原文】

伤风腹胀

脾脏虚也，当补脾，必不喘后发散，仍补脾也。去胀，塌气丸主之。发散，大青膏主之。

【评议】

本条论述伤风腹胀的病因及其治法。小儿伤风腹胀，系表里同病，外感兼夹食滞之证。究其因，脾虚为多，盖脾虚则肺气馁而外寒易袭，运化薄则食易滞，中满则令痞作喘。治本当补脾，可用益黄散；去胀可用塌气丸；发散表邪可用大青膏。然塌气丸以胡椒为主，以治虚寒性的腹胀为宜，也即《素问·异法方宜论》所说"脏寒生满病"之胀；如兼有食积者，加萝卜子以消食下气。

【医案选录】

范某，男，1岁。初诊日期：2000年2月2日。主诉：发热1天。现病史：患儿昨日饮食过多，后洗浴着凉，今晨起低热，体温最高38.0℃，微恶寒，无汗，流清涕，轻咳，无痰，不喘。纳呆，腹胀，大便干。查体：神清，精神反应尚可，咽不红，心肺未闻及异常。舌淡红，苔白厚，指纹淡红在风关。西医诊断：急性上呼吸道感染。中医：感冒夹滞。辨证：外感风寒夹滞。治则：疏风散寒，消食导滞。处方：杏苏散加减。杏仁5g，苏叶5g，陈皮5g，清半夏5g，茯苓5g，荆芥5g，桔梗5g，枳壳5g，神曲10g，甘草3g。2剂。

二诊：患儿服药1剂，热即退；2剂咳止，纳增，便调，舌淡红，苔薄白，指纹淡紫。予保和丸健运脾胃。

按：该患儿年龄小，"肺脏娇嫩""脾常不足"的生理特点更为明显。伤于饮食，脾胃运化失职，积滞内生；感受外邪，肺卫失宣，则发为感冒。脾虚则肺气馁而外寒易袭，运化弱则食易滞，治以杏苏散加减。方中苏叶发表散邪，宣发肺气；杏仁降利肺气，润燥止咳；桔梗、枳壳一升一降，助杏仁、苏叶理肺化痰；茯苓渗湿健脾，以杜生痰之源；神曲消食导滞；甘草调和诸药，合桔梗宣肺利咽。外感夹滞是小儿感冒中常见的一种类型，故治疗在疏散外邪的基础上，勿忘消食导滞，使表邪得解，里滞得通，气机调和，诸症自除。（万力生. 汪受传儿科医论医案选［M］. 北京：学苑出版社，2008：79-80.）

【原文】

伤风兼脏

兼心，则惊悸。

兼肺，则闷乱，喘息哽气，长出气，嗽。

兼肾，则畏明。

各随补母，脏虚见，故也。

【评议】

本条论述伤风而兼脏虚的见证。如伤风而又兼心虚，则现惊悸，因心主惊之故。如兼肺虚，则闷乱喘息哽气、长出气、咳嗽。因肺司呼吸又主皮毛，风寒风热之邪或从皮毛而受，或从口鼻而入，均影响于肺，故多见于肺经症状，尤其小儿肺脏娇弱，肌腠不密，故更易感邪。如兼肾虚，则畏明，宜补肾阴。钱乙每应用虚则补其母的办法治之。如心虚补肝，肺虚补脾，肾虚补肺等，当随其见证而治之。

【医案选录】

张某，男，4岁。初诊日期：2001年5月21日。主诉：反复呼吸道感染1年余。现病史：患儿2000年9月上幼儿园后，反复出现发热、鼻塞、流涕。2001年至今，已因支气管哮喘合并肺部感染2次住院治疗。平均每月发热1～2次，每次发作均伴有咳喘。患儿已经使用丙酸倍氯米松吸入治疗，但因反复呼吸道感染，疗效欠佳。现症：形体瘦弱，面白少华，自汗盗汗，汗出肤冷，四肢稍凉，现暂无发热，无咳嗽，无鼻塞流涕，纳差，二便调，舌质淡红，苔薄白，脉细数。西医诊断：①反复呼吸道感染；②支气管哮喘缓解期。中医诊断：①体虚感冒；②哮喘。辨证：肺卫不固，脾肾亏虚。治则：益气固表，温补脾肾。处方：黄芪15g，白术10g，防风3g，五味子5g，紫河车3g，补骨脂10g。7剂，共煎，熬成900ml，加入蜂蜜、白糖各100g。存入冰箱，每次20ml，每日3次。

二诊：精神较活泼，面色较前红润，出汗减少，以夜汗为主，纳稍好转，二便调，舌质淡红，苔薄白，脉细数。处方同前30剂。

服药期间，患儿多次复诊，无再感冒咳嗽，食欲增加，出汗明显减少。服药1个月余，家长诉体重增加2kg，十分欣慰。随访半年余，患儿仅发热咳嗽1次，且感冒后未见哮喘发作，可正常返幼儿园上学。

按：反复呼吸道感染是儿童的常见病，若治疗不当，将严重影响儿童的生长发育、身体健康。该患儿反复呼吸道感染，是与其脏腑娇嫩、藩篱疏松、阴阳二气稚弱、肺脾肾三脏虚弱、卫不和及正气不足有关。故治以玉屏风散加减，方中黄芪、白术、防风、五味子健脾益肺，扶正固表；紫河车、补骨脂温脾补肾。（万力生. 汪受传儿科医论医案选［M］. 北京：学苑出版社，2008：86-88.）

【原文】

伤风下后余热

以药下之太过，胃中虚热，饮水无力也。当生胃中津液，多服白术散。

【评议】

本条论述伤风误下太过后证治。误下后胃津受伤，虽有余热，也是虚热，故饮水无力，不宜再投凉剂。治疗当滋生胃中津液，钱乙用白术散扶脾而生津液，合芳香之气以宣散之，是平补中土、甘温除热之良剂。

【医案选录】

李某，男，4岁，1998年9月10日初诊。患者自7月中旬出现发热不退，体温在37.5～39.2℃之间，曾用西药治疗，疗效不佳。刻诊：发热，早重夜轻，面黄无华，口渴多饮，神疲乏力，倦怠嗜卧，食欲减退，尿频清长，大便溏薄。舌淡、苔黄白而腻，脉弱。诊断为夏季热。处方：太子参、葛根、麦冬各30g，茯苓15g，白术12g，藿香10g，木香6g，山药5g，金银花20g，淡竹叶、甘草各3g。6剂。

服药 6 剂后，患儿食欲增加，精神、体力增强，口渴、尿频、便溏明显减轻，发热亦减，舌淡红，苔薄黄，脉虚数。上方加青蒿 12g，再服 6 剂，诸症消失而病愈。

按：该患儿自 7 月中旬出现发热不退，早重夜轻，有明显的季节性，且伴有面黄无华，口渴多饮，神疲乏力，倦怠嗜卧，食欲减退，尿频清长，大便溏薄，舌淡，苔黄白而腻，脉弱。中医诊断为夏季热，病机为感受暑热之邪，暑性酷烈蕴于肺胃，易伤津耗气。故采用白术散清泄暑热，生津益气。方中太子参、白术、茯苓、甘草健脾益气，利水渗湿；藿香叶发表解暑，化湿和中；木香健脾行气；葛根健脾升津止渴，另兼可解表。（曹志群. 七味白术散临床应用举隅［J］. 浙江中医杂志，2003（11）：29.）

【原文】

伤寒疮疹同异

伤寒，男体重、面黄；女面赤、喘急、憎寒。各口中气热，呵欠顿闷，项急也。疮疹则腮赤燥，多喷嚏，悸动，昏倦，四肢冷也。伤寒，当发散之。治疮疹，行温平[1]，有大热者，解毒。余见前说。

【校注】

［1］温平：聚珍本后有"之功"二字。

【评议】

本条论述伤寒与疮疹的异同。伤寒发热，疮疹也发热，外证相似。但伤寒之热自表而入，故项急、憎寒；寒闭肺气，则喘息；阳明热盛，则面赤或黄；肝受外感，则呵欠顿闷，口中气热。疮疹之热自里而出；腮赤是肝肾之热外蒸之象；胎热外泄，肺气冲动而喷嚏；热毒犯及神明，则悸动昏倦；热郁不伸，故四肢冷。治伤寒当发散之，治疮疹当用温凉药治之，有大热者当解毒。《景岳全书·小儿则·疹证》："麻疹发热之初，与伤寒相似，惟疹子则面颊赤，咳嗽喷嚏，鼻流清涕，目中有泪，呵欠喜睡，或吐泻，或手掐眉目，面赤为异耳。"伤寒疮疹证治异同可从下表悟出，见表3。

表3　伤寒疮疹证治异同表

异同	类别	伤寒	疮疹
异	病因病机	寒邪外束，自表入内	天行之病，胎热外泄，热自里出表
	症状	项急、口中气热、呵欠、顿闷、喘息、憎寒或面赤或面黄	腮赤，喷嚏，悸动，昏倦，四肢冷，皮肤出现疹子
	治则	当发散之	用温凉药治之，行温平之功，不可攻下及妄攻发、受风冷；有大热者解毒
同		初起均有发热等外感症状	

【原文】

初生三日内吐泻壮热

不思乳食，大便乳食不消或白色，是伤食。当下之，后和胃。下用白饼子，和胃用益黄散主之。

【评议】

初生儿三日内，大便多下褐色或墨绿色稠黏之胎粪，解尽之后，方见黄色粪便。若三日内即见不思食而大便乳食不消，此为邪热不能消化乳质，乃伤食之故。宜先用白饼子下之，下后再用益黄散和胃。原文中白饼子下之是有误的，若中虚无消化之力，而见大便色白，当温补脾阳，不可用下法。《育婴秘诀·呕吐》："小儿初生三日内吐者，钱乙方用白饼子下之，误也。初生小儿，出离母腹，惟乳可食，安可当此毒药也。此由拭口不尽，使恶秽之物损其胃气，只用丁香一小粒，去苞，陈皮一分，木瓜一分，共研细末。每半分，乳调，纳儿口中，令自咽，用煎皆是。"指出初生儿不可滥用白饼子类毒药，当识记。

【原文】

初生三日以上至十日吐泻身温凉

不思乳食，大便青白色，乳食不消，此上实下虚也。更有兼见证：肺，睡露睛、喘气。心，惊悸、饮水。脾，困倦、饶睡[1]。肝，呵欠、顿闷。肾，不语、畏明。当泻，见儿兼脏[2]；补脾，益黄散主之。此二证，多病于秋夏也。

【校注】

[1] 饶睡：多睡。

[2] 当泻，见儿兼脏：上实当泻，泻见有兼见证之脏，如吐泻身温凉，又兼见露睛喘气，当泻肺。

【评议】

本条论述初生儿三日以上至十日，上吐下泻，其身或温或凉，所泻大便之色或白或青，乳不能消，此因脾胃虚寒，运化失司，虚中夹实，上实下虚之证。若更见有五脏兼证，如兼见睡时露睛、喘气为肺；惊悸、多饮为心；困倦多睡为脾；呵欠、顿闷为肝；不语、畏明为肾。治当泻兼见之脏；调补脾胃宜用益黄散为主要方药。吐泻、身温凉两种病证夏秋季节好发。

【原文】

初[1]生下吐

初生下，拭掠儿口中秽恶不尽，咽入喉中故吐，木瓜丸主之。凡初生，急须拭掠口中令净，若啼声一发则咽下，多生诸病。

【校注】

[1] 初：原脱，据目录补。

【评议】

本条论述婴儿初生，因吞食母腹中之羊水等脏物而出现呕吐，用木瓜丸治之。并提出婴儿刚从母腹中娩出，即应将婴儿口腔中的污物清除干净，否则婴儿一开始啼哭，污物就容易吞咽入腹中或吸入肺中，而致多种疾病的发生。

【原文】

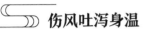 **伤风吐泻身温**

乍凉乍热，睡多气粗，大便黄白色，呕吐，乳食不消，时咳嗽，更有五脏兼见证，当煎入脏君臣药[1]，化大青膏，后服益黄散。如先曾下，或无下证，慎不可下也。此乃脾肺受寒，不能入食[2]也。

【校注】

[1] 药：原脱，据聚珍本补。

[2] 食：原作"脾"，据聚珍本改。

【评议】

本条论述脾肺受寒，不得入食之吐泻的证状、治法及禁忌。乍凉乍热，睡多气粗，呕吐，咳嗽诸证，虽属热象，但大便黄白色、乳食不消，则脾胃虚寒可知。病因是外感风邪，里有虚寒，故先用大青膏发散之，继用益黄散温补之。如已用下法，或无可下之证，则不能再下，因为病已上吐下泻，中气受损，误下则攻伐太过，里虚更甚，易生他变。病因脾肺受寒而致不能食，所以不能误认为伤食而攻下之。《幼科证治准绳·吐泻》："洁古云：身温、吐泻、咳嗽，是风木入于脾，母虚，其子亦弱，法当煎槟榔豆蔻汤下大青膏，后服益黄散。"

【医案选录】

范某，女，2个月。因腹泻5日，1973年11月19日初诊。患儿腹泄已5日，每日泻下10～20次，尿少，口渴烦躁，在某医院住院治疗病情仍未好转，遂出院前来就诊。刻下体温37.3℃，气微急，粪便如蛋花样，气如鱼腥，肛门红，舌苔白，唇红，指纹沉紫，脉数。证属乳儿风泻，投以升麻防风汤（自拟方）。在服药的同时，嘱其暂戒乳食，待泻止之后，方可给予乳食，从少量开始，逐渐增多。在禁食期间给服米汤、老萝卜汤、淡盐汤或淡生姜汤等。服药 2 剂，泻止愈。

按：陈氏辨证乳儿伤风，投以升麻防风汤。方中葛根、升麻、防风、钩藤皆能祛风解表，以除致病之因，又风药多燥，燥能胜湿；升麻、葛根并用，能升举脾胃清阳之气。四药合用，风除湿祛，脾运得复，清气上腾，升降有度，而泄泻自止。此案患儿腹泻气如鱼腥，舌苔白，指纹沉紫，脉数，刻下体温 37.3℃，不免令人联想钱乙所言伤风吐泻身热。然钱乙以大青膏发散，此案用升麻防风汤，二方相同点颇多，皆涉及祛风清热之法，盖肝热生风入于脾故令泄泻。（杨维华.小儿腹泻与疳积［M］.长沙：湖南科学技术出版社，2011：114-115.）

【原文】

伤风吐泻身热

多睡，能食乳，饮水不止，吐痰，大便黄水，此为胃虚热渴吐泻也。当生胃中津液，以止其渴，止后用发散药。止渴多服白术散，发散大青膏主之。

【评议】

本条论述伤风兼胃阴虚内热所致口渴、吐泻的证治。小儿吐泻之后，脾胃俱伤，津液耗损，身热渴饮不止；脾阳不振，湿浊中阻，故多睡吐痰。可用七味白术散生津止渴，运脾止泻。渴泻止后，用大青膏发散在表之风邪。此也是先里后表之法。

【原文】

伤风吐泻身凉

吐沫，泻青白色，闷乱不渴，哽气长出气，睡露睛，此伤风荏苒[1]轻怯[2]，因成吐泻，当补脾后发散。补脾，益黄散；发散，大青膏主之。此二证，多病于春冬也。

〔1〕荏苒（rěnrǎn）：指时间渐渐过去。

〔2〕轻怯：此处是指伤风已经慢慢过去，身体怯弱尚未恢复。

【评议】

本条论述虚寒性吐泻的症状与治法。身凉不热，上则吐沫，下则泄利青白，不渴，睡露睛，都是虚寒见证，故用益黄散补脾，大青膏发散之。先补脾后发散，此亦是先里后表之法。《幼科证治准绳·吐泻》："曾氏云：钱氏以吐泻、身热、泻黄、多渴作热病治，在夏秋用玉露散、益黄散相间服，在春冬用白术散、大青膏相间服。……先泻而后吐者，乃脾胃虚冷，其候先泻白水或白冻，吐亦不多，口气缓而神色慢，额前有汗，六脉沉濡，此为冷也。钱氏以吐泻、身凉、泻青、不渴作寒病，在秋以益黄散主之，在冬春以益黄散、大青膏相间服。"

吐泻是小儿常见脾胃病。钱乙善调小儿脾胃，现综合小儿春冬伤风吐泻有关证治，归纳为表4。

表4　小儿春冬伤风吐泻证治表

病机	体温	饮食	饮水	呕吐	大便	睡眠	其他证	治法	与夏秋吐泻治法之别
脾肺受寒	身温，午凉午热	不能入食		呕吐乳食不消	黄白色	睡多气粗	时咳，更有五脏兼见证	当煎入脏君臣药，化大青膏，后服益黄散	食前服益黄散，食后服玉露散
伤风、胃虚	身热	能食乳	饮水不止	吐痰	黄水	多睡		当生胃中津液，止渴多服白术散，发散大青膏	食后服玉露散
伤风后体怯	身凉		不渴	吐沫	青白色	睡露睛	闷乱、哕气、长出气	补脾益黄散，发散大青膏	多服益黄散

【原文】

风温潮热壮热相似

　　潮热者，时间发热，过时即退，来日依时发热，此欲发惊也。壮热者，一向热而不已，甚则发惊痫也。风热者，身热而口中气热，有风证。温壮者，但温而不热也。

【评议】

　　本条论述潮热、壮热、风热（外感发热）三者的不同以及"温壮"的含义。

　　潮热是发热按时而来，过时而退，如潮水之有期，这是发惊的先兆；壮热是高热持续不退，严重者可发惊痫；风热是外感后发热，故兼有外感表证。壮热是指发热热势壮盛；温壮是指肢体微热，二者有程度之不同。

　　《幼科证治准绳·发热》引杨氏之论："小儿之病，惟热居多。夫热有潮热、惊热、夜热、余热、食热、疳热、壮热、烦热、积热、风热、虚热、客热、癖热、寒热、血热、疮疹热，十六者大同而小异。热之始发，必有所因也。其潮热发歇有时，惊热颠叫恍惚，夜热夕发旦止，余热寒邪未尽，食热肚腹先发，疳热骨蒸盗汗，壮热一向不止，烦热心躁不安，积热颊赤口疮，风热汗出身热，虚热困倦少力，客热来去不定，癖热涎嗽饮水，寒热发如疟状，血热辰巳发热，疮疹热耳鼻尖冷。诸证得之，各有所归，其间或有三两证交互者，宜随其轻重而处治之。"

　　《婴童百问·壮热温壮》："小儿壮热者，是热气盛熏发于外，故令身体壮热。其发于渐，大体与温热相似，少有异者，热加甚也。此候宜服轻药，惺惺散、羌活散皆可，甚则黄芩、柴胡、干葛之剂散之。夫温壮者，由小儿脏腑不调，内有伏热，或夹宿寒，皆搏于胃气，故令不和，气行壅涩故积体热，名曰温壮。大便黄而臭者，内有伏热，其大便白而臭酸者，则夹宿寒故也，宜温之，服理中、四君子辈加桂治之。伏热宜五苓散并白虎汤，二药俱效。"

【医案选录】

黑某，男，1岁5个月。初诊日期：1965年4月22日。初诊：初起发热，体温持续39～40℃，在外院注射青霉素，内服退热及镇静药，4日发热不退，即来我院门诊治疗。发热已5日，现体温39℃，兼有惊厥，每日发作2～3次，每次持续2～4分钟，两目上吊，手足拘挛，喉中痰鸣，颜面青紫，未见呕吐，烦急不安，食欲欠佳，大便干结，4日未行，口腔颊膜、舌尖及两侧下牙龈部均见糜烂，口出秽气，舌苔白厚、质红、脉弦数。辨证为风温夹滞，化热动风。治以清热导滞，镇惊息风。处方：薄荷6g，菊花10g，钩藤6g，鲜芦根30g，生石膏18g，知母6g，大青叶10g，金银花15g，连翘12g，焦栀子6g，川大黄3g，羚羊角粉（分2次冲服）0.3g。

二诊：进药1剂，热平风息，体温36.5℃，大便通畅，口腔糜烂向愈，夜眠转安。遂用牛黄抱龙丸，每次1丸，清除余热。

按：该患儿感受温邪后发热，特点为高热持续不退；发惊痫，是为上中二焦邪郁生热所致。此时单清上则中焦燥结不得去，单泄下则上焦邪热不得解，惟有清泄兼施方能切中病情，故治以凉膈散合白虎汤加减。方中连翘轻清透散，长于清热解毒，透散上焦之热；配山栀子通泻三焦，引火下行；大黄泻火通便，以荡涤中焦燥热内结；石膏配知母清肺胃之热，滋阴润燥救已伤之阴津；菊花、薄荷、金银花清头目，利咽喉；再加羚羊角、钩藤清热镇惊、息风止痉。（腾宣光. 腾宣光幼儿临证经验［M］. 北京：北京科学技术出版社，2016：5.）

【原文】

肾怯失音相似

病吐泻及大病后，虽有声而不能言，又能咽药，此非失音，为肾怯不能上接于阳[1]故也。当补肾，地黄丸主之。失音乃猝病[2]耳。

【校注】

[1] 阳：此处指心阳。

[2] 猝病：突然发生的疾病。

【评议】

本条论述小儿因肾虚而不能言的证治。在吐泻或其他严重疾病之后，小儿出现虽能发声，又能咽药，但不能言语的症状，这是肾气大虚，不能上接于心阳。心开窍于舌，因而不能言语，与音暗不能出声不同，宜补肾阴，用地黄丸治之。

薛注："前症多因禀肾不足，盖肾脉紧于舌本，非地黄丸不能治，故患此症者，若仰首呵欠则嗽。如未应，须以补中益气汤滋其化源；若阴火上炎，肺金受伤而失音者，亦治以前法。"

【医案选录】

王某，女，6岁。热病后出现音哑不扬，曾诊断为喉炎，经用大量抗生素，声音有所恢复，但仍未彻底。症见：口干，咽红，苔色薄白，脉象沉数。处方：熟地10g，山茱萸5g，茯苓6g，怀山药10g，泽泻6g，丹皮5g，人参须6g，麦冬6g，桔梗3g，蝉蜕3g，凤凰衣10g，天花粉6g。5剂，水煎服，日1剂。药后好转。

按：患儿热病后出现音哑不扬，此乃热病后伤及气阴，肾水枯竭，不能上承于肺。故补肾阴，治以六味地黄丸加减。予熟地、山茱萸、茯苓、怀山药、泽泻、丹皮补益肾阴；人参须益气补阳，阳中求阴；麦冬、天花粉养阴润燥；桔梗、蝉蜕、凤凰衣宣肺利咽开音。（陈继寅，刘昌燕，高静. 京城小儿王刘弼臣临证实录［M］. 北京：中国医药科技出版社，2011：144.）

【原文】

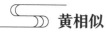 **黄相似**

身皮目皆黄者，黄病也。身痛，膊[1]背强，大小便涩，一身尽黄，面目指爪皆黄，小便如屋尘色，看[2]物皆黄，渴者难治，此黄

疸也。二证多病于大病后。别有一证[3]，不因病后，身微黄者，胃热也。大人亦同。又有面黄，腹大，食土，渴者，脾疳也。又有自生而身黄者，胎疸也。古书云：诸疸皆热，色深黄者是也；若淡黄兼白者，胃怯、胃不和也。

【校注】

［1］膊：肩膀，上肢近肩的部分。

［2］看：《笺正》本作"着"字。

［3］证：此下聚珍本有"生下百日及半年"七字。

【评议】

本条论述了小儿黄疸病的辨证。钱乙将发黄类疾病大致分为两类：一类是湿热性发黄，一类是虚性发黄。黄病、黄疸、胎疸是身目皆黄，属湿热性黄疸；胃热发黄，胃怯发黄，脾疳虽皮肤发黄，但目不黄，后二证似属于虚黄一类。发黄类疾病可从色泽辨之，因热者，其色黄而明；因湿者，其色黄而黯；因食积者，其色黄而淡。

薛注曰："大病后身目皆黄，或肢体黄胖者，脾气亏损而真脏为病，宜用六君子汤、参苓白术散，调补元气。病后发渴者，脾气虚而津液少也，用七味白术散。若脾经温热壅滞，二便秘，腠理不得疏泄而为患者，名为黄疸，用茵陈汤。初生身黄壮热，不乳便秘，此为胎热，用地黄汤。若二便赤涩，腹胀面赤，饮水，用茵陈汤调五苓散。若清便自调，四肢便冷，用益黄散；淡黄白用调中丸。"

《小儿卫生总微论方·黄疸论》："小儿有身体肌肤面目悉黄者，此黄病也。因将息过度，饮食伤饱，脾胃受热，与谷气相搏，蒸发于外。脾胃象土，其色黄，候肌肉，故为是病也。慎不可灸，灸则热转甚矣。若身体痛，背膊强，大小便涩，腹胀满，一身尽黄，及目睛爪甲皆黄，小便如屋尘色，著物皆黄，此疸病也。若发渴，小便涩，腹满，脉沉细，为难治也。黄病者稍轻，疸病者极重。又有自生下，面身深黄者，此胎疸也。因母脏气有热，熏蒸于胎故也。经言诸疸皆热，色深黄者是也；若身微黄者，胃热也；若但面黄腹大，渴而食泥土者，脾疳也。"

依据以上论述，黄病的鉴别归纳为表5。

表 5　黄病鉴别表

分类	证候	病机	备注
黄病	身、皮、目皆黄	湿热熏蒸脾胃	诸疸皆热，色深黄者热，渴者难治
黄疸	身痛，膊背强，大小便涩，一身尽黄，面目指爪皆黄，小便如屋尘色，看物皆黄	同上	
胎疸	自生后身黄	其母脏气有热	
胃热发黄	不因病后，身微黄，目不黄，大人同	胃热	
脾疳	面黄，腹大，食土，渴，目不黄	中虚虫积	
胃怯发黄	身淡黄兼白	胃怯不和	

【医案选录】

赵幼，40 天。初诊 7 月 6 日：体温 38.3℃，孕妇湿热太盛，遗于胎儿，出生后遍体皆黄，迄届半月，色黄益深，肝脾增大，大便灰白，吮乳不贪，小溲短赤。内热绵绵。胎疸重候，深虑热毒浸淫营分，导致他变。大生地二钱，西茵陈二钱，生大黄五分，黑栀子钱半，猪苓钱半，车前子钱半（包），方通草五分，泽泻钱半，赤芍一钱。分次温服，2 剂。

二诊 7 月 8 日：体温 38.0℃，投以茵陈蒿汤加减 2 剂后，溲色已淡，大便不若日前之灰白，面部躯干黄色较前鲜明，方既应手，还当导湿清热。西茵陈一钱，天花粉钱半，黑栀子钱半，飞滑石二钱（包），带皮茯苓钱半，猪苓钱半，炒车前子钱半（包），丝通草五分，川黄柏一钱。

共诊 7 次，约 10 剂，原法加减，肝脾肿大逐渐消失，已告痊愈。（奚伯初. 奚伯初中医儿科医案［M］. 上海：上海科学技术出版社，2015：6.）

【原文】

夏秋吐泻

五月十五[1]日以后，吐泻，身壮热，此热也。小儿脏腑，十分中九分热也。或因伤热乳食，吐乳不消，泻深黄色，玉露散主之。

六月十五日以后，吐泻，身温似热，脏腑六分热四分冷也。吐呕，乳食不消，泻黄白色，似渴，或食乳或不食乳。食前少服益黄散，食后多服玉露散。

七月七日以后，吐泻，身温凉，三分热七分冷也。不能食乳，多似睡，闷乱哽气，长出气，睡露睛，唇白多哕，欲大便，不渴。食前多服益黄散，食后少服玉露散。

八月十五日以后，吐泻，身冷无阳也。不能食乳，干哕，泻青褐水。当补脾，益黄散主之。不可下也。

【校注】

[1] 十五：原作"二十五"，据聚珍本及文义改。

【评议】

本条从辨别脏腑寒热之多寡，以确定夏秋吐泻之治法。不外"用寒远寒，用热远热"之意。五月十五日、六月十五日、七月七日、八月十五日，是从节气时令来推测脏腑寒热的程度，提示注意气候变化对脾胃的影响。临床应该结合证候表现，综合分析，辨清寒热多少而治。

薛注曰："前法即《内经》用寒远寒、用热远热之本旨，又云有假者反之，虽违其时，以从其症。盖胃伤则呕吐，脾伤则泄泻，脾胃俱伤则吐泻并作。前证若伤辛热，停滞呕吐，或大便下痢者，用六君子加黄连、吴茱萸、木香；若停滞已去，泄泻不已，用四君子加肉蔻、补骨脂；若伤生冷，腹痛下利青白，用六君子加砂仁、木香、炮姜；若伤鱼肉等物，用六君子加山楂、砂仁；若泻红黄赤黑，诸脏皆热也，先用香连丸，后用补中益气汤送香连丸；泻痢青白，乳食不化者，用人参理中丸；若吐泻昏睡而露睛者，用五味异功散；睡而不露睛者，用玉露散；若吐而手足俱热，或喜冷饮食，或睡不露睛者，用泻黄散；或手足冷或恶冷饮食，或睡而露睛者，用六君子加木香。然木香、黄连二丸，虽能攻克病邪，不无伤脾胃，治者宜审之。"

据夏秋吐泻的时间、证候与治法方药，可以悟出下表，见表6。

表 6　夏秋吐泻证治表

时间	寒热程度	身热	口渴	饮食	呕哕	大便颜色	治疗
五月十五日后	热甚寒少（九分热，一分寒）	壮热	口渴	食乳	吐乳不消	深黄色	玉露散主之
六月十五日后	热偏甚，夹有寒（六分热，四分寒）	身温似热	似渴	食乳或不食乳	乳食不消	黄白色	食前少服益黄散，食后多服玉露散
七月七日后	热少寒多（三分热，七分寒）	温凉	不渴	不能食乳	多哕	白黄色	食前多服益黄散，食后少服玉露散
八月十五日后	寒盛（无阳）	身冷	不渴	不能食乳	干哕	青褐色	益黄散主之。不可下

【医案选录】

李某，男，6 个月，云南省昆明市人。初诊日期：2003 年 3 月 16 日。因"腹泻 3 日，伴呕吐 1 日"来诊。3 日前无明显诱因解黄色稀水样大便，日行 5～8 次，无黏液、脓血，无便前后哭闹，无发热，1 日前始吐奶，吃奶差，偶咳，小便一般，无汗出，舌质淡，指纹淡红。查：大便常规阴性，轮状病毒阴性。既往史：吃奶差，经常感冒，患儿系第二胎，剖腹产，出生时体重 2 850g，混合喂养。治以理气燥湿为主，方以益黄散主之。处方：丁香、茯苓、陈皮、仙鹤草、苍术、诃子、木香、炮姜、益智仁、生甘草等。3 剂。

3 月 19 日二诊，患儿服 3 剂后，家长诉患儿大便日行 3 次，质稍稀，无黏液、脓血，小便可，无咳喘，饮食较前略好转，舌质淡，苔薄白，指纹淡红。脾气初复，本病尽显，治以燥湿健脾为主。方以白术散化裁：条参、陈皮、白茯苓、薏苡仁、炒芡实、怀山药、粉葛根、益智仁、仙鹤草、炒鸡内金、小枣、生甘草。继予 3 剂而愈。

按：此患儿乃脾胃不和，虚寒夹湿之证，故用以益黄散加减温脾行气，方由丁香、陈皮、诃子、生甘草为主要组成。方中陈皮理气燥湿，丁香温中止呕，诃子涩肠止泻，生甘草益气和中。诸药合用共奏温中理气，健脾燥湿之效。益黄散为钱乙治疗小儿吐泻的常用方剂，因季节不同、体质各异而辨吐泻之寒热虚实，有一分虚寒便服一分益黄。黄者，土色也，合脾脏；益黄者，温补脾脏而止泻是也。（何平，钟涛，金莉花，等. 刘以敏教授临床运用钱乙方经验撷菁［J］. 中医药学报，2014，42（03）：133-134.）

【原文】

吐乳

吐乳，泻黄，伤热乳也。吐乳，泻青，伤冷乳也。皆当下。

【评议】

本条言吐乳兼泄泻的辨证。若吐乳而兼大便泻下色黄，则是伤热乳之故；若吐乳而兼有大便泻下色青，则是伤冷乳之故，皆可用微下之法，但前者宜凉下，后者宜温下。此外，所谓热乳者，系指母之乳汁性热，多因乳母在炎暑烈日下劳动或久行后，立即给儿哺乳；或乳母过食辛辣之品。所谓伤冷乳者，系指母之乳汁过冷，多因乳母衣衫单薄，或天寒地冻，乳汁未温，也有乳母过食寒凉之品。此种吐泻，应调整乳母起居饮食，并给予适当的药物治疗。

此外，由于喂乳时婴儿姿势不正、食乳过饱或吸乳时吞入空气，致使乳汁自口角溢出，一般并无面色改变或痛苦啼哭等，所以不属病态，不需治疗，只需适当节乳或纠正哺乳体位即可。

【原文】

虚羸

脾胃不和，不能食乳，致肌瘦。亦因大病或吐泻后，脾胃尚弱，不能传化谷气也。有冷者，时时下利，唇口青白；有热者，温壮身热，肌肉微黄。此冷热虚羸也。冷者，木香丸主之。夏月不可服，如有证则少服之。热者，胡黄连丸主之。冬月不可服，如有证则少服之。

【评议】

本条论述虚羸的病因、辨证及治疗方药。小儿虚羸，总因脾胃不和，或大病后，或吐泻后，脾胃之气尚弱，不能传化谷气而成，但有冷热之别。虚羸属寒者，症见时时下利，唇口青白，治以木香丸。但木香丸药性温热，夏月须慎用，有是证则少服之。虚羸属热者，症见皮肤微黄，用胡黄连丸治之。但胡黄连丸性凉，冬月须慎用，有是证则少服之。木香丸、胡黄连丸二方，皆治疳积腹大，此处以治虚羸，可见虚羸与疳积病机相同，仅程度有所不同而已，虚羸每致疳积，疳积必现虚羸。

【原文】

咳嗽

夫嗽者，肺感微寒。八九月间，肺气大旺，病嗽者，其病必实，非久病也。其证面赤、痰盛、身热，法当以葶苈丸下之。若久者，不可下也。十一月、十二月嗽者，乃伤风嗽也，风从背脊第三椎肺俞穴入也，当以麻黄汤汗之。有热证，面赤、饮水、涎热、咽喉不利者，宜兼甘桔汤治之。若五七日间，其证身热、痰盛、唾黏者，以褊银丸下之。有肺盛者，咳而后喘，面肿，欲饮水，有不饮水者，其身即热，以泻白散泻之。若伤风咳嗽五七日，无热证而但嗽者，亦葶苈丸下之，后用化痰药。有肺虚者，咳而哽气，时时长出气，喉中有声，此久病也，以阿胶散补之。痰盛者，先实脾，后以褊银丸微下之，涎退即补肺。补肺如上法。有嗽而吐水，或青绿水者，以百祥丸下之。有嗽而吐痰涎、乳食者，以白饼子下之。有嗽而咯脓血者，乃肺热，食后服甘桔汤。久嗽者，肺亡津液，阿胶散补之。咳而痰实，不甚，喘而面赤，时饮水者，可褊银丸下之。治嗽大法：盛即下之，久即补之，更量虚实，以意增损。

【评议】

本条论述小儿咳嗽的辨证论治。钱乙认为咳嗽一证，首当辨其虚实，新病多实，久病多虚。治嗽大法，盛即下之，久则补之；若久病痰盛又见肺虚，则宜先实脾后微下，痰涎退即补脾，是为要领。

若新病咳嗽，病在秋季八、九月间，肺气热而天气微寒，面赤，痰盛，身热，用葶苈丸下之；或伤风咳嗽五七日，无热证而但嗽，可用葶苈丸下肺气，后用化痰药。若伤风寒嗽，病在冬季十一月、十二月，风从背部肺俞穴等而入，其证烦闷，恶风，憎寒，昼轻夜重，可用麻黄汤发汗散寒、宣肺宁咳。若肺有壅热，面赤，饮水，涎热，咽喉不利，或嗽而咯脓血，可用甘桔汤宣肺热、排脓痰。若肺有实热，咳而后喘，面肿，欲饮水，或不饮水但身热，宜泻白散泻肺热。若咳嗽兼热毒，咳而吐水或青绿水者，宜百祥丸下之；若咳嗽夹痰食，嗽而吐痰涎乳食，可用白饼子下之。若咳嗽痰涎内盛，病五、七日，其证身热痰盛，唾黏；或咳而痰实，不甚，喘而面赤，时饮水者，宜褊银丸下痰涎。以上皆为盛即下之之意。若久嗽肺虚津亡，时时长出气，喉中有声（似哮喘状），宜阿胶散滋阴补肺，是为久则补之之意。

《幼幼集成·咳嗽证治》："凡有声无痰谓之咳，肺气伤也；有痰无声谓之嗽，脾湿动也；有声有痰谓之咳嗽。初伤于肺，继动脾湿也。在小儿由风寒乳食不慎而致病者，尤多矣。经曰：五脏六腑皆令人咳，然必脏腑各受其邪而与之，要终不离乎肺也。但因痰而嗽者，痰为重，主治在脾；因咳而动痰者，咳为重，主治在肺。以时而言之，清晨咳者属痰火，午前嗽者属肾火，午后嗽者属阴虚，黄昏嗽者火浮于肺，五更嗽者食积滞于三焦。肺实者顿嗽抱首，面赤反食；肺虚者气逆虚鸣，面白飧泄；肺热者痰腥而稠，身热喘满，鼻干面红，手捏眉目；肺寒者嗽多痰清，面白而喘，恶风多涕。故治者各因其虚实寒热而调之，斯无误矣。"

咳嗽是小儿肺系疾病的主证之一，钱乙治疗小儿咳嗽有成熟的经验，值得传承，现综合如下表，见表7。

表 7　咳嗽证治表

虚实	治法	方剂	功用	证候	症状
实	温散法	麻黄汤	散寒宣肺	伤风寒嗽	病在十一月、十二月，风从肺俞而入，其证烦闷，恶风怯寒，昼轻夜重
	清宣法	甘桔汤	排脓痰，宣肺热	肺热痰盛	（1）面赤、饮水、涎热、咽喉不利（2）有嗽而咯脓血
	下法	葶苈丸	下肺气	肺实热咳喘	（1）病在八、九月，肺感微寒，面赤，痰盛身热；（2）伤风咳嗽五、七日无热证，但嗽肺盛
		泻白散	泻肺热	肺实热咳喘	肺盛，咳而后喘，面肿，欲饮水，或不饮水，身热
		百祥丸	清热解毒	咳嗽兼热毒	嗽而吐水，或青绿水
		白饼子	下痰涎乳食	咳嗽夹痰食	嗽而吐痰涎乳食
		褊银丸	下痰涎	咳嗽痰涎内盛	（1）病五七日，其证身热，痰盛，唾黏（2）咳而痰实，不甚喘而面赤，时饮水
虚	补法	阿胶散	滋阴补肺	久咳肺虚，或久咳伤阴	（1）咳而哽气，时时长出气，喉中有声（2）久咳肺亡津液
总则	辨证总则：新病多实，久病多虚 治疗总则：盛者下之，久则补之，更量虚实，以意增损。久病痰盛者先实脾后微下，痰涎退即补脾				

【医案选录】

张某，男，6岁。初诊：咳嗽1个月，曾服红霉素、注射青霉素，效不明显，求治中医。1个月来咳嗽，痰多黄黏，时兼气喘，夜晚尤重，睡卧不安，食欲尚可，大便调和，舌苔白厚，脉滑数。两肺可闻中等湿啰音。血常规：白细胞 12.1×10^9/L，中性粒细胞百分比 72%，淋巴细胞百分比 28%。辨证为痰热蕴肺，治以清肺化痰。处方：苏子 6g，黄芩 6g，桑白皮 10g，杏仁 6g，百部 10g，枇杷叶 10g，葶苈子 6g，生海浮石 15g，生蛤壳 15g。3 剂。

二诊：服药 3 剂咳嗽减轻，痰少喘平，夜间仍有咳嗽。原方去葶苈子、生海浮石，加白茅根 15g，沙参 15g，意在润肺凉络。继服 3 剂咳嗽止，两肺啰音消失，血常规正常，病愈。

按：该患儿外感邪气，咳嗽 1 个月，痰多黄黏，时兼气喘，夜晚尤重，睡卧不安，舌苔白厚，脉滑数。中医诊断为咳嗽，辨证为痰热壅阻肺气，肺失清肃，肺气上逆，故而咳嗽气喘。治以清肺化痰，止咳平喘。由于方中苏子降气化痰；黄芩、桑白皮清泄肺热；杏仁轻宣肺气；百部、葶苈子润肺下气，祛痰止咳，枇杷叶清肺止咳；生海浮石、生蛤壳清肺化痰。（腾宣光. 腾宣光幼儿临证经验［M］. 北京：北京科学技术出版社，2016: 14-15.）

【原文】

 诸疳

疳在内，目肿，腹胀，利色无常，或沫青白，渐瘦弱，此冷证也。

疳在外，鼻下赤烂，自揉[1]鼻，头上有疮不著痂，渐绕耳生疮。治鼻疮烂，兰香散。诸疮，白粉散主之。

肝疳，白膜遮睛，当补肝，地黄丸主之。

心疳，面黄颊赤，身壮热，当补心，安神丸主之。

脾疳，体黄腹大，食泥土，当补脾，益黄散主之。

肾疳，极瘦，身有疮疥，当补肾，地黄丸主之。

筋疳，泻血而瘦，当补肝，地黄丸主之。

肺疳，气喘，口鼻生疮，当补脾肺，益黄散主之。

骨疳，喜卧冷地，当补肾，地黄丸主之。

诸疳，皆依本脏补其母，及与治疳药。冷则木香丸，热则胡黄连丸主之。

疳，皆脾胃病，亡津液之所作也。因大病或吐泻后，以药吐下，致脾胃虚弱亡津液。且小儿病疳，皆愚医之所坏病。假如潮热，是一脏虚一脏实，而内发虚热也。法当补母而泻本脏则愈。假令日中发潮热，是心虚热也。肝为心母，则宜先补肝，肝实而后泻心，心得母气则内平，而潮热愈也。医见潮热，妄谓其实，乃以大黄、牙硝辈诸冷药利之。利既多矣，不能禁约而津液内亡，即成疳也。又有病癖，其疾发作，寒热饮水，胁下有形硬痛。治癖之法，当渐消磨，医反以巴豆、硇砂辈下之。小儿易虚易实，下之既过，胃中津液耗损，渐令疳瘦。

又有病伤寒，五六日间有下证，以冷药下之太过，致脾胃津液少，即使引饮不止，而生热也。热气内耗，肌肉外消，他邪相干，证变诸端，因亦成疳。

又有吐泻久病，或医妄下之，其虚益甚，津液燥损，亦能成疳。

又有肥疳，即脾疳也。身瘦黄，皮干，而有疮疥。其候不一，种种异端，今略举纲纪：目涩或生白膜，唇赤，身黄干或黑，喜卧冷地，或食泥土，身有疥疮，泻青白黄沫水，利色变，易腹满，身耳鼻皆有疮，发鬓作穗[2]，头大项细极瘦，饮水，皆其证也。

大抵疳病，当辨冷热肥瘦。其初病者为肥热疳，久病者为瘦冷疳。冷者木香丸，热者胡[3]黄连丸主之。冷热之疳，尤宜如圣丸。故小儿之脏腑柔弱，不可痛击，大下必亡津液而成疳。凡有可下，量大小虚实而下之，则不至为疳也。初病津液少者，当生胃中津液，白术散主之。惟多则妙。余见下。

【校注】

［1］自揉：聚珍本作"目燥"。

［2］作穗：结成麦穗状。

［3］胡：原无，据聚珍本补。

【评议】

本节论述疳证的病位及病因，认为"疳皆脾胃病"，并以潮热、病癖为例说明误治后形成疳证的过程。疳证的病位主要在脾胃，病因由伤津液而致。久病大病或吐泻之后，脾胃已虚，又经医生误下、误吐，吐下太过，脾胃虚弱益甚，津液内亡，因而成疳；或恣食肥甘，饮食不节而成疳。如潮热一证，其病机是一脏虚、一脏实，治疗当补母脏而泻本脏。假如日中发潮热，日中为心经当令之时，是心虚热。肝为心母，则宜先补肝（可用地黄丸），肝实后可以泻心热（可用泻心汤、导赤散），这样心得母气，母能令子实，心虚可复，心热可泻，潮热可平。若误认为是实证而以大黄、芒硝之类苦寒药下之，泄利不能禁，津液内亡而成疳证。又如腹中病癖，证见发作寒热，饮水，胁下有形、硬痛，治当渐消磨以治癖积，医反以巴豆、硇砂之类泻下药攻伐之。小儿易虚易实，下之既过，胃中津液耗损，渐令疳瘦。

钱乙又将疳病分新久冷热。初病多为肥热疳（脾疳），久病多为瘦冷疳。若疳病初起，胃中津液少，口渴作泻者，可用白术散生津止渴、健脾止泻，但必须多服，方奏佳效。冷者用木香丸；热者用胡黄连丸；冷热夹杂之疳，尤适宜如圣丸。小儿脏腑柔弱，不可痛击，大下必亡津液而成疳。如有下证，应按大小虚实而下之，适可而止，不可过剂，下后再补脾，使邪去而正不伤，则不至成疳。

钱乙还描述了湿热性疳疾在外部的证候表现。鼻部属脾，肺开窍于鼻，脾胃热炽，故鼻头上有疮且不易结痂；或绕耳际生疮（多见于耳后褶缝间，后世称作璇耳疮），痛痒流水，此属少阳之湿热外泄之象。证虽见于外，但因诸经蕴热在里，故除用兰香散、白粉散止痒杀虫以治其外，尚需配合内服药以治其内，可服胡黄连丸。

疳证是以脾胃虚损为主，以消瘦羸弱为突出表现的慢性消耗性疾病的总称。钱乙以五脏为主，分类诸疳证，现综合分析如下表，见表8。

表 8　疳证证治表

诸疳	主要证候特点	病因病机	应用方剂	辨治总则
脾疳（肥疳）	身黄瘦、皮干、腹大、食泥土等	癖积有虫	益黄散	疳皆脾胃病，亡津液之所作也，多成于大病或吐泻后，或攻下太过后。治当辨冷热肥瘦。初病多为肥热疳，久病多为瘦冷疳。冷者木香丸，热者胡黄连丸，冷热之疳尤宜如圣丸
肝疳	白膜遮睛	肝肾阴虚火旺	地黄丸	
心疳	面黄颊赤，身壮热	心火过盛	安神丸	
肺疳	气喘，口鼻生疮	肺热	益黄散	
肾疳	极瘦，身有疮疥	久病及肾	地黄丸	
筋疳	泻血而瘦	肝不藏血	地黄丸	
骨疳	喜卧冷地	骨蒸内热	地黄丸	

【医案选录】

易某，女，1岁半。水泻20余日，肌肉消瘦，口干目合，头不能举，精神困惫。诊视虎口纹红，舌质色淡。查阅前方，导滞利水、调气清热之剂均无效。《黄帝内经》云："诸病水液，澄彻清冷，皆属于寒。"况泄泻日久，脾虚气陷，则津液不生。法当温中益气，止泻生津。药用：党参3g，炒白术3g，茯苓3g，山药5，葛根3g，山茱萸肉3g，木香（湿纸包煨）2g，藿香叶2g，炮姜炭1g，炙甘草2g，陈粳米（焙黄）10g。

复诊渴泻均减，精神稍振，能食。数日后因调护失当，过食油荤，又致大便赤白稠黏，每日10余次，精神差。为病后饮食失节酿成"食复"症，此脾病传肾，当益脾胃中元气为主，守原方增损。药用：党参3g，炒白术3g，茯苓5g，当归身3g，白芍3g，焦山楂3g，煨木香2g，肉桂1g，炙甘草2g。

按：本例患儿，脾胃虚寒，泄泻无度，日久而成脾疳，故仿钱乙白术散方意，以益气生津、温扶脾气为主。参、术、茯苓、山药、葛根，益气健脾生津液；山茱萸肉补肾阴；木香行气；藿香理气化湿；炮姜温中；甘草、粳米调和护胃。复诊则随证加减，归、芍和血而赤白除；焦楂化油荤之滞；肉桂驱传肾之寒。（杨维华.小儿腹泻与疳积［M］.长沙：湖南科学技术出版社，2011：98.）

【按语】

"疳皆脾胃病，亡津液之所作也"，故治疳病重在补脾生津。病久则伤及脾肾之阳，故成瘦冷疳，钱乙乃使木香丸治之，此案加用木香、藿香、炮姜之品应是来源于此。

【原文】

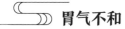 胃气不和

面㿠白无精光，口中气冷，不思食，吐水。当补脾，益黄散主之。

【评议】

本条论述脾胃虚寒、中气不和，以致面色㿠白、两目无神、口中气冷、不思饮食，甚则吐水。宜益黄散温中悦脾，其他如异功散、调中丸等也可服。本条应与"胃冷虚"条互参。

【医案选录】

闵某，男，5岁，2001年1月23日。主诉：呕吐清稀痰水已半个月。现病史：一周前胃痛纳差，经治痛虽减轻，却朝食暮吐，吐出物多为清稀痰水，时夹有不消化食物残渣，在当地治疗无果。查体：面白少华，精神疲倦，四肢欠温，食欲差，食而不化，腹微胀，腹痛绵绵，得温则舒，便稍溏，唇舌淡白，脉迟缓无力，指纹淡。处方：陈皮、丁香各4g，诃子3g，甘草2g，煨葛根4g，乌梅6g，吴茱萸、制五味子各3g，制半夏、藿香各5g。3剂，水煎服。

按：患儿面白少华，精神疲倦，四肢欠温，食欲差，乃脾胃虚寒之象，脾胃虚寒则影响脾的运化功能、胃的受纳及腐熟水谷功能。脾失健运，胃气上逆，寒阻中焦则呕吐清稀痰水。治予益黄散加减，方以陈皮、丁香、诃子、甘草温中理气，健脾止呕；葛根升阳；乌梅、五味子收敛止呕；吴茱萸、半夏温中降逆止呕；藿香化湿和中。

（史来恩，马桂琴. 史氏儿科治验传薪：祖孙十代人的家传秘方［M］. 北京：人民军医出版社，2014：106.）

【原文】

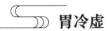 **胃冷虚**

面㿠白色，瘦[1]弱，腹痛不思食。当补脾，益黄散主之。若下利者，调中丸主之。

【校注】

[1] 瘦：原无，据聚珍本补。

【评议】

本条言脾胃虚寒性腹痛的症状和治法。腹痛而见面色㿠白，体弱，不思食，此为胃中虚冷、气滞寒凝，当用益黄散理气暖中，其痛即解。若兼下利，为脾阳中虚，运化失常，当用调中丸补气健脾、温中散寒，痛利可止。

【医案选录】

李某，女，7岁6个月，2005年4月7日初诊。患儿素体虚弱，面白少华，腹痛，饮冷受寒即发，服药缓解即停药，终未根治。前日春游，过食瓜果致脘腹疼痛，阵阵发作，痛喜揉按，热熨则减，手足欠温，大便清稀，日行3～4次，小便少，舌淡红，苔薄白，脉沉无力。此乃禀赋不足，脾胃虚弱，过食生冷瓜果，寒伤中阳，寒凝气滞，气血运行不畅，经络不通而痛。诚如《素问·举痛论》所说："寒气客于肠胃之间，膜原之下，血不得散，小络急引故痛。"得温揉按则寒气散而气血暂通，其痛缓解，故喜温喜按；寒伤中阳，脾阳不足，四肢失于温煦，故手足欠温；脾虚寒凝，运化失调，故大便清稀；舌淡红，苔薄白，脉沉无力，均为脾胃虚寒之象。治宜温中散寒，行气止痛，因处香砂理中汤。药用：太子参30g，炒白术12g，炮姜10g，云木香12g，砂仁10g，茯苓12g，怀山药15g，车前子10g，炙甘草6g。连服3剂，痛泻俱止。唯神疲食少，口淡无味，继用益气健脾之异功散加藿香、砂仁、炒山楂、神曲等品调理脾胃，嘱忌受寒饮冷，半月即收全功。随访1年，未再腹痛，身体渐壮。

按：本案患儿素体脾胃虚寒又过食瓜果，乃寒伤中阳所致之虚寒腹痛，故以理中汤温中散寒；云木香、砂仁行气止痛；茯苓、怀山药健脾止泻。痛泻俱下后，随即用香砂异功散加减益气健脾，调理善后。（胡天成. 胡天成儿科临证心悟［M］. 2版. 郑州：河南科学技术出版社，2017：44-45.）

【原文】

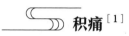 积痛[1]

口中气温[2]，面黄白，目无精光，或白睛多，及多睡，畏食，或大便酸臭者，当磨积[3]，宜消积丸；甚者，当白饼子下之，后和胃。

【校注】

［1］积痛：因食积引起的腹痛。

［2］口中气温：口中呼出的气较热。

［3］磨积：消磨食积。

【评议】

本条论述腹中饮食积滞致腹痛的证候及治法。小儿饮食常不能自节，常有食积，因滞生热，胃有蕴热，故口中气温；脾气不运，故面黄白；伤食必畏食；积滞不去，故大便酸臭，此皆伤食所致大实证，故宜攻下。轻者消积丸，甚者白饼子。下后又当和胃，使积去而正不伤。消积丸中含巴豆以荡涤肠胃、攻坚去积，量其力宏，有伤小儿稚嫩之脾胃，故现不用。目前临床常用保和丸，以消食导滞、和胃清热。

【医案选录】

刘某，女，15个月。患儿近日来食欲不振，夜寐哭吵不安，睡中龂齿，头汗量多，舌苔黄腻，脉滑数。证属食积不化，内生湿热。治宜消食安中，化湿清热。处方：焦山楂10g，焦神曲10g，焦麦芽10g，莱菔子10g，鸡内金10g，藿香10g，佩兰10g，木香3g，莲子心3g，草豆蔻3g，赤芍3g，黄连2g。服药5剂后，食纳增，夜卧宁，龂齿除，头汗净。随访2个月，病未反复。(张纲，马杰，梁跃华，等. 梁宗翰老中医治疗小儿积滞证的经验[J]. 辽宁中医杂志，1986（2）：14-15.)

【原文】

虫痛（虚实腹痛附）

面㿠白，心腹痛，口中沫[1]及清水出，发痛有时，安虫散主之。小儿本怯者，多此病。

积痛、食痛、虚痛，大同小异。惟虫痛者，当口淡而沫自出，治之随其证。

【校注】

[1]口中沫：指涎沫、口水。

【评议】

本条论述虫痛的证候、治疗及与虚实腹痛的鉴别。虫痛的部位痛在心腹部，发作有一定的时间性，面色㿠白，特别是常有口淡、口中多沫、易出清水等症而不同于积痛、食痛、虚痛。若是虫痛，可用安虫散治之。《丹溪心法·小儿》："小儿腹痛，多因邪正交争，与脏气相击而作也。夹热作痛者，以面赤，或壮热，四肢烦，手足心热见之；夹冷作痛者，以面色或白或青见之；冷甚而证变，则面色黯黑，唇爪甲皆青矣。"

【原文】

虫与痫相似

小儿本怯，故胃虚冷，则虫动[1]而心痛，与痫略相似，但目不斜，手不搐也。安虫散主之。

【校注】

[1]动：原本作"痛"，据聚珍本改。

【评议】

本条论述虫动心窝部疼痛之蛔厥与痫证发厥的区别。蛔厥时发时止，作则大叫大喊，疼痛难以忍耐，辗转不安，与痫厥之猝然暴发、喉鸣痰声有某些相似之处。但蛔厥无双目斜视、手足抽搐，是为与痫证的鉴别要点。蛔厥治疗当与安虫散，虫去则厥回。

【原文】

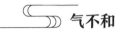 气不和

口频撮，当调气，益黄散主之。

【评议】

本条论述小儿口频撮的病机与治疗。脾主唇口，脾气虚寒，气机不和，则唇口紧而频频撮动，治以益黄散。若初生婴儿见口频撮，应与脐风鉴别，脐风口紧撮而不能张口。

熊注曰："口是脾之窍，气乃肺所主，脾虚不能荣于子，故口频撮而气不和也，补其母则气自调矣。"

【原文】

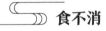 食不消

脾胃冷，故不能消化。当补脾，益黄散主之。

【评议】

本条言脾胃阳虚，不能消化腐熟水谷，可见有泄泻、完谷不化之证，治宜温中补虚，以益黄散治之。《诸病源候论·小儿杂病诸候·宿食不消候》："小儿宿食不消者，脾胃冷故也。小儿乳哺饮食，取冷过度，冷气积于脾胃，脾胃则冷。胃为水谷之海，脾气磨而消之，胃气和调，则乳哺消化。若伤于冷，则宿食不消。诊其三部脉沉者，乳不消也。"

【医案选录】

汪某，女，6岁，1999年2月24日初诊。主诉（母代）：腹痛伴

畏寒2天。现病史：浴后作寒，次日上午又食冷物，下午突感腹痛，伴有畏寒。查体：面色苍白，阵发性腹痛，疼痛较剧，作恶欲吐，痛处喜暖，得温可舒，寒则甚痛，阵发性肠鸣辘辘，且腹胀，尿清而少，便时溏，舌淡红，苔白，脉沉，指纹红。处方：陈皮、丁香各5g，甘草2g，桂炙葛根5g，乌梅8g，吴茱萸3g，藿香、木香、川厚朴、炒枳壳、煨肉豆蔻各3g。3剂，水煎服。

按：患儿面色苍白，阵发性腹痛，此乃脾胃寒冷，冷气积于脾胃，寒凝腹痛；寒则气滞，影响胃肠运化功能则作恶欲吐，阵发性肠鸣辘辘，且腹胀。治予益黄散加减，方以陈皮、丁香、甘草温中散寒，行气止痛；葛根升阳；乌梅收敛止呕；吴茱萸、煨肉豆蔻温中行气；藿香化湿和中；木香、川厚朴、炒枳壳行气消胀。（史来恩，马桂琴.史氏儿科治验传薪：祖孙十代人的家传秘方［M］.北京：人民军医出版社，2014：111-112.）

【原文】

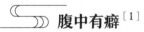 ## 腹中有癖[1]

不食，但饮乳是也。当渐用白饼子下之。

小儿病癖，由乳食不消，伏在腹中，乍凉乍热，饮水或喘嗽，与潮热相类，不早治，必成疳。以其有癖，则令儿不食，致脾胃虚而热发，故引饮水过多，即荡涤肠胃，亡失津液，脾胃不能传化水谷，其脉沉细，益[2]不食，脾胃虚衰，四肢不举，诸邪遂生，鲜不[3]瘦而成疳矣。余见疳门。

【校注】

［1］癖：《素问》作"辟"，"辟"也即"襞"，本指衣服上褶子、褶皱，此处指小儿积滞。

［2］益：更加。

［3］鲜不：聚珍本作"羸"字。

【评议】

本条论述小儿癖证的病因、病机及辨证。小儿脾常不足，加之饮食不节，乳食不消，积滞于中即成癖。症见乍凉乍热，与潮热相似，饮水多，不能食，其脉沉细，或兼喘嗽。因腹中有积，故不能食；积久则发热；内热，故饮水多；脾虚不能传化水谷，故脉沉细。久而久之，脾胃虚衰，四肢不举，各种病邪极易侵犯，势必成疳。由此可见，虚羸可以致癖，因癖可以致疳。虚羸、癖、疳三证，实系小儿脾胃疾病由轻到重，不断演变的三个阶段。

【原文】

虚实腹胀（肿附）

腹胀，由脾胃虚气攻作也。实者，闷乱喘满，可下之，用紫霜丸、白饼子。不喘者虚也，不可下。若误下，则脾气虚[1]，上附肺而行，肺与脾子母皆虚。肺主目胞腮之类，脾主四肢，母气虚甚，即目胞腮肿也。色黄者，属脾也。治之用塌气丸渐消之。未愈，渐加丸数，不可以丁香、木香、橘皮、豆蔻大温散药治之。何以然？脾虚气未出，腹胀而不喘，可以散药治之。使上下分消其气，则愈也。若虚气已出，附肺而行，即脾胃内弱，每生虚气，入于四肢面目矣。小儿易为虚实，脾虚不受寒温，服寒则生冷，服温则生热，当识此勿误也。胃久虚热，多生疸病，或引饮不止。脾虚不能胜肾，随肺之气上行于四肢，若水状，肾气浸浮于肺，即大喘也。此当服塌气丸。病愈后，面未红者，虚衰未复故也。

治腹胀者，譬如行兵战寇于林，寇未出林，以兵攻之，必可获；寇若出林，不可急攻，攻必有失，当以意渐收之，即顺也。

治虚腹胀，先服塌气丸。不愈，腹中有食积结粪，小便黄，时微喘，脉伏而实，时饮水，能食者，可下之。盖脾初虚而后结有积。所治宜先补脾，后下之，下后又补脾，即愈也。补肺恐生虚喘。

【校注】

[1] 脾气虚：原作"用虚气"，据聚珍本改。

【评议】

本节论述腹胀虚实之辨，各兼证及治法。腹胀总病机为"脾胃虚气攻作"。若又兼闷乱满喘，是食积中州，大气窒滞，升降失利之故。可用紫霜丸、白饼子攻下，待积滞一下，气机畅通，则实胀可愈，喘闷也可随之而解。若胀而不喘，中无积滞，是为虚胀，不可下，误下则脾虚及肺。脾主四肢，肺主目胞腮，脾肺俱虚，可出现四肢、面目俱肿。此外，脾虚不能制肾，水湿随肺气行于皮肤四肢，也可导致浮肿，其病机仍在脾虚气滞。若虚中夹食，可用塌气丸行气消积，不可过用香燥温散之药。又若腹胀而不喘者，是正气尚未涣散，病在脾，未及肺与肾，此时可用温散药，上下分消其气。若胀而兼喘者，脾气虚上凌及肺，因而为喘者是虚证，当用镇坠摄纳以定其冲。

治疗腹胀如同军队与敌人在森林中作战，要在病邪集中之时加以攻剿；若邪气四散则不可攻，但当使四散之邪气渐收后再攻。

治虚腹胀，可以先服塌气丸渐消之。若不愈，见腹中有食积结粪，小便黄，时微喘，脉伏而实，时饮水，能食，此为实胀，当下之，可用白饼子。若是正虚不运而胀满，继则渐有积食，因而导致虚中实证，此时宜先补脾后下之，下后再补脾。补脾可用益黄散，下积可用白饼子丸。

总之，小儿易虚易实，脾虚不受寒温，服寒则生冷，服温则生热，所以处方用药要丝丝入扣，适可而止。且小儿脏腑清灵，随拨随应，易于康复，病愈后当面色红润有光泽。若未红者，是虚衰未复，病未痊愈，应注意善后调理。

【医案选录】

巩某，女，4个月。1982年10月27日一诊。吐恶频多，并见咳嗽，腹满胀气，大便不畅，夜眠不安，啼哭易醒，舌苔厚腻。胃有积滞，先用蒂丁压法（手法），再拟和中调气，益黄散加减主之。钩藤（后下）6g，姜炒川连1.5g，制大黄3g，紫丁香（后下）1.5g，广木香3g，青皮 6g，陈皮 3g，炒枳壳 6g，川朴 3g。5 剂。

11 月 3 日二诊：呕吐已止，尚有回乳，大便已调，仍有咳嗽，舌苔已薄，口气臭浊。胃气未和，再以调中，予二陈汤加竹茹、杏仁、姜川连、钩藤等。5 剂而痊。

按：本例因里有积滞，中下不和，寒热夹杂，胃气上逆所致，以益黄散为主辛香温运、降逆止呕。（据董师家传经验，蒂丁高起，常为吐呃不愈之原因，故以手法压之。）本例因大便不畅，故去诃子之涩，而用制大黄之通，且除留饮宿食；因呕吐故不用甘草之甘，加枳壳，川朴理气宽中，姜炒川连和胃止呕；钩藤平肝定惊，全方合用，积滞渐消，中下得和而病除矣。此为益黄散之变法，亦可窥见董师灵活化裁之深厚功力。（宋知行，王霞芳. 董廷瑶《幼科撷要》[M]. 上海：百家出版社，1990：40-41.）

【原文】

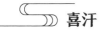 **喜汗**

厚衣卧而额汗出也，止汗散主之。

【评议】

本条论述小儿穿着厚衣服睡觉，额头部出汗过多的治疗。头为诸阳之会，小儿厚衣而卧，阳热上泄，故头额汗，此汗非病态，当适其寒温，汗即可止，故不须治。俗语说"欲得小儿安，须以三分饥与寒"，就是这个道理。原文中止汗散只有蒲灰一味药，治疗作用不明显，故以做好护理为要。

【原文】

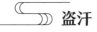 **盗汗**

睡而自汗出，肌肉虚也，止汗散主之。遍身汗[1]，香瓜丸主之。

［1］遍身汗：全身出汗。

【评议】

本条论述小儿盗汗的病因及治法。小儿睡眠中不自觉地出汗，汗出不多，或但头汗出，是小儿肌腠疏松，藩篱疏薄，不能固摄之故，可用止汗散。止汗散系一味蒲灰，以取其清芳之气制上炎之热；烧灰而服之，取其可引热下行。若全身汗出，此乃阳热太盛，用香瓜丸治疗。香瓜丸中黄瓜、大黄、胡黄连苦寒以清心胃之热、鳖甲、黄柏滋阴潜阳，柴胡、青皮、芦荟凉肝疏肝，以清热潜阳、疏肝理气而使汗止。

【原文】

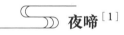

夜啼[1]

脾脏冷而痛也，当与温中药，及以法禳[2]之，花火膏主之。

【校注】

［1］夜啼：是指小儿白天能安静入睡，入夜则啼哭不安，时哭时止，或每夜定时啼哭，甚则通宵达旦。

［2］禳（ráng）：通"禳"。古代以祭祷消除灾祸的一种迷信活动，现已不用。

【评议】

本条论述小儿夜啼的病机及治疗方法。小儿夜间啼哭，多见于新生儿及婴儿。主要因脾寒、心热、惊恐所致。脾寒腹痛是导致夜啼的常见病因，寒主收引，不通则痛，故而啼哭，一般伴见面青，手腹俱冷，不思乳食，应当给予温补中焦脾胃的药物治疗。如可用乌药散合匀气散加减，常用乌药、高良姜、炮姜温中散寒；砂仁、陈皮、木香、香附行气止痛；白芍、甘草缓急止痛。若邪热在心而致夜啼者，可见面红舌赤，惊惕不安，可用花火膏调乳吮之。

【原文】

〰️ **惊啼**[1]

邪热乘心也，当安心，安神丸主之。

【校注】

[1] 惊啼：小儿睡中惊醒啼哭。

【评议】

本条论述小儿睡中惊醒啼哭的病因及治疗。心主惊，小儿睡中惊醒啼哭是由于邪热扰乱心神所致，治疗应清心安神，用安神丸治之。

【医案选录】

蒋某，男，1岁1个月，2007年5月12日初诊。患儿于2个月前不明原因入夜哭闹，常彻夜达旦。曾经中西医治疗，效果甚微。查：面红，唇赤，口臭喜流涎，喜饮冷，咽部红，舌尖红赤，苔薄微黄，指纹紫滞。诊断：夜啼（心经有热）。治当清心安神。方药如下：竹叶10g，黄连2g，灯心草5g，丹皮10g，生地6g，蝉蜕4g，石膏15g，白芍6g，甘草3g，龙骨（先煎）15g。水煎服，2剂。6月19日因感冒发烧前来就诊，得知服上2剂后再未夜啼，只是睡眠欠安，易出汗。（李秀亮．李秀亮中医儿科证治心法［M］．北京：中国医药科技出版社，2014：132．）

【原文】

〰️ **弄舌**[1]

脾脏微热，令舌络微紧，时时舒舌。治之勿用冷药及下之，当少与泻黄散渐服之。亦或饮水，医疑为热，必冷药下之者，非也。饮水者，脾胃虚，津液少也。又加面黄肌瘦，五心烦热，即为疳瘦，宜胡黄连丸辈。大病未已[2]，弄舌者凶。

【校注】

［1］弄舌：指舌时时伸出口外，又立即收回口内，或上下左右伸缩不停，或舐口唇四周的舌象。多为大病之后，心气不足之象，或属智力低下。

［2］未已：原本此下有"用药"二字，据聚珍本删。

【评议】

本条论述弄舌的病机、治则、方药、演变及预后等。所谓"弄舌"，是指舌时时伸出口外，又立即收回口内，或上下左右伸缩不停，或舐口唇四周的舌象。因为足太阴之脉连舌本、散舌下，若脾经有热，则易造成舌上络脉微紧，故时时弄舌以舒之。治疗不得单纯清凉或攻下，损伤脾经不足之气；可少与泻黄散清伏热、散伏火。若兼有口渴饮水之证是脾胃有虚热，津液缺乏之故。初起可用白术散平热生津，健脾升清；若已有面黄肌瘦、五心烦热之证者，是已成疳积（肥热疳），宜用胡黄连丸之类治疳剂，疳愈则弄舌可解。若大病未愈而出现弄舌者，是心脾之气欲脱之象，预后多不良。

薛注曰："小儿舌微露而即收，名弄舌，属心脾亏损，用温脾散补之；舌舒长而收缓，名吐舌，乃心脾积热，少用泻黄散主之。"

《幼幼集成·舌病证治》："弄舌者，脾脏虚热，令舌络紧，时时舐舌，妄人称为蛇丝惊者是也。切勿以寒凉攻下治之，少与泻黄散服之。不效，四君子汤。或渴欲饮水，面无红赤色，此脾胃津液不足，不可误认为热，宜七味白术散。面黄肌瘦，五心烦热而弄舌者，此疳证也，须从疳证门参考，宜集圣丸。大病后精神困倦，饮食少思而弄舌者，凶候。盖气血两虚，精神将脱，速以十全大补汤挽救之。"

【原文】

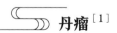

丹瘤[1]

热毒气客于腠理，搏于血气，发于外上皮，赤如丹，当以白玉散涂之。

[1]丹瘤：熊注曰："瘤，音留，毒气郁结肉间，发于皮肤如榴也。"另一说，丹瘤即指"游丹""赤丹"，其证皮肤红晕，赤如鸡冠，成片成块，有色无形而能游走，望之鲜红，扣之无迹。此处当指后者，现称丹毒，由溶血性链球菌感染所致。

【评议】

本条论述游丹的病机及治疗。小儿皮上赤色如丹，乃火热邪毒客于肌肤腠理，郁结于血气之中，而发于皮肤。皮肤上出现片状红晕，色红如丹，亦称丹毒，现代认为与溶血性链球菌感染所致相似。热在肌腠，须清热凉血，用白玉散涂之。《颅囟经》对丹毒的论述较详，共列十五候，善用鸡子白、生油调药涂敷。张寿颐用芭蕉根捣汁，涂其红晕处，亦能消散；并内服清热通腑之药，大便通畅，其病自已。

【原文】

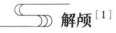

解颅[1]

年大而囟不合，肾气不成[2]也，长必少笑。更有目白睛多，㿠白色，瘦者，多愁少喜也。余见肾虚。

【校注】

[1]解颅：是以小儿颅骨缝及囟门延迟不闭合，颅骨缝宽，头颅增大，叩之呈破壶音，目珠下垂如落日状为主要表现的小儿疾病。

[2]肾气不成：先天肾气虚弱，不能充养脑髓。

【评议】

本条论述解颅因小儿肾气不足而成。正常小儿的颅骨缝大都在出生后 6 个月开始骨化，后囟在 2～4 个月时闭合，前囟在 1 岁至 1 岁半时闭合。如延迟不合，颅骨缝宽，甚至囟门开解，谓之解颅。多因小儿先天肾气虚弱不能充养脑髓，或病后髓热、后天失调、营养不良而成。常见形体消瘦，面色㿠白，两目下视呈日落状，多愁少笑等症。治以培补气血，滋肾充髓为主。钱乙每用地黄丸内服，涂囟法外治之。

《育婴秘诀·头病》："解颅有二：初生后头骨渐开，此胎气怯弱，肾不足也。有闭而后开者，自囟至印堂有破痕可开一分；又有头四破成缝者，此皆解颅，由病后肾虚，水不胜火，火气上熏，其髓则热，髓热则解，而头骨复分开矣。肾虚者，宜服地黄丸，以补肾之不足；调元汤、十全大补汤母子共服之，以补脾胃，使气血渐实，其颅自合矣。其髓热者，宜通圣散为丸服，去硝不用。外用封囟法，或用新绵紧束之，有作巾遮护之，久而自合，亦良法也。"

【医案选录】

白某，男，5个月。头部膨大，囟门高突，颅缝裂开，青筋暴露，体瘦颈细，面色苍白，经西医院诊为脑积水。刻下眼珠下垂，白睛特别显露，囟门压力较强，纳食二便如常，苔薄白，脉沉细，指纹色紫。证属肾气虚弱。治当补肾益髓，益气养血。处方：熟地黄6g，山萸肉5g，茯苓6g，怀山药10g，粉丹皮3g，泽泻5g，炙黄芪10g，当归3g。另用天南星30g，柏子仁30g，防风30g，共研细末，每用少许，以猪胆汁调敷头颅，一日一换，时时以汤润之。

二诊：隔三周来视，前投之剂，两侧头颅略扁，青筋已消失，但囟门压力尚强，颅缝仍然裂开高突。证情显属有效，再拟原方治之，由于儿小难于服药，改拟丸方缓图，六味地黄丸20粒，早晚各1粒。外治继前。治疗后好转。（刘弼臣.幼科金鉴刘氏临证发挥［M］.北京：中国医药科技出版社，2004：367.）

【按语】

患儿颅骨缝解开，西医诊断为脑积水，属于肾气虚弱，脑髓不能充实，致头颅日渐胖大白亮，其头偏倒，气血循运不利，血络受阻，而现青脉暴露。治当补肾益髓，益气养血。以六味地黄丸及外用药物治疗。

【原文】

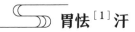 **太阳虚汗**

上至头，下至项，不过胸也，不须治也。

【评议】

本条论述阳盛致汗。头为诸阳之会，其气上行，阳热上泄，故头额汗，但不超过胸，此汗非病态，是小儿衣着过厚，将养过温所致。当适其寒温，汗即可止，故不须治。

【原文】

胃怯[1]**汗**

上至项，下至脐，此胃虚。当补胃，益黄散主之。

【校注】

[1] 胃怯：脾胃虚弱。

【评议】

本条论述胃虚导致多汗证的治法。胃虚出汗表现为汗局限在颈项至脐部之间，可兼有食少便泄，肠鸣腹胀，面黄肌瘦等证，用益黄散治之。

薛注曰："前症因小儿之气未充，腠理不密，或因饮食停滞郁热，或厚衣温暖，脏腑生热而津液妄泄也。其喜汗属心经，血热用导赤散，血虚用团参汤；其盗汗属肾经，虚热用五味异功散，气血虚弱用人参养营汤。其六阳虚汗，乃禀赋不足，若用参附芪二汤，亦有生者。"

【医案选录】

陈某，男，1.5 岁。患儿 5 个月时即现毛发稀疏，夜卧盗汗，咬牙面青，食欲呆滞，曾经西医医院检查诊为肺结核兼佝偻病。使用抗痨药后，刻下结核已愈，但诸状尚存，仍然少食形瘦；神疲乏力，腿脚软弱，卧则汗出，苔薄脉弱。一诊方：党参 6g，茯苓 6g，炒白术 6g，炙甘草 2g，陈皮 3g，神曲 10g，半夏曲 6g，老木香 3g，砂仁米（研）1.5g，炙黄芪 10g，生龙、牡各 10g（先煎），炒谷、麦芽各 10g。

二诊：药后患儿精神转佳，盗汗减少，胃纳稍佳，惟夜寐尚欠安宁，易于惊醒，脉细苔白。经云"胃不和则卧不安"，仍当调脾和胃治之。党参 6g，茯苓 6g，炒白术 6g，炙甘草 2g，陈皮 3g，神曲 10g，半夏曲 6g，酸枣仁 6g，夏枯草 5g，藿、佩梗各 3g，炒谷、麦芽各 10g。（刘弼臣. 幼科金鉴刘氏临证发挥［M］. 北京：中国医药科技出版社，2004：337-338.）

【按语】

脾为后天之本，脾司运化，胃主纳谷，脾胃虚弱，则中虚不振，因而食欲呆滞，诸证由是而生。治当培补中土，土健则能生精微、充养肌肤，而诸虚自复，汗出减少。

【原文】

 胃啼

小儿筋骨血脉未成，多哭者，至小所有[1]也。

【校注】

［1］至小所有：婴幼儿所固有的情况。

【评议】

本条言小儿多哭的原因。小儿筋骨血脉还未发育成熟，胃气未强，易饥易饱，又不能言，故多啼哭。这是因饥饱而啼哭，故曰胃啼，是婴幼儿多哭的最常见的原因。

【医案选录】

王某，女，67 天。1978 年 1 月 21 日初诊：患儿满月以后，夜睡啼哭，渐有加重，纳乳不香，时易作恶，舌红苔黄，腹满矢气，便下时干时溏。近涕嚏鼻塞，夜啼更甚，哭声洪亮，纳少吐乳。此属乳积化火之证，治以清疏消导。处方：炒黄连 1.2g，杭菊 6g，炒竹茹 6g，藿香 6g，枳壳 3g，炒麦芽 10g，陈皮 3g，木香 3g，青皮 4g。5 剂。

二诊：夜啼好转，寐尚不安，鼻塞减轻，作恶已少，舌苔薄腻，腹满稍软，便下欠化，日1~2次，治以消导。处方：防风5g，陈皮3g，茯苓10g，枳壳3g，麦芽10g，藿香6g，青皮4g，木香3g，蝉蜕3g。4剂。

三诊：鼻塞已除，啼哭已无，夜寐亦安，舌苔薄净，腹满而软，二便尚调，治以原法。处方：炒枳壳3g，青皮5g，木香3g，麦芽10g，茯苓10g，钩藤（后入）5g，陈皮3g，藿梗6g。5剂。药后诸恙均安。

按：《幼幼集成·夜啼证治》："小儿夜啼有数证：有脏寒，有心热，有神不安，有拗哭。"然乳儿脏腑娇嫩，易为外邪、乳食所伤，因其病态不舒不能言语，故以夜啼为主要表现。该患儿乳食积滞，气机不畅，升降不和，则易恶吐，腹痛腹满；复感外邪，鼻塞不通，白天抱抚，尚能安慰，夜则烦啼更甚。故初诊以黄连、竹茹清热除烦，和胃降逆；杭菊、藿香疏风散热，并能苏醒脾胃；枳壳、木香、青皮、陈皮、麦芽行气消导。二诊后积滞渐去，气机稍畅，心火亦清，则夜啼好转，故去黄连、杭菊之苦寒；加防风之平；蝉蜕、钩藤清疏而安神；茯苓健运和胃。药后诸恙得愈，乃以理气运脾和胃之剂调理以得巩固。（董幼祺，董继业. 董廷瑶儿科医案精选［M］. 北京：人民卫生出版社，2012：69-70.）

【原文】

 胎肥

生下肌肉厚[1]，遍身血色红。满月以后，渐渐肌瘦，目白睛粉红色，五心[2]热，大便难，时时生涎[3]，浴体法主之。

【校注】

［1］肌肉厚：肌肉丰厚壮实。

［2］五心：两手心、两足心、心窝。

［3］涎：口水。

【评议】

本条论述胎肥的证候。胎肥表现为婴儿初生肌肉丰厚，全身皮肤红润，满月以后肌肉逐渐消瘦，眼睛巩膜粉红色，手脚心及心窝部灼热感，大便干结难解，时常流口水等，其病机为阴虚内热，可用浴体法治之。

【原文】

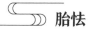 **胎怯**

生下面色无精光[1]，肌肉薄，大便白水，身无血色，时时哽气多哕[2]，目无精彩，当浴体法主之。

【校注】

[1]无精光：没有光泽。

[2]哕（yuě）：干呕。

【评议】

本条论述胎怯的证候。胎怯是指新生儿体重低下，形体消瘦，脏腑形气均未充实的一种病症，以出生低体重儿多见。本条指出胎怯的表现为婴儿初生时面色没有光泽，肌肉瘦薄，大便泻下如白色水样便，全身无血色，时常呼吸不畅和干呕，两目无神。其病机为阳虚正馁，以浴体法治疗。胎怯多因先天不足、肾脾两虚而致，可并发新生儿窒息、黄疸、硬肿症、败血症等疾病，死亡率高。治疗以补肾培元为基本原则。

【医案选录】

陈某，男，1992年10月21日出生。10月24日母婴出院前就诊。主诉：初生怯弱。现病史：其母妊娠38周产下该儿。出生时该儿形体瘦弱，多寐少动，啼哭无力，吮乳力弱量少，时吐乳液，目珠迟滞，发细黄，毳毛多，耳郭软，甲软短，四肢欠温，舌苔薄。体检：体重2.45kg，身长49cm。中医诊断：胎怯，脾肾两虚证。西医诊断：低体重儿。辨证论治：患儿初生，未满足月，形瘦体弱，多寐少动，啼哭无力，吮乳力弱量少，时吐乳液，目珠迟滞，发细黄，毳毛多，耳郭软，甲软短，四肢欠温，一派禀赋未充、脾肾两虚之象，从健脾补肾治之。处方：鹿角片 20g，肉苁蓉 20g，紫河车 30g，麦芽 30g，人参 5g，砂仁 5g。上药煎煮浓缩为 45ml，冷藏。每服 1.5ml，1 日 3 次，温服。连服 1 个月。

11 月 20 日二诊：服药期间患儿未见并发症，精神、活动渐转佳，食欲增进，形体渐丰。继服前药。

12 月 1 日三诊：体重 3.8kg，身长 50cm。此后停药观察，患儿食欲好，二便调。

1993 年 2 月 4 日随访：体重 7kg，已达正常同龄儿童中上水平，诸症消失，一切如常。

按：本例患儿未足月而生，形体消瘦、肌肉瘠薄、吮乳力弱为脾虚之象，身长偏短、耳郭薄软、四肢欠温为肾虚之征。证属先天禀赋不足，脾肾两虚，故从健脾补肾治之。患儿初生体轻，用药宜量少而精，故以人参、砂仁、麦芽健脾助运，紫河车、肉苁蓉、鹿角片补肾培元。制为糖浆小剂量服用，假以时日，使患儿后天生长发育加快，终至追赶上正常儿童水平。胎怯一证，中医药治疗确有优势，余另有 100 例临床研究小结，可资佐证。（汪受传. 汪受传儿科学术思想与临证经验［M］. 北京：人民卫生出版社，2014：257-258.）

【原文】

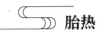 胎热

生下有血气，时叫哭，身壮热如淡茶色，目赤，小便赤黄，粪稠，急食乳[1]，浴体[2] 法主之。更别父母肥瘦，肥不可生瘦，瘦不可生肥也。

【校注】

［1］急食乳：急于要吃乳。

［2］体：原无，据聚珍本补。

【评议】

本条论述胎热的证候。胎热的特点表现为婴儿初生时血气壮实，时

时叫号啼哭，身体发高热，皮肤淡茶色，眼睛红赤，小便赤，大便黏稠，急于要吃乳食等阳热亢盛的证侯。可用浴体法治之。还要注意小儿父母的偏肥或偏瘦的情况。父母身体较健壮的一般不会生下较瘦的孩子，而父母身体较瘦的一般不会生下较肥胖的孩子，提示与先天禀赋有关。

薛注曰："浴体之法，以开发腠理，疏泄阳气者也，其胎气果热，在暑月庶几可用，其或胎怯而前法，恐复伤真气也。然此证属有余者，胎肥胎热也，因母食膏粱厚味或怒火郁热。"

【原文】

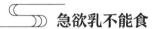

急欲乳不能食

因客风热入儿脐，流入心脾经，即舌厚[1]唇燥，口不能乘乳[2]，当凉心脾。

【校注】

[1] 舌厚：舌体肿大肥厚。

[2] 不能乘乳：不能吸吮乳汁。

【评议】

本条论述初生儿急欲食而不能乳的病因。因风热之邪从初生儿脐部侵入，至心、脾两经，心开窍于舌，脾开窍于口，心脾有邪，则舌体肿大肥厚，口唇干燥，故口不能吮乳。治疗宜清泻心脾两经之邪热，可少与导赤散、泻黄散治疗。

薛注曰："前症果因外邪而唇口撮紧者，名为脐风，多不能救；若心脾有热，舌尖痛不能吮乳，舌本痛不能送乳者，以柳华散敷之。"提示当与脐风鉴别，脐风又称"撮口风"，因撮口而不能食。

【原文】

龟背龟胸

肺热胀满，攻于胸膈，即成龟胸。又乳母多食[1]五辛亦成。儿生下客风入脊[2]，逐于骨髓，即成龟背。治之以龟尿点节骨。取尿之法，当莲叶安龟在上，后用镜照之，自尿出，以物盛之。

【校注】

[1] 食：原无"食"字，据聚珍本补入。

[2] 客风入脊：风邪侵入脊骨。

【评议】

本条论述龟胸、龟背的成因及治疗方法。钱乙认为肺热胀满攻于胸隔，或乳母多食辛辣，可导致龟胸。初生儿风邪侵入脊骨，深入骨髓，可导致龟背。治疗可用"龟尿点节骨"，并提出了取龟尿的方法。此法有无疗效有待验证。

薛注曰："小儿元气未充，腠理不密，风邪乘之，或痰饮蕴热于肺，风热交攻而致。或坐早风入骨髓，治当调补脾肺为主。若因乳母厚味辛辣而致者，当兼治其母。若因禀父肝肾虚热者，用六味地黄丸。若禀肾气不足者，用八味地黄丸。"提出了补益肝肾的治疗方法。

【医案选录】

张某，男，2岁。婴儿5个月时即现毛发稀疏，夜卧盗汗，经常咳嗽痰多，咬牙面青，食欲呆滞，曾经西医检查诊为佝偻病、气管炎、消化不良，使用多维钙片及助消化、止咳药后症状有所好转。刻仍少食形瘦，神疲乏力，面黄汗多，日来咳嗽微热痰多，检查胸骨突起，听诊肺呼吸音粗夹以水泡音，苔白脉缓。证属素体虚弱，肺热痰多。治以清肺豁痰，利气去胀法。处方：南沙参5g，桑白皮10g，地骨皮10g，杏仁10g，茯苓10g，陈皮3g，半夏3g，枳壳5g，黛蛤散（包）10g，黄芩10g，生牡蛎（先煎）15g。（刘弼臣. 幼科金鉴刘氏临证发挥[M]. 北京：中国医药科技出版社，2004：357.）

【按语】

龟胸亦名"鸡胸"，是形容其胸前高耸如覆杯，与鸡之胸廓仿佛而得名。古人认为鸡胸系肺经受热，痰多气盛，攻于胸膈，以致高如覆杯，咳喘气促，属于西医学的佝偻病伴支气管哮喘或先天畸形的一种疾病。此例患儿素体虚弱，咳喘时发，胸满气胀而致龟胸；治疗先清肺豁痰、利气消胀，后需调治肺脾肾，使咳喘少发，肾壮骨健。

【原文】

 肿病

肾热传于膀胱，膀胱热盛，逆于脾胃，脾胃虚而不能制肾，水反克土，脾随水行，脾主四肢，故流走而身面皆肿也。若大喘者重也。何以然？肾大盛[1]而克退脾土，上胜心火，心又胜肺，肺为心克，故喘。或问曰：心刑肺，肺本见虚，今何喘实[2]？曰：此有二，一者肺大喘，此五脏逆[3]；二者肾水气上行，旁浸于肺，故令大喘。此皆难治。

【校注】

[1]肾大盛：肾水过于旺盛。

[2]喘实：喘息气粗的实证表现。

[3]五脏逆：五脏之气上逆于肺。

【评议】

本条论述小儿水肿的病机以及肿而大喘的病机。肾与膀胱相表里，肾热传于膀胱，膀胱热盛，湿热不化，小便不利，流入经隧，因而成肿，这是湿热性的水肿。若脾胃素虚，土不能制水，水气内泛，流溢四肢皮肤，故身面四肢皆肿，这是脾肾两虚而寒水泛滥。若肿而大喘者，是肾水上溢，水气上凌心肺而致喘咳。这种喘咳大致可分为两种：一种是五脏之气上逆于肺，肺主喘，因而引起喘咳；另一种是肾水上行旁浸于肺而致大喘。这两种喘证，皆因脏气虚损，正气上脱之故，所以难治。

【原文】

五脏相胜轻重

肝脏病见秋，木旺，肝强胜肺[1]也，宜补肺泻肝。轻者肝病退，重者唇白而死。

肺病见春，金旺，肺胜肝，当泻肺。轻者肺病退，重者目淡青，必发惊。更有赤者，当搐。为肝怯[2]，当目淡青色也。

心病见冬，火旺，心强胜肾，当补肾治心。轻者病退，重者下窜不语[3]，肾虚怯也。

肾病见夏，水胜火，肾胜心也，当治肾。轻者病退，重者悸动，当搐也。

脾病见四旁[4]，皆仿此治之。顺者易治，逆者难治。脾怯，当面目赤黄，五脏相反，随证治之。

【校注】

[1] 肝强胜肺：肝火过旺，反侮肺金。

[2] 肝怯：肝气虚弱。

[3] 下窜不语：病势下窜，无力说话。

[4] 四旁：四季的末尾。

【评议】

本条以五行生克的道理，说明五脏之间、五脏与气候之间的相互关系。

肝病见于秋季，肝火过旺，反侮肺金，故宜补肺泻肝，使金能制木。若病轻，则肺气实而肝旺退，病能愈；若病重，则肺虚不能复，故唇白而死。

肺病见于春季，肺金过旺，克伐肝木太过，当泻肺。病轻则肺气得平而病愈；病重则目色淡青，是肝气虚弱，可导致惊风；如果白睛红赤，是火盛生风，发生抽搐。

心病见于冬季，心火过旺，反侮肾水，当补肾水以制过亢之心火。病轻者心火得制而病可愈；重者肾水亏损，病势下窜，无力言语。

肾病见于夏季，肾水过旺，克制心火太过，当治肾。轻者病愈；重者肾水凌心，故悸动常搐。

脾病见于四季末，脾属土，能生肺金、制肾水，此为顺，易治；若土虚不能胜金，或制水太过，或反被水侮，或被肝制约太过，均为逆，故难治。脾虚而土色外泛，故面黄。

总之，五脏之间、五脏与气候时令之间是一个统一的整体，应综合分析判断，辨证论治，方为全面。

【原文】

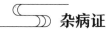 杂病证

目赤兼青者，欲发搐。

目直而青，身反折强直者，生惊。

咬牙甚者，发惊。

口中吐沫水者，后必虫痛。

昏睡善嚏悸者，将发疮疹。

吐泻昏睡露睛者，胃虚热。

吐泻昏睡不露睛者，胃实热。

吐泻乳不化，伤食也。下之。

吐沫及痰，或白、绿水，皆胃虚冷。

吐稠涎及血，皆肺热，久则虚。

泻黄、红、赤、黑皆热，赤亦毒。

泻青白，谷不化，胃冷。

身热不饮水者，热在外；身热饮水者，热在内。

口噤不止则失音。迟声亦同。

长大不行，行则脚细。

齿久不生，生则不固。

发久不生，生则不黑。

血虚怯，为冷所乘，则唇青。

尿深黄色，久则尿血。

小便不通，久则胀满，当利小便。

洗浴拭脐不干，风入作疮，令儿撮口，甚者，是脾虚。

吐涎痰热者，下之；吐涎痰冷者，温之。

先发脓疱，后发斑子者，逆。

先发脓疱，后发疹子者，顺。

先发水疱，后发疹子者，逆。

先发脓疱，后发水疱多者，顺；少者，逆。

先水疱，后斑子多者，逆；少者，顺。

先疹子，后斑子者，顺。

凡疮疹只出一般者，善。

胎实面红，目黑睛多者，多喜笑。

胎怯面黄，目黑睛少，白睛多者，多哭。

凡病先虚，或下之，合下者[1]先实其母，然后下之。假令肺虚而痰实，此可下。先当益脾，后方泻肺也。

大喜后食乳食，多成惊痫。

大哭后食乳食，多成吐泻。

心痛吐水者，虫痛。

心痛不吐水者，冷心痛。

吐水不心痛者，胃冷。

病重，面有五色不常；不泽者，死。

呵欠面赤者，风热。

呵欠面青者，惊风。

呵欠面黄者，脾虚惊。

呵欠多睡者，内热。

呵欠气热者，伤风。

热证疏利[2]或解化[3]后，无虚证，勿温补，热必随生。

【校注】

[1] 合下者：指适合用下法的。

[2] 疏利：指疏表和利下。

[3] 解化：指清热解毒。

【评议】

本节论述了小儿多种杂病，如惊搐、虫痛、吐泻、口噤、失音、发育迟缓、血虚、尿血、脐风、疮疹、食痫、心痛、呵欠、热病等病症的病因、鉴别诊断、治疗原则、预后等，内容杂而多，现大致归纳为以下几类。

1. 与惊痫相关的。其一论述了惊搐的征兆。目赤是心肝有热，目青是肝气横逆而本脏之色已见，为发搐的征兆。目直视色青，身体强直，甚至角弓反张，是惊痫抽搐的临床表现，常见于脐风、急惊风等。口咬牙是肝火已动之象，为口噤之渐，故称发惊。其二论述了口噤不止可以导致失音或迟声。这是因为口噤不止，必伴有神昏，抽搐，甚则高热等症，日久则痉厥虽平而神明已受其累，故重则易致失音，轻者也会引起迟声。这与现代临床所见暑温重证易导致聋哑、痴呆等后遗症类似。其三论述了脐风撮口的病因。婴儿初生，断脐不洁，脐部感染，邪毒由脐侵入儿身，以致角弓反张，牙关紧闭，面呈苦笑状，是谓脐风，用通经开闭、镇痉息风法治疗，可选用撮风散（蜈蚣、全蝎尾、钩藤、麝香、僵蚕，用竹沥水送服）。《幼科铁镜》有灯火十三燋法可参。此外，脾虚，气不和，也可致口频撮，可用益黄散。其四论述了食痫的成因，可由因大喜后多食而致积滞痰生，痰热上蒙心窍所致。

2. 与吐泻相关的。其一论述吐泻有胃虚热、胃实热及伤食之辨。胃热吐泻，钱乙以睡时是否露睛来鉴别其虚实，可谓要领。另外，还可以从吐泻之物是否清微臭秽，两目是否有神，以及体质情况来辨别吐泻之虚实。吐泻而乳汁不化是伤食之故，宜下其积滞，吐泻可止。其二论述从呕吐物辨虚寒及治法。呕吐稀沫痰涎或白绿水，为胃中虚冷，即《素问·至真要大论》"诸病水液，澄澈清冷，皆属于寒"之意。从所吐涎痰之冷热以定可下可温之治法。若涎痰因风热壅脾，乳食不下，涎沫结实而生热者，当下之，可用褊银丸等；若痰涎因脾气不足，中阳不振，不能四布津液而成，当温之，可用益黄散、调中丸等。其三从吐稠涎辨肺虚实。吐稠厚浓涎，甚至吐血，是肺热之故。如咳吐脓血已久，可由实热变成虚寒。可与《金匮要略·肺痿肺痈咳嗽上气病》互参。其四从大便辨寒热虚实，大便泻下黄、红、赤、黑而非清澈淡白之粪，当属热证，热甚即是毒。大便溏，色青白，多是虚寒腹泻；若泻下完谷不化，则中寒更甚，宜附子理中汤温补中阳，腐熟水谷。但尚有伤食后胃实而完谷不化者，当用下法；有邪热不能杀谷者，当从清法，也不可不知。其五有情志因素引起的吐泻。小儿虽无色欲，但喜怒悲恐有时较之成人更专且笃，每易损伤脏腑功能。大哭之后，情志不畅，肝气郁塞，已有横克脾土之势，若又多哺乳食，则脾胃之气更受其伤，从而导致吐泻。

3. 与疮疹相关的。其一论述了疮疹的先兆症状。热毒盛则神昏，故昏睡；风温邪毒从口鼻感受，肺卫受病，故善嚏；心受邪热则神不安，故悸。以此断为将发疮疹。其二论述了从疮疹所发之脓疱、斑子、疹子、水疱的先后及多寡来预测病情的顺逆。一般来说，小儿发疹，宜见而不宜多见，见则疹毒外透，多则毒焰炽烈；发疹顺序宜"先起于阳，后归于阴"，阳部密阴部疏为顺，反之则逆；疹点红活润泽，颗粒分明，疹随热出，为气血充足，热血易达的顺证；若点粒难分，繁密成片，疹形平坦，色呈紫癍，为热毒亢盛、气血亏乏之逆证。

4. 与心痛相关的。其一论述了心窝部疼痛的辨证。心窝部疼痛而吐清水、白沫，是谓虫痛；心窝部疼痛不吐水者，是胃冷脘痛，可见腹痛喜按，得温则缓；但吐水而脘不痛者，是脾胃虚寒。其二论述口中吐沫水之转归。口中吐沫水者，大都因为腹中有虫，虫动而口有白沫，日久则易成虫积腹痛。

5. 与胎禀发育相关的。其一论述了胎实、胎怯即是小儿先天之禀赋。黑睛是肾阴所主，察瞳仁可识肾中真水之盛衰。《素问·调经论》说："神有余则笑不休，神不足则悲。"故先天禀赋强壮者每多喜笑，两目炯炯有神；禀赋薄弱者每多啼哭，目无神采。其二论述了小儿发育迟缓的表现，小儿有行迟、齿迟、发迟之证，若加立迟、语迟即称之为"五迟"。小儿动作及行为的发育有一定的规律，例如6～7个月会坐、牙始生，12～15个月会走，1岁开始学说话等。若生长发育不按规律增长即属病态，大多因先天不足、肾气亏虚，或后天失调、疾病影响等造成，所以应及时防治，免生后患。

6. 与小便相关的。其一论述了尿深黄色是膀胱之热已甚，日久则热伤络脉而尿血。其二论述了小便不通是谓癃闭，久即胀满，当通利小便。

7. 与呵欠相关的。呵欠本为肝实见证，肝气不伸，气郁于里，故多呵欠。若兼见面赤，系风热上扰，因风为阳邪，其性向上，故面赤。若兼见面青，系惊风之兆，因青为肝脏本色，肝气横逆，上见于面，肝风内动，发为惊风。若兼见面黄，系脾虚慢惊之候，因黄为脾脏本色，面色萎黄是脾虚本脏之色外露，故发为慢惊风。若兼多睡，则为内热，因热伤气，故倦怠嗜卧。若兼口鼻气热，是为伤风，因风邪束肺，肺胃郁热，故口鼻气热。小儿虽不能言，但只要仔细观察，也可得其大概，所谓"望而知之谓之神"是也。

8. 与热证相关的。其一论述了以是否口渴来辨热在外在里。身热不渴，是热在表未传里；若口渴饮水，则热已由表入里。在外者宜散之，在内者宜清之、下之。其二论述了热病后无虚证，不宜温补的原则。热病经疏表或利下法治疗后，热虽已平，但津液受损，余焰虽熄，恐灰中有火，只宜清养，不宜温补。特别是小儿，阴本未充，阳又易动，尤其不宜。若不识此而投温补之剂，则病情容易反复。

【医案选录】

医案一

吴某，男，2岁。体质素壮，食量较大，近因恣食厚味，重伤脾胃，以致食积不化，上腹痛拒按，哭闹即泻，日数行，质稀，味如败卵，嗳噫食臭，温温发热，舌苔黄厚，脉滑实。治以消食导滞，运脾和胃。药用：整枳壳（开水磨汁冲服，不入煎）1枚，焦山楂6g，炒麦芽6g，连翘4.5g，莱菔子3g，茯苓6g，炒薏苡仁6g，炙鸡内金（研末和服）2.4g，通草2.4g，干荷叶1角。服1剂。

二诊：药后矢气频频，泻虽减而腹部胀甚，舌苔黄腐，脉仍滑实。示宿食业已下行，应因势利导，化滞通腑，勿谓泻不宜通也。处方：焦山楂9g，炒牵牛子3g，共研细末（过筛），米汤加糖适量，调如糊状，顿服。

三诊：药后排出厚便2次，其中有完谷未化，量多，气味酸臭，午后泻止，热退，腹软，舌上腐苔尽退。此宿食已去，脾胃初和。孙氏仍处以健胃和中法，治以资生健脾丸，每次 5g，每日 2 次，开水化服，并嘱患儿节制饮食。

按：此例一诊用磨枳壳、山楂、麦芽、莱菔子、鸡内金、荷叶运脾健胃，连翘散结清热，茯苓、薏苡仁、通草健脾利水。二诊因宿食下行，乃投山楂、牵牛子降胃以升脾。三诊运用资生健脾丸以固脾胃。先后三诊，一消二运三补。（杨维华．小儿腹泻与疳积［M］．长沙：湖南科学技术出版社，2011：15.）

医案二

郭某，男，4 岁。儿已 4 岁，口软不能言，足软不能行，腰软不能坐，肌肉松弛无弹力，大便自利，头部膨大，囟门半年前才闭合，毛发憔悴，二便不能自主，食睡尚可，面色不华，神情淡漠，苔色薄白，脉细无力。辨证论治：先天不足，后天失调，以致生气受戕，发育不良，肾虚髓空，脾失健运，亟当双补脾肾，缓缓图功，弱证至此，须加强调护为要。处方：党参 6g，黄芪 6g，熟地 6g，怀山药 10g，茯苓 6g，炒白术 6g，破故纸 10g，鹿茸（冲）0.3g，益智仁 3g，肉桂 3g，附子 3g。

按语：五软属于小儿的特殊疾患。以小儿头项、口、手、足、肌肉等处失却正常发育而以软弱无力为主要表现的证候。五软既有肢体部位的不同，又有证情轻重的差异、先天后天的区别，一般轻证，可隶属于现代医学佝偻病的范畴；倘若软瘫痿弱不用，麻木不仁，则当属于"瘫痪"，尤其是小儿"脑性瘫痪"。（刘弼臣．幼科金鉴刘氏临证发挥［M］．北京：中国医药科技出版社，2004：360.）

【原文】

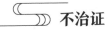

不治证

目赤脉贯瞳人[1]。

囟肿及陷[2]。

鼻干黑[3]。

鱼口[4]气急。

吐虫不定。

泻不定，精神好。

大渴不止，止之又渴。

吹鼻不喷[5]。

病重，口干不睡。

时气，唇上青黑点。

颊深赤如涂胭脂。

鼻开张。

喘急不定。

【校注】

[1] 瞳人：即瞳仁。

[2] 囟肿及陷：指囟门高凸和囟门凹陷。

[3] 干黑：干燥色黑。

[4] 鱼口：病儿之唇吻作势前努，唖弄不已，如鱼之努口状，谓之鱼口。

[5] 不喷：指吹药入鼻，不引起喷嚏。

【评议】

本条论述了小儿十三种危重难治的病证。

目赤脉贯瞳仁：目中赤脉是心肝之热炽盛，若小儿眼中红赤脉络贯穿瞳仁，瞳仁属水，提示心肝之热亢盛已耗伤肾阴，故难治。

囟肿及陷：小儿囟门未闭合，可出现囟门凸起及囟门凹陷。囟肿多由于火毒上攻脑髓，多见于小儿颅内感染，如各种病原引起的脑炎、脑膜炎，病情多危重。囟陷多由于脾肾阳虚而脑颅失充，或气液耗脱，多见于营养不良及泄泻脱水，重度脱水往往可出现休克，病情危重。

鼻干黑、鱼口气急、鼻开张、喘急不定、吹鼻不喷：外感热病出现鼻干燥色黑如烟煤，多提示肺阴耗伤，肺气欲绝。肺主气，司呼吸，开窍于鼻，如患儿出现张口呼吸，呼吸急促，鼻孔张开，呼吸不连续，吹药入鼻已无喷嚏反应，均提示肺气已绝，病重难治。

吐虫不定：脏病或寒或热，蛔虫不安而上入其膈，是谓蛔厥，可用仲景乌梅丸等治之。若仍吐虫不止，其人脏损已极，肠胃津液亦竭，故难治。

泻不定，精神好：泻不止则脾伤已极，应精神极差，若精神反佳，是真虚欲脱之假象，故难治。

大渴不定，止之又渴：胃液已竭，渴不止，故难治。

病重，口干不睡：阴竭阳亢、虚阳外越之象，故难治。

时气，唇上青黑点：指感受四时疫疠之气而唇上出现青黑点，提示邪毒炽盛、瘀滞深重，故难治。

颊深赤如涂胭脂：此真阴竭于下而阳浮于上，谓之戴阳证，故难治。

这些证候均为儿科常见之危重证，有肺绝、肾绝、脾绝等之候。不治之证指病情危重难治之意，随着现代医学技术的提高已并非死证，应结合临床证候综合分析，方不致误。

卷中　记尝所治病二十三证

【原文】

李寺丞[1]子，三岁，病搐，自卯至巳[2]。数医不治，后召钱氏视之。搐目右视，大叫哭。李曰：何以搐右？钱曰：逆也。李曰：何以逆？曰：男为阳而本发左。女为阴而本发右。若男目左视，发搐时无声，右视有声；女发时，右视无声，左视有声。所以然者，左肝右肺，肝木肺金，男目右视，肺胜肝也；金来刑木，二脏相战，故有声也。治之，泻其强而补其弱。心实者，亦当泻之，肺虚不可泻。肺虚之候，闷乱[3]嗳气，长出气，此病男反女，故男易治于女也。假令女发搐目左视，肺之胜肝，又病在秋，即肺兼旺位，肝不能任，故哭叫。当大泻其肺，然后治心续肝。所以俱言目反直视，乃肝主目也。凡搐者，风热相搏于内，风属肝，故引见之于目也。钱用泻肺汤[4]泻之，二日不闷乱，当知肺病退。后下地黄丸补肾，三服后，用泻青丸、凉惊丸各二服。凡用泻心肝药，五日方愈，不妄治也。又言：肺虚不可泻者何也？曰：设令男目右[5]视，木反克金，肝旺胜肺，而但泻肝，若更病在春夏，金气极虚，故当补其肺，慎勿泻也。

【校注】

［1］寺丞：官名。宋代设有九寺，如大理寺、太常寺、鸿胪寺等，每寺最高行政长官称"寺丞"。

［2］卯至巳：卯时至巳时。卯时是上午5时到7时，巳时是上午9时到11时。

［3］闷乱：气闷烦乱。

［4］泻肺汤：方未见，或为泻白散。

［5］右：当为"左"。《笺正》："其右字必是左字之讹，否则与上文右视肺胜肝一层，自相矛盾矣。"

【评议】

本案从患儿抽搐时目之左视右视，来判断病之顺逆，这主要是从五行的生克乘侮来进行演绎推理的。古人认为男左女右，男阳女阴，左肝右肺，肝属木，肺属金，男孩发搐时，以目左视为顺，顺则无声，右视为逆，逆则有声；女孩则相反。但这不是绝对的，"惊痫发搐"一条指出"更有发时证"，也就是说一定要以发作时的症状为依据，不能单凭目之右视左视来决断。至于发搐时为什么会发生两目上视，或右视左视呢？案中指出："凡搐者，风热相搏于内，风属肝，故引见之于目也。"《素问·至真要大论》："诸风掉眩，皆属于肝。"肝开窍于目，故见两目上视。目前西医学依据临床表现将热性惊厥分为单纯型和复杂型，其中主要的区分点就是惊厥的发作持续时间、频率和发作形式。该患儿发作持续时间很长而且是局限性或不对称性发作，应该考虑是复杂型惊厥。北宋以前，惊风统属于痫证门中，合称为"惊痫"。《太平圣惠方》首将惊风分为急惊、慢惊。

此案患儿抽搐、目右视、大哭叫等，钱乙断为肺胜肝，病在秋，肺气旺而克制肝木太过，肝不能任，治当泻肺。故用泻肺汤先泻其过旺之热，后以地黄丸滋其肾水，再投泻青丸、凉惊丸清余热，治疗先后得宜，疗效卓著。

【按语】

钱乙在五脏分证的基础上，把脏腑看成是一个相互生化制约的整体。运用泻肺保肝，使肺金不至乘伐肝木；又用滋水涵木之法，使肝木得养，并清泻肝经余邪而治肝，终于将病治愈。如遇男孩目左视等证，是肝旺胜肺，加之病在春，肝木当旺之时，肺气本虚，此时就不能泻其肺，而应补肺泻肝才是。这种治疗方法与张仲景《金匮要略·脏腑经络先后病脉证》篇中"见肝之病，知肝传脾，当先实脾"之旨也是一致的。也为"五脏相关理论"奠定基础。

【原文】

广亲宅[1]七太尉[2]，方七岁，潮热数日，欲愈。钱谓其父二大王曰：七使潮热方安，八使预防惊搐。王怒曰：但使七使愈，勿言八使病。钱曰：八使过来日午间，即无苦也。次日午前，果作急搐。召钱治之，三日而愈。盖预见目直视而腮赤，必肝心俱热，更坐石杌子[3]，乃欲冷，此热甚也。肌肤素肥盛，脉又急促，故必惊搐。所言午时者，自寅至午[4]，皆心肝所用事时。治之，泻心肝补肾，自安矣。

【校注】

[1] 广亲宅：宋庆历七年（1047）置，掌供秦王赵德芳子孙住宅，设管勾官等宅官管理。熙宁三年（1070）以其事归宗正寺。

[2] 太尉：武官名。宋徽宗时，定为武官官阶的最高一级，一般常作为武官的尊称。

[3] 石杌（wù）子：石头做的凳子。

[4] 寅至午：寅时是清晨 3 时至 5 时，午时是中午 11 时至 13 时。

【评议】

钱乙从目直视、腮赤推测病孩肝心俱热，为热极将欲生风之象；再从病孩坐在石杌子上而得知身热喜冷；又从肌肤素肥盛，得知痰热较重，切其脉又急促，因而预测病孩将会发生急搐。可见钱乙对小儿诊法既重视望诊，又主张四诊合参。此外，钱乙还注意到昼夜时刻变化与人体发病的关系，以预测发搐的时间。钱乙常以"心主惊、肝主风"论治惊风，认为急惊由于热甚生风，慢惊由于脾虚肝木乘之，二者均可以出现抽搐。自寅至午时是心肝之气所旺的时间，这也与《伤寒论》的六经病欲解时遥相呼应，值得我们临床仔细观察和研究。

此案虽未列方剂，但已指出治疗大法是泻心补肾。按钱乙学术思想，泻心肝即用导赤散、泻心汤煎送泻青丸；补肾用地黄丸；定惊可用利惊丸。

【医案选录】

周某，女，2 岁 10 个月，2012 年 11 月 21 日就诊。主诉：高热抽搐。

患儿 3 天前受凉后出现鼻塞、流涕症状，当日夜间发热，体温上升至 39.8℃时突发抽搐，症见牙关紧闭，目光呆滞，四肢轻微抽搐，意识不清，症状持续 2 分钟左右后缓解，遂就近诊治。诊为热性惊厥、上呼吸道感染，予"鲁米那、来比林"等对症治疗。11 月 20 日晨起热退，仍流涕、咳嗽，遂至我院就诊。现症见：流涕、咳嗽、有痰、不热，家长诉患儿平素烦躁易怒，寐欠佳、纳少，小便黄，大便头干。个人史：患儿系足月顺产，无窒息、否认脑外伤。既往史：热性惊厥（患儿 1 岁及 1 岁半时因发热分别抽搐 1 次）。家族史：其父小时有热性惊厥史。查头颅 CT、动态脑电图示无异常。查体示：神经系统检查未见异常，心肺（－），指纹青紫，舌红、苔黄。西医诊断为热性惊厥。中医诊为惊风，证属肝热动风。治以泻青丸，每次 1 丸，每天 2 次，服药 1 个月。患儿服药期间发热 1 次，最高温度 39.5℃，未发作抽搐，嘱继用药 1 个月。随访 1 年，期间发热 2 次，均未发作抽搐。

按语：小儿热性惊厥属于中医学"急惊风"范畴，是儿科常见急症，局限于 6 个月到 5 岁神经系统发育正常的儿童，男孩较女孩发病率高，多出现于呼吸道感染及肠道感染后，单纯发作为其主要类型。冬春之季气候多变，小儿易感受外邪，因脏腑娇嫩，形气未充，故邪易传变，郁而化火，内陷厥阴，引动肝风，在体温上升期易出现抽搐症状。治疗本证应以清泻心肝火热、息风止痉为要。泻青丸是钱乙针对肝经实热证而拟的清泻肝经实热的代表方，有清热、平肝、镇惊、息风之功。方中以龙胆草、青黛、栀子、大黄清泻肝胆实火；以羌活、防风辛散之品顺肝之性，散风而舒郁；肝藏血，体阴而用阳，以当归、川芎养血柔肝，理气和血。方中虽无大寒之物，但清热息风之功显著，全方在性味上苦辛寒温、润燥相合，药势上表里上下前后分消，功效上能泻、能补、能散、能收，从而使全方泻肝而不伤肝气，升散而不助火势，可谓泻肝之善法。清代儿科专著《幼幼集成》描述泻青丸为"此肝经之主药。……凡小儿作热不退，将成风搐，或已成风搐，但服此丸，其应如响"，并极赞其为"幼科截风定搐之第一神方"。（蔡秋晗，魏小维. 泻青丸验案举隅［J］. 湖南中医杂志，2015，31（11）：114-116.）

【按语】

泻青丸"治肝热搐搦，脉洪实"。明代著名儿科学家万全在《幼科发挥·肝经兼证》中说："诸风搐搦，牵引喝斜，皆肝之病也，宜泻青丸主之"。现认为该方主治肝经火郁证，临床可见目赤肿痛、惊惕抽搐，易怒，夜寐不安，尿赤便秘，脉弦等。小儿肝常有余，肝体阴而用阳，热邪内甚，肝火上炎，肝开窍于目，可见目赤肿痛；肝阳化风，风热相搏，可见惊惕、抽搐；肝在志为怒，肝火甚则易怒，风热相干，热扰乱心神则夜寐不安；尿赤、便秘、脉弦，皆为肝热之象。随着临床应用的不断发展，泻青丸不仅可以治疗小儿急惊、热性惊厥，其他如抽动障碍、带状疱疹、结膜炎等由肝火郁热所致者，均可用泻青丸加减以清泻肝之郁热，从而达到较好的临床疗效。

【原文】

李司户[1]孙病，生百日，发搐三五次。请众医治，作天钓[2]或作胎惊痫，皆无应者。后钱用大青膏如小豆许，作一服发之。复与涂囟法封之，及浴法，三日而愈。何以然？婴儿初生，肌骨嫩怯，被风伤之，子不能任，故发搐。频发者，轻也。何者？客风在内，每遇不任即搐。搐稀者，是内脏发病，不可救也。搐频者，宜散风冷，故用大青膏，不可多服。盖儿至小，易虚易实，多即生热，止一服而已，更当封浴，无不效者。

【校注】

[1] 司户：为州司户参军事之简称，掌户籍、赋税、仓库出纳等事。

[2] 天钓：病证名，又名天钓惊风、天吊惊风。即婴幼儿高热、抽搐证，属于惊风的范围。

【评议】

百日之内婴儿，肌骨娇嫩，若被在外之风冷侵袭，冷渐化热，风胜则动，故发抽搐。钱乙先用大青膏小剂量发之，使痰热清，肝风息而惊搐定。又用涂囟法、浴体法外治，使外受之风热从先天之外窍及皮肤之毛窍而出，内外兼治，疗效迅速。小儿用药应适可而止，不可过剂。因小儿易虚易实，药过病所反生他病，故见效后即可停服。

钱乙认为抽搐频者病轻，抽搐稀者病重，这是因为搐频是急惊风，病属实热，系外邪所致，治疗较易。若搐虽稀，却是慢惊，病属正虚，是内脏发病，所以抽搐不太有力，预后多不良。

【按语】

婴儿抽搐病因十分复杂，随着现代诊疗水平的进步，大多数婴儿抽搐都能找到病因，并得到有效治疗。婴儿抽搐常见病因可分为出生前因素、出生后因素。出生前因素有先天大脑畸形、异常出生史（难产、窒息）、先天性心脏病、结节性硬化症，及有抽搐表现的遗传性家族病史等；出生后因素包括低血钙、低血糖、屏气发作、热性惊厥、病毒性脑炎、化脓性脑膜炎、头部外伤、硬脑膜下血肿及不明原因的新生儿抽搐等。不同病因引起的婴儿抽搐预后不同，因此追问病史、出生史、家族史，以及包括神经系统查体在内的体格检查、血生化、脑脊液检查、脑电图、磁共振成像，甚至基因分析等检验检查显得尤其重要。

【原文】

东都[1]王氏子，吐泻，诸医药下之至虚，变慢惊。其候，睡露睛，手足瘈疭而身冷。钱曰：此慢惊也。与栝蒌汤。其子胃气实，即开目而身温。王疑其子不大小便，令诸医以药利之。医留八正散等，数服不利而身复冷。令钱氏利小便。钱曰：不当利小便，利之必身冷。王曰：已身冷矣，因抱出。钱曰：不能食而胃中虚，若利大小便即死。久即脾肾俱虚，当身冷而闭目，幸胎气实而难衰也。钱用益黄散、使君子丸，四服，令微饮食。至日午果能饮食。所以然者，谓利大小便，脾胃虚寒，当补脾，不可别攻也。后又不语，诸医作失音治之。钱曰：既失音，何开目而能饮食？又牙不噤，而口不紧也。诸医不能晓。钱以地黄丸补肾。所以然者，用清药利小便，致脾肾俱虚，今脾已实，肾虚，故补肾必安。治之半月而能言，一月而痊也。

［1］东都：北宋都城开封（今河南开封），又称东京。

【评议】

这则医案记录了王氏儿子患呕吐腹泻疾病。前面医生用下法治疗不当，出现虚证并且变成慢惊风，临床表现有睡时露睛、手足冰凉、身体冷等症状。本症多发于大吐大泻或热病之后，因津液受伤，脾胃虚损，土虚木亢，肝失所养，虚风内动而致。若久吐久泻，脾胃大伤，中土虚弱，进而导致脾肾阳衰，成为危重之慢脾风症。本症病变主要在脾、肾、肝三脏。肝肾阴虚慢惊：抽搐无力，时抽时止，或手足颤动，身有低热，形体消瘦，面色潮红，或虚烦不眠，手足心热，唇干舌燥，舌红少苔，脉弦细数。脾胃阳虚慢惊：时作抽搐，或目睛上视，嗜睡露睛，或昏睡不醒，面色萎黄，四肢不温，大便溏薄，舌淡苔白，脉象沉弱。脾肾阳虚慢惊：摇动瘛疭，手足蠕动，精神萎弱，昏睡不醒，面色晦黄，囟陷冷汗，四肢厥冷，大便清稀，呼吸微弱，舌淡苔白，脉沉微弱。这种呕吐腹泻导致的慢惊风，与小儿脱水导致电解质紊乱有关，脱水使循环灌注不足而出现手足冰冷，严重者发生低钙血症出现手足抽搐。西医学主要采取及时补液以纠正电解质及酸碱平衡等治疗。钱乙用栝蒌汤补液，栝蒌汤主要由栝蒌根组成。栝蒌根就是天花粉，《神农本草经》谓其功效"主消渴，身热，烦满，大热，补虚安中，续绝伤"。《本草纲目》言："栝楼根，味甘微苦酸。……酸能生津，感召之理，故能止渴润枯。微苦降火，甘不伤胃。昔人只言其苦寒，似未深察。"都指出栝蒌根具有生津止渴的功效，《神农本草经》还提出有补虚安中的功效。服用栝蒌汤后，疗效很好，马上就眼睛睁开、身体温暖起来了。

孩子父亲因孩子不大小便，又要求医生用药利小便。有医生按照他的要求，给他留下了八正散等清热利尿药，服用后不仅没有利小便而且身体又冰冷起来了。以西医学来看，孩子不大小便是因为脱水引起来的，本来体内水份就因吐泻而丢失脱水了，再次用清热利尿的八正散，不仅不能利小便而且由于药物偏寒凉，又伤了阳气导致身体又冷了。利小便而实大便，即分消法，是中医治疗小儿泄泻的方法之一，但要掌握用药时机。本案患儿由于用利大小便之寒凉清利下法治疗后，导致脾胃虚寒，阴液津亏，就不再适合这个治法了。所以当家长要求钱乙也用利小便的方法时。钱乙就说：不应当利小便，利之必身冷。而此时孩子已经身冷。钱乙说：不能食而胃中虚，若利大小便即死。久病伤及脾肾，导致脾肾俱虚，出现身冷而闭目的症状，幸好这个孩子胎气充实而元气没有衰败。钱乙据此提出用运脾法，因脾主运化，脾气健运则水湿运化有度，机体水液代谢得以正常。这是治本之法。钱乙用益黄散、使君子丸。益黄散由陈皮、丁香、诃子、青皮、炙甘草组成，方中青皮、陈皮理气和脾胃，丁香温中散寒，诃子涩肠止泻，炙甘草补脾益气。诸药配伍，有温中理气、健脾止泻之功。使君子丸主治脏腑虚滑及疳瘦下利，腹胁胀满，不思乳食，常服有安虫补胃、消疳肥肌功效。服用四次后，让患儿稍微进食，到了中午果然能饮食。

后来这个孩子又不能说话了，诸医作失音治之。失音是指声音严重嘶哑，或完全不能发出声音的症状，可由风寒或风热火毒等邪犯喉，或者肾阴虚、肺虚气弱等所致。从钱乙后文分析，诸位医生均认为病属口噤，口噤表现为牙关紧闭、张口困难、口合不开，可由外中风邪、痰凝气滞、瘀阻经络所致。钱乙说：既然失音，为什么能睁开眼睛，能够饮食？且没有出现牙关紧闭、口不能张开的症状。钱乙选用地黄丸补肾。其中原因在于，开始用清利小便的药物导致脾肾俱虚，现在脾已实不再吐泻了，失音是由于肾虚导致的。《灵枢·经脉》云："（肾足少阴之脉）其直者，从肾上贯肝膈，入肺中，循喉咙，挟舌本。"所以用地黄丸补肾的治法就可以治疗失音。患儿半个月后能够说话，一月而愈。

【按语】

该医案详细记录了该患儿的治疗过程，大致分三个阶段。起初因病吐泻，误用攻下之药，造成脾胃虚寒而成慢惊，服用栝楼汤后，目开身温，病见好转。后因患儿不大小便，诸医犯虚虚实实之戒，误用下法导致阳气受损，二便不利而复身冷，且不能食，钱乙指出因为利下之药伤阳，导致脾胃虚寒更甚，故用益黄散、使君子丸，补益中宫，运化水谷。后来脾气渐复，目开能食，牙口不紧，但又不语，钱乙用地黄丸补肾。因之前用清利药利小便，致脾肾俱虚，用补脾法后脾已实，但肾虚未复，故用地黄丸补肾。可以看出钱乙根据患儿的病史，独立思考，准确分析病因病机，见病知源，治病求本，重视调治小儿脾肾，不为家长左右而投其所好，确实难能可贵。

【原文】

东都药铺杜氏，有子五岁，自十一月病嗽，至三月未止。始得，嗽而吐痰，乃外风寒蓄入肺经，今肺病嗽而吐痰，风在肺中故也。宜以麻黄辈[1]发散，后用凉药压之即愈。时医以铁粉丸、半夏丸[2]、褊银丸诸法下之，其肺即虚而嗽甚，至春三月间尚未愈，召钱氏视之。其候面青而光，嗽而喘促哽气，又时长出气。钱曰：痰困十已八九。所以然者，面青而光，肝气旺也。春三月者，肝之位也，肺衰之时也。嗽者，肺之病。肺之病，自十一月至三月，久即虚瘘。又曾下之，脾肺子母也，复为肝所胜，此为逆也，故嗽而喘促，哽气，长出气也。钱急与泻青丸泻之，后与阿胶散实肺。次日面青而不光，钱又补肺，而嗽如前，钱又泻肝，泻肝未已，又加肺虚，唇白如练[3]。钱曰：此病必死，不可治也。何者？肝大旺而肺虚绝，肺病不得其时而肝胜之。今三泻肝而肝病不退，三补肺而肺证犹虚，此不久生，故言死也。此症病于秋者，十救三四；春夏者，十难救一。果大喘而死。

【校注】

[1]麻黄辈：指麻黄汤之类辛温解表剂。

[2]半夏丸：据《局方》记载，由半夏、白矾组成。

[3]唇白如练：练，白色熟绢。唇白如练，形容口唇苍白如同白色的丝绢。

【评议】

东都药铺一个姓杜的孩子，五岁时生了一场病，自去年十一月至今年三月都没有好。刚开始的时候，症状为咳嗽有痰，病机为外感风寒袭肺，肺失宣肃而咳嗽吐痰。此时的治疗原则应该是用麻黄汤之类的方剂辛温发散，令风寒邪气辛散而解。然后再用清肺化痰等凉药即可治愈。钱乙治疗咳嗽的大法："盛即下之，久即补之，更量虚实，以意增损。"《小儿药证直诀·咳嗽》："十一月、十二月嗽者，乃伤风嗽也。"这里的伤风嗽应该理解为伤于风寒嗽。因十一月十二月为冬天，天气寒冷，再从后面的治法用麻黄辈发散可以看出寒邪也参与其中。而时医却错误地用了下法治疗，导致肺气大虚而咳嗽更严重，一直迁延至次年三月都没好。于是找钱乙医治。此时患儿脸色发青发亮，咳嗽而喘促气急，呼气延长。西医学认为，该患儿面色发青，应该是有缺氧的表现；咳嗽喘息气急如不能得到有效控制，有发生呼吸衰竭的可能。而钱乙认为主要是由于痰阻塞肺气。用五行相生相克理论解释，面色发青发亮，是肝气旺的表现；而春三月，是肝气的时令，也是肺气弱的时令。咳嗽本是肺经之病。患病时间从十一月至次年三月，日久导致肺虚肺痿；又用错误的下法治疗，导致脾肺母子二脏受伤；又被春季肝气所胜，所以会出现咳嗽而喘息气促、呼气延长的表现。钱乙急用泻青丸清泻肝风以治其标，后用补肺阿胶散补益肺气兼以化痰止咳。

第二天，该患儿脸色仍发青却不发亮了，钱乙用补肺法，而咳嗽仍然同前面一样，未见好转；又用泻肝法，更加加重了肺虚，口唇黏膜颜色苍白无光。《小儿药证直诀·肺脏怯》"脾肺病久，则虚而唇白。脾者，肺之母也，母子皆虚，不能相营，故名曰怯。肺主唇白，白而泽者吉，白如枯骨者死。"西医学看来病情已经进展到呼吸衰竭阶段了。钱乙说这个病已经治不好了，因为肝气大盛而肺气大虚，肺病虚衰又得不到相应的肺气时令使肺气旺，反而受到肝气侮肺。目前三次泻肝而肝风不能祛除，三次补肺而肺气仍然虚败，这个孩子活不久了，没法治疗了。此病如发在秋天，十个可以救活三四个；在春天、夏天救一个都很困难。后来果然大喘而死去。

【按语】

钱乙此案从脏腑之间以及脏腑与时令之间的关系来分析咳嗽的治

疗方法，并从治疗后出现的症状来分析判断其预后。初起病咳嗽吐痰，系外感风寒，侵袭肺经。治宜麻黄辈宣肺散寒，后用凉药清泄肺热。但医者不解其表而误用镇坠之药，使肺虚而嗽甚，以至久咳不愈。钱乙治疗时为春季，是肝气当令之时，肝强而肺反受侮。面青而光是肝气过旺之征，嗽而喘促是肺脾气虚，哽气、长出气是肾虚肾不纳气的临床表现。钱乙用泻青丸泻肝，后用阿胶散实肺，经过三次补泻治疗后，病仍不愈。反见唇白无华，可见补肺不能令肺实，泻肝而肝不能制，正气上脱，故大喘而死。若该病发生在秋季，此时肺金当令，肺气易实，预后可较春令为好。此案之病，久治不愈，从其证嗽而喘促，哽气，长出气的临床表现来看，与现在的哮喘持续状态及百日咳类似。

【原文】

京东^[1]转运使^[2]李公，有孙八岁，病嗽而胸满短气。医者言肺经有热，用竹叶汤^[3]、牛黄膏各二服治之，三日加喘。钱曰：此肺气不足，复有寒邪，即使喘满。当补肺脾，勿服凉药。李曰：医已用竹叶汤、牛黄膏。钱曰：何治也？医曰：退热、退涎。钱曰：何热所作？曰：肺经热而生嗽，嗽久不除生涎。钱曰：本虚而风寒所作，何热也？若作肺热，何不治其肺而反调心？盖竹叶汤、牛黄膏，治心药也。医有惭色。钱治愈。

【校注】

[1]京东：路名，宋太宗所定十五路之一。

[2]转运使：负责赋税的官员。

[3]竹叶汤：见《备急千金要方》卷十六。由竹叶、小麦、知母、石膏、黄芩、麦门冬、人参、生姜、甘草、栝楼根、半夏、茯苓组成。主治五心热，手足烦疼，口干唇燥，胸中热。

【评议】

京东转运使李公，有个八岁的孙子，症状为咳嗽、胸闷、气短（类似现在急性喘息性支气管炎）。医生说有肺热，用竹叶汤、牛黄膏各二剂口服治疗，三天后咳喘加重。钱乙说：这是由于肺气不足，又外感寒邪，导致的咳喘。应当补益肺脾，不能再服用凉药。李公说：前面那个医生已经用了竹叶汤、牛黄膏。钱乙就问那个医生：你是怎么治疗的？医生说：清热，化痰。钱乙问：热是哪里来的？医生说：肺经热引起的咳喘，咳嗽日久不去而生痰。钱乙说：这个病是因为肺气不足复加外感风寒引起，怎么有热呢？就算有肺热，又为什么不清肺热而清心火？竹叶汤、牛黄膏，都是清心火的药。医生面色惭愧。后来钱乙用补肺脾、祛风寒的治法治好了。原文虽然未列方剂，但钱乙补肺一般用补肺阿胶汤，补脾可用益黄散，散寒可用百部丸或者麻黄辈。

这是一个寒热错辨的案例。医案从侧面写了钱乙在学术上是个刚正不阿的人，当面指出同行的误治，帮助医生认识、分析疾病，从而提高医疗水平。

【医案选录】

张某，男，1岁，2015年8月5日就诊。主诉：发热半月。半月来发热，热峰39℃，每日1～2个热峰，发热时无汗，四肢凉，时有寒战，服用"布洛芬、泰诺林"可汗出热退，偶咳嗽，有痰，流清涕。于当地诊所、医院治疗，应用清热药、抗生素口服、静脉滴注无效。来我院，入住我科。诊见：精神一般，咽不红，心肺听诊无异常，纳食可，腹软，大便不成形，每日1～2次，舌淡苔白腻，脉浮紧，右寸无力，查血常规、感染指标、胸片等各项检查均正常。西医诊断：发热待查。中医辨证：外感风寒湿邪，肺气不足。治法：发汗解表，益气扶正。处方：人参败毒散加味。人参5g，茯苓10g，羌活6g，炙甘草3g，柴胡12g，前胡10g，独活10g，川芎6g，薄荷6g，生姜3g，大枣10g，枳壳6g，紫苏叶10g。中药颗粒剂1剂，分2日服，每日服2次，开水冲服。第1日，服药后汗出，热峰38℃，大便1次，糊状。第2日，微汗出，低热，精神好，纳食可，舌淡，腻苔变薄。继服上方剂，体温正常，舌淡，苔白稍腻，脉浮。予上方去苏叶，人参改为10g。再服1剂，诸症消，出院。予参苓白术散健脾、益气、化湿以善后。

按语：本例患儿外感风寒、阳气郁闭发热，医者见发热，以凉药服之，无助祛邪，徒伤阳气，且久病耗气，致肺气虚弱、风寒之邪留著，疾病迁延不愈。败毒散出自《小儿药证直诀》，主治"伤风、瘟疫、风湿，头目昏暗，四肢作痛，憎寒壮热，项强睛疼，或恶寒咳嗽，鼻塞声重"。《成方便读》曰："方中必先以人参为补正却邪地步。然后羌活走表，以散游邪；独活行里，以宣伏邪。柴胡、桔梗散热升清；枳壳、前胡消痰降气；川芎芳香，以行血中之气；茯苓淡渗，以利气中之湿。甘草协和各药，使之不争；生姜辟秽祛邪，令其无滞。于是各建其长，以收全功，皆赖人参之大力，驾驭其间耳。"本方对虚人外感风寒或夹湿者有良效。（葛国岚. 温法治疗小儿长期发热疾病临证举隅[J]. 浙江中医药大学学报，2017，41（7）：605-608）

【按语】

"肺气不足，复有寒邪，即使喘满。当补肺脾，勿服凉药。"钱乙认为小儿常常肺脾不足，肺气不足，不能卫外，脾气虚弱，不能培土生金，肺脾两虚则易感外邪，导致喘息胸闷。应先散其外感寒邪，后培其肺脾。前医误用寒凉，使邪不得散而肺气受抑，导致咳喘加重。而此时宜温散以开肺闭，使新感寒邪外散，咳喘大定后补肺脾，不能再用寒凉伤脾肺的药物了。寒凉药物在现代看来，不仅包括清热解毒等药性寒凉的中药，也包括西医的抗生素等化学药物。所以在治疗免疫力低下的患儿时，我们可以参考钱乙提出扶正祛邪的治法，如人参败毒散、参苏散等治疗小儿风寒感冒。

【原文】

东都张氏孙，九岁，病肺热。他医以犀、珠、龙、麝、生牛黄治之，一月不愈。其证嗽喘，闷乱，饮水不止，全不能食。钱氏用使君子丸、益黄散。张曰：本有热，何以又行温药？他医用凉药攻之，一月尚无效。钱曰：凉药久则寒不能食。小儿虚不能食，当补脾。候饮食如故，即泻肺经，病必愈矣。服补脾药二日，其子欲饮食。钱以泻白散泻其肺，遂愈。张曰：何以不虚？钱曰：先实其脾，然后泻其肺，故不虚也。

【评议】

东都张氏的孙子，九岁，生了肺热病，其他医生用犀牛角（现临床用水牛角代替，下同）、朱砂、龙脑、麝香、牛黄治疗，一个月都没有好。现症见咳嗽，气喘，胸闷，烦躁，不停喝水，完全不能进食。钱乙用使君子丸、益黄散治疗。张氏说：这个病本是肺热的疾病，又怎么能用温热的药治疗呢？别的医生用寒凉药治疗一个月也没有效果。钱乙说：小孩子不吃饭是因为寒凉的药用的时间太久脾胃寒凉引起。小儿脾虚不能进食，应该要补益脾土。等到小儿能正常饮食了，才可以用清泻肺热的凉药，病就能好。用补脾药治疗了二天，这个小孩子就有食欲了。钱乙用泻白散清肺热，病就好了。张氏问：怎么说的这么准。钱乙说：先用补脾的方法补益脾胃，再用泻肺热的方法，所以就好了。

这则医案说明钱乙治疗小儿疾病重视脾胃。其他医师没有意识到脾胃的重要，用质重的寒凉药物治疗一月未愈，目光焦点都在咳喘上面，未注意患儿全不能食的症状。而且用药不准确，犀牛角以凉血为主；朱砂清心镇惊安神，明目解毒；龙脑辛、苦，微寒，醒神开窍、清热散毒、明目退翳；麝香开窍醒神；牛黄清热解毒。从而导致久治不愈。钱乙从整体出发，辨证论治，尽管小儿有咳喘的肺经症状，但同时又有不能饮食的脾虚症状。脾胃为后天之本，脾胃衰败，转输失职，中有积滞，米盐不进，正气亏虚，全不能食，更不用说药物的吸收和利用了。肺津不足，郁热在里，欲饮水自救，故饮水不止。虽有咳喘，但矛盾的主要方面集中在脾胃中虚，所以钱乙先用使君子丸消积清热，更以益黄散补益脾土，使脾得健运，胃能受纳，饮食得进，培土以生肺金，肺气得荫；再清肺热，用的清肺药物选方也注重脾胃。

【医案选录】

患儿樊某，女，4岁，2019年9月12日初诊。主诉：反复咳嗽1年余，加剧1个月。患儿1年余以来咳嗽反复发作，迁延不愈。近1个月来咳嗽加剧，喉间痰鸣，以晨起、夜间咳嗽明显，活动后或饮食生冷后咳剧，曾多次就诊于市儿童医院，诊断为咳嗽变异性哮喘，经"孟鲁司特钠、沙丁胺醇气雾剂"等治疗后，咳嗽缓解不明显。近日患儿鼻塞流清涕，晨起喷嚏频频，咳嗽阵作，喉间有痰，咳痰欠畅，纳食欠佳，晨起口气较重，大便每日一行，成形。刻下：咽轻红肿，两肺呼吸音粗，未闻及干、湿啰音，舌淡红、苔白根稍腻，脉浮数。西医诊断：咳嗽变异性哮喘。中医诊断：风寒袭肺。治拟祛风散寒、宣肺止咳、消积化痰。方用止嗽散合麻黄射干汤加减：蜜紫菀 6g，荆芥 6g，蜜百部 6g，白前 6g，桔梗 6g，苦杏仁 6g，浙贝母 6g，酒地龙 6g，姜半夏 6g，炙麻黄 3g，紫苏叶 6g，细辛 2g，射干 6g，炒鸡内金 9g，焦六曲 6g，炒麦芽 12g，炙甘草 3g。共 7 剂，每日 1 剂，水煎服，嘱饮食有节、添衣保暖。

2019 年 9 月 19 日二诊。患儿药后咳嗽渐平，遇风偶有咳嗽，喉中有痰，鼻塞流涕已除。胃纳略增，大便隔日一行，偏干，舌红苔薄白腻，脉细数。治拟原法续进，上方去炙麻黄、细辛、焦六曲，加皂角刺 9g、蝉蜕 4.5g、陈皮 6g、炒莱菔子 9g。共 7 剂，每日 1 剂，水煎服。

2019 年 9 月 26 日三诊。患儿药后咳嗽已平，夜间踢被子后偶有咳嗽，动则易汗出，胃纳尚佳，大便每日一行，偏干，舌淡红苔薄白，脉细数。方用六君子汤加减培土生金、补益肺脾。处方：太子参 6g，茯苓 12g，炒白术 6g，陈皮 6g，姜半夏 6g，炙甘草 3g，麻黄根 9g，浙贝母 6g，苦杏仁 6g，炒鸡内金 9g，炒麦芽 12g，怀山药 12g，北沙参 9g，川石斛 9g，麦冬 6g。共 7 剂，每日 1 剂，水煎服。患儿药后诸症尚平，汗出渐收。原方去杏仁、浙贝，续服 1 周。随访 2 个月咳嗽未再发。

按语：本例确诊为咳嗽变异性哮喘，患儿咳嗽日久，以晨起、夜间咳嗽明显，遇风、冷后加重，咽轻红肿等为要点，辨证为风寒袭肺。首诊、二诊均以温肺化饮、祛风散寒、涤痰止咳为主要治则，方以止嗽散合麻黄射干汤加减。方中炙麻黄、苦杏仁配伍宣降肺气，桔梗、白前宣肺降气化痰，荆芥、紫苏叶祛风散寒、宽胸散气，射干利咽祛痰止咳，细辛温肺散寒化饮，紫菀、百部、浙贝母止咳化痰，加酒地龙祛风解痉、活血通络，蝉蜕疏风宣肺、利咽通窍，再加炒鸡内金、焦六曲、炒麦芽、陈皮等行气化食积之痰，炒莱菔子下气化痰、润肠通便，皂角刺活血散结通络。诸药合用，疗效立竿见影。三诊后以六君子汤合沙参麦冬汤加减，以补益肺脾、益气养阴，用培土生金法健脾以杜生痰之源。在疾病的不同阶段，对风、痰各有偏重，基于咳嗽变异性哮喘的不同性质，施以温肺化痰、清热化痰、润肺化痰、宣肺化痰等不同的治法；同时根据小儿"肺脾常不足""肺娇易病，脾弱易伤"等特点，并结合江浙地区小儿肺脾气阴不足多见，易聚湿生痰、食积的临床特征，适时予以培土生金以杜生痰之源。陈师应用祛风涤痰法治疗咳嗽变异性哮喘，注重分期辨治，辨证准确，用药精当，对指导临床有较高实用价值。（金丹，杨伟吉，胡万建．陈华教授祛风涤痰法治疗小儿咳嗽变异性哮喘经验浅析［J］．浙江中医药大学学报，2020，44（7）：639-641．）

【按语】

本案为咳嗽变异性哮喘，先宣肺止咳化痰，再助运脾胃；而钱乙案先助运脾胃，再清肺化痰。二者虽然治疗次序相反，但都强调健脾助运在小儿呼吸系统疾病中的重要性。由于小儿肺脾常不足，易病在太阴经，即手太阴肺经与足太阴脾经症状常常同时或依次出现。根据病情，分析病机，把握疾病的主要矛盾，先后运用清肺法、培土生金治法。运脾治法不仅可以补肺生金，而且由于"四季脾旺不受邪"，运脾法还可以未病先防，预防呼吸系统疾病的发生，为反复呼吸道感染疾病的患儿提供治疗思路和方法。

【原文】

睦亲宫[1]十太尉，病疮疹[2]，众医治之。王曰：疹未出。属何脏腑？一医言胃大热，一医言伤寒不退，一医言在母腹中有毒。钱氏曰：若言胃热，何以乍凉乍热？若言母腹中有毒发，属何脏也？医曰：在脾胃。钱曰：既在脾胃，何以惊悸？医无对。钱曰：夫胎在腹中，月至六七则已成形，食母秽液，入儿五脏，食至十月，满胃脘中。至生之时，口有不洁，产母以手拭净，则无疾病。俗以黄连汁压之，云：下脐粪及涎秽也。此亦母之不洁，余气入儿脏中。本先因微寒入而成，疮疹未出，五脏皆见病症，内一脏受秽多者，乃出疮疹。初欲病时，先呵欠顿闷，惊悸，乍凉乍热，手足冷痹，面腮燥赤，咳嗽时嚏，此五脏证俱也。呵欠顿闷，肝也；时发惊悸，心也；乍凉乍热，手足冷，脾也；面目腮颊赤，嗽嚏，肺也。惟肾无候，以在腑下，不能食秽故也。凡疮疹乃五脏毒，若出归一证，则肝水疱、肺脓疱、心斑、脾疹，惟肾不食毒秽而无诸证。疮黑者属肾，由不慎风冷而不饱，内虚也。又用抱龙丸数服愈。其别无他候，故未发出，则见五脏证，已出则归一脏也。

【校注】

[1]睦亲宫：宫殿名。皇室兴建的主要负责管理皇亲宗室、教授皇室子弟的地方。

[2]疮疹：此处指天花、麻疹、水痘、风疹、幼儿急疹、猩红热等以发疹为特征的急性发疹性传染病。

【评议】

此案论述疮疹的病因病机。北宋时期，认为天花、麻疹的病因，除"天行"之外，还因先天"蕴毒"，也即"外感天行，内蕴热毒"而成。后世麻痘专书也多宗此说。由于钱乙主张五脏分证，故对麻痘初起之证候也按此立论。呵欠顿闷，属肝；时发惊悸，属心；乍凉乍热，手足冷，属脾；面目腮颊赤，嗽嚏，属肺。惟肾无候，因位于腑下，不能食秽。痘疹发出之后，若见水疱属肝，见脓疱属肺，见斑属心，见疹属脾，痘疹黑陷则属肾，可作为临床辨证参考。

【按语】

《幼科发挥·胎疾》曰："儿之初生，有病多属胎毒。"《幼科全书·小儿诸热门》指出："凡小儿出生后，或月内，或百日，痰多气喘，目闭眼赤多泪，遍身壮热，小便赤涩，大便不通，时复惊烦，此胎热也。"胎热和胎毒都具有热的特点，只是热的程度不一，胎毒较之胎热程度重。现代认为的"胎毒"是指新生儿在胎中受母亲体内热毒的影响，导致出生后容易发生疮疹诸病的病因。胎毒常见并发症有新生儿黄疸、婴儿湿疹等。从西医学角度来说，胎毒包括了新生儿感染性疾病和过敏性疾病等。胎毒引发的疾病多发生于婴儿出生3个月以内。钱乙提到的以黄连汁压之下脐粪及涎秽也，为婴儿胎毒证的防治提供了方法。祛胎毒方法较多，古以甘草法、朱蜜法、牛黄法、黄连法居多。近人有单用大黄祛胎毒而获效者，证实大黄可使新生儿生理性黄疸出黄时间推迟，退黄时间提前，并可增强其消化吸收功能；有用大黄甘草汤祛胎毒，防治新生儿疾病疗效显著者；江南一代仍有新生儿口服"大黄、黄连、黄芩"祛除胎毒的习俗。因此，进一步深入发掘、整理、研究这一防治方法，对提高我国儿童健康水平有着重要意义。

金张从正《儒门事亲·小儿疮疱丹瘰瘾疹旧蔽记》："非独人有此疾，凡胎生血气之属，皆有蕴蓄浊恶热毒之气。"实践上，南宋叶真《坦斋笔衡》载苏轼牧牛事，"一日牛忽病，几死，呼牛医疗之，云不识证状。王夫人多智多经涉，语坡曰：此牛发豆斑，疗法当以青蒿作粥啖之"。这种认识，比英国人爱德华·詹纳发现"马、豕及牛所患痘症，同为一物，实皆变形之天花"在时间上要早近 600 年。据可靠的记载，中国至迟在 16 世纪中叶即完成了人痘接种术的发明，被誉为是人工免疫法的先驱。

【原文】

四大王宫五太尉，因坠秋千发惊搐，医以发热药，治之不愈。钱氏曰：本急惊，后生大热，当先退其热。以大黄丸、玉露散、惺惺丸，加以牛黄、龙、麝解之。不愈。至三日，肌肤上热。钱曰：更二日不愈，必发斑疮。盖热不能出也。他医初用药发散，发散入表，表热即斑生。本初惊时，当用利惊药下之，今发散乃逆也。后二日，果斑出。以必胜膏治之，七日愈。

【评议】

本病是因受到惊恐引起发惊抽搐，惊则气乱，恐则气下，气机紊乱失调，阴阳升降失常，因而发搐。并无明显外感病因，治病求于本，应该用止惊药（如利惊丸）治疗，可是他医却以发表药物攻表，导致阳气上浮，郁于肌肤不得外泄，更伤阴液，导致发热。虽然钱乙用大黄丸、玉露散、惺惺丸，加以牛黄、龙脑、麝香治疗，清热泻火，镇惊开窍，热仍不得清。治疗的第三天，肌肤发热。又过了两天，郁肌表的热邪灼伤脉络，入血分而发斑。这时钱乙用必胜膏，治疗七日而愈。必胜膏主要成份为牛李子，酸寒，具有清热解毒功效。

【按语】

这个医案与《伤寒论》第90条有异曲同工之妙。《伤寒论》第90条："本发汗而复下之，此为逆也；若先发汗，治不为逆。本先下之，而反汗之，为逆；若先下之，治不为逆。"在临床上立下了"汗下先后"的运用原则。本应该发汗，反而用攻下法，这样的治疗方向就反了，如果先用发汗，表解后再用下法，治疗方向就正确了；如果本来应该先用下法，反而用发汗法，治疗方向又反了，先用攻下法治疗就对了。当然这只是一般情况，临床应该根据病情的轻重缓急，来决定汗、下的治法及先后，才能避免错误。

【原文】

睦亲宅[1]一大王，病疮疹，始用一李医，又召钱氏。钱留抱龙丸三服，李以药下之。其疹稠密，钱见大惊曰：若非转下？则为逆病。王言：李已用药下之。钱曰：疮疹始出，未有他证，不可下也。但当用平和药，频与乳食，不受风冷可也。如疮疹三日不出，或出不快，即微发之。微发不出，即加药。不出，即大发之。如大发后不多，及脉平无证者，即疮本稀，不可更发也。有大热者，当利小便。小热者，当解毒。若出快，勿发，勿下，故只用抱龙丸治之。疮痂若起，能食者，大黄丸下一二行，即止。今先下一日，疮疹未能出尽，而稠密甚，则难治，此误也。纵得安其病有三：一者疥，二者痈，三者目赤。李不能治，经三日黑陷，复召钱氏。曰：幸不发寒而病未困也。遂用百祥丸治之，以牛李膏为助，各一大服，至五日间，疮复红活，七日而愈。若黑者，归肾也。肾旺胜脾，土不克水，故脾虚寒战则难治。所用百祥丸者，以泻膀胱之腑，腑若不实，脏自不盛也。何以不泻肾？曰：肾主虚，不受泻。若二服不效，即加寒而死。

【校注】

[1] 睦亲宅：太祖、太宗诸王孙住处。

【评议】

这则医案主要论述了钱乙治疗疮疹的原则和误治后并发症的处理。

疮疹主要是指出疹类的疾病，如水痘、猩红热、天花、麻疹、幼儿急疹、手足口病等疾病。钱乙指出：疮疹开始出现的时候，在皮肤肌表，应该是表证；"未有他证"指的是没有里证，不可以用下法治疗，因下法主要是使气机下陷，不仅有碍于表邪外透，而且容易导致正气虚损，引起疮疹内陷。使用的药物也应该平和，"频与乳食"以扶助正气，扶正祛邪，而且要注意护理，不要受风冷邪气，以防凝涩气机。如果疮疹三日不出，或出不快，即微发之，此时用药应以辛凉为主，用药如荆芥、防风、薄荷、蝉蜕等。微发不出，即加药，如苏叶、浮萍、葛根。不出，即大发之，用药如麻黄、羌活等发散表邪药物。如大发后疹子不多，及脉象平和，无其他里热证，如烦躁、口渴者，说明即疹疮本稀，不能再加大发散的药物治疗了。如果有大热者，当利小便，《素问·至真要大论》"诸痛痒疮，皆属于心"，心与小肠相表里，心热移于小肠，利小便以泻心火也。导赤散就是清心利小便的代表。有小热者，用清热解毒类药物，清解邪热即可。若疮疹出得快，不能发表，不能泻下，只用抱龙丸治之。抱龙丸具有解表、祛风、健脾、化痰、止惊功效。若疹起结痂，胃纳可，能食者，说明胃热较甚，用大黄丸泻热攻下一二次，清热泻火即止。

钱乙接着论述误治后三大并发症。纵得安其病有三：一者疥，二者痈，三者目赤。李医生误用下法，过了三天疮疹黑陷。钱乙以百祥丸、牛李膏治之。若下后中气受损，脾虚寒战，是根本已竭，脾肾两虚，故曰难治。如果服药不效，虚寒更甚，便是死证。"肾主虚，无实也。惟疮疹，肾实则变黑陷。"属热盛液涸之黑陷，本虚而标实，治当泻其腑，钱乙用百祥丸泻膀胱，使腑实得泄而脏自平；若腑实不得泄，则肾所主寒水之气过盛而难愈。

【按语】

随着生活水平的提高，科学技术的发展，古代儿科"痧、痘、惊、疳"四大危重疾病相较现代儿科疾病谱已经发生了明显改变。其中天花已经被人类消灭；麻疹也因为广泛接种麻疹疫苗，发病率及病死率显著下降，但每年仍有不典型麻疹散发的病例，因此要提高认识，不能掉以轻心。中医认为麻为阳毒，治疗麻疹一般要以透为顺，以清为要。透疹、清解、养阴是治疗麻疹的主要治法。若患儿体质强壮，一般易于透疹外出，毒邪从肌表而向外透发，疹出热退则为顺证；若患儿体质虚弱，透疹清解之药使用不当，寒凉伤阳，正虚无力透毒外出，为逆证，最易导致邪毒内陷阻于肺络，痰热邪毒闭阻肺窍，转为肺炎喘嗽；若麻毒壅盛，内迫心肝，热扰心神，可致邪陷心肝重症。小儿五脏成而未全，全而未壮，又是稚阴稚阳之体，因此治疗用药不宜过于表散，更不宜动辄使用清热苦寒耗伤阳气的药物，必须根据患儿的体质及病情，分析寒热虚实，辨证论治，以平为期。

【原文】

皇都[1]徐氏子，三岁，病潮热，每日西则发搐，身微热，而目微斜反露睛，四肢冷而喘，大便微黄。钱与李医同治。钱问李曰：病何搐也？李曰：有风。何身热微温？曰：四肢所作。何目斜露睛？曰：搐则目斜。何肢冷？曰：冷厥必内热。曰：何喘？曰：搐之甚也。曰：何以治之？曰：嚏惊丸[2]鼻中灌之，必搐止。钱又问曰：即谓风病，温壮搐引，目斜露睛，内热肢冷，及搐甚而喘，并以何药治之？李曰：皆此药也。钱曰：不然。搐者肝实也，故令搐。日西身微热者，肺潮用事。肺主身温且热者，为肺虚。所以目微斜、露睛者，肝肺相胜也。肢冷者，脾虚也。肺若虚甚，母脾亦弱，木气乘脾，四肢即冷，治之当先用益黄散、阿胶散。得脾虚证退后，以泻青丸、导赤散、凉惊丸治之。后九日平愈。

【校注】

[1]皇都：指北宋都城开封。

[2]嚏惊丸：方未见。

【评议】

此案记录了虚中夹实抽搐的病机及治疗方法。抽搐虽属肝实，但日西身微热，喘息，属肺虚；眼睛斜视，露睛，四肢冰冷，大便微黄，是脾虚反受肝木克制。因脾主运化，脾主四肢，脾阳不足则有四肢不温、大便微黄、睡时露睛等表现，所以钱乙诊断为肝木有余，肺脾不足，肝木乘脾侮肺之抽搐。治病必求于本，故钱乙先用益黄散、阿胶散补脾肺之虚，再用泻青丸等药泻肝火之实，以收清热平肝息风止惊之功。

【按语】

小儿"肝常有余，脾常不足"，因此"土虚木亢"在小儿疾病中比较常见，"扶土抑木法"广泛用于治疗儿科各系统疾病，如腹泻、反流性胃炎、抽动症、癫痫等。但在治疗过程中扶土与抑木各有侧重，辨证论治过程中审清肝实和脾虚二者矛盾的主要方面，如以肝实为主，其法应重在平肝抑木，而佐以健脾扶土；如以脾虚为主的，其法应重在健脾扶土，而佐以平肝抑木。需要注意的是扶土之法并不是一味补脾，过补则壅碍气机。江育仁教授提出的"脾健不在补，贵在运"的学术观点指导我们应当补中寓消，消中有补，补不碍滞，消不伤正。

【原文】

朱监簿[1]子，五岁，夜发热，晓即如故。众医有作伤寒者，有作热治之，以凉药解之不愈。其候多涎而喜睡。他医以铁粉丸下涎，其病益甚，至五日，大引饮。钱氏曰：不可下之。乃取白术散末煎一两，汁三升，使任其意取足服。朱生曰：饮多不作泻否？钱曰：无生水不能作泻，纵荡不足怪也，但不可下耳。朱生曰：先治何病？钱曰：止渴治痰，退热清里，皆此药也。至晚服尽。钱看之曰：更可服三升。又煎白术散三升，服尽得稍愈。第三日又服白术散三升，其子不渴无涎。又投阿胶散，二服而愈。

【校注】

［1］监簿：凡监均置主簿，简称"监簿"，专掌本监簿书。元丰定制，五监（国子监、少府监、将作监、军器监、都水监）主簿均为从八品。

【评议】

小儿夜热早凉，多因食积，当用消食之剂，待积去则热退。但医有作伤寒发热治，徒伤其表；有作里热治，投以寒凉清热之药，更虚其中气。伴有多口水，而且没有精神，喜欢睡觉，从临证思维而言应该是个阴证。何以见得？"少阴之为病，脉微细，但欲寐也。"从喜睡、多涎、夜间发热，综合来看应该是阴盛阳浮，脾气不足，虚火外浮的表现。以八纲阴阳而言，应该用温热的阳性药物，扶益阳气，引火归原。如果错辨为实火，用寒凉阴性的药物，不但不能治愈病情，反而会戕伐阳气而加重病情。所以他医用铁粉丸下涎后，脾阳更加虚衰，阳气虚衰不能运化水湿，气不化津故口渴不止，此时口渴应该是喜热饮，加上后面钱乙又说"无生水不能作泻"说明喝冷水会导致腹泻，因此要注意顾护脾阳。钱乙当时用白术散，汁三升，使任其意取足服，既可以起到补充津液的作用，又可以健脾运化水湿。故能够止渴治痰，退热清里。七味白术散由补益脾气之人参、炒白术、茯苓、炙甘草，生津止渴之葛根，温运脾阳之藿香、木香组成。全方补气生阳，生津止渴。用汤剂是因为患儿口渴，汤剂可以迎其所好，既能解渴又能治病，确是补充胃津体液之妙法。后投以阿胶散，因脾虚之后，土不生金，肺气亦馁，外邪恋表，用之而滋其肺阴，散其表邪，培其中土，肺脾得复，外邪能散，其病乃愈。七味白术散为甘温之剂，其用于退热至今仍有临床意义。用健脾益气甘温之剂，可提高脏腑功能活动，使体温正常。钱乙提出的脾虚生热的治疗方法也为后世李杲补中益气汤甘温除热法奠定了基础。

【医案选录】

王某，男，3岁，1988年8月7日入院。患儿因"腹泻伴高热"在某院住院治疗，诊断为"感染性腹泻伴中度脱水"，经补液、抗炎处理，腹泻稍有改善，但高热不退。随后采用葛根芩连汤、七味白术散等方治疗罔效。因持续高热10余天而到我院住院。症见高热口渴，自汗纳差，大便呈黄色水样，日十余次，量中等，尿量减少。检查：体温39.5℃，脉搏140次/min，呼吸35次/min，体重13kg。神志清楚，精神萎靡，面色萎黄，舌质淡、苔白而干，脉细弱。证属脾胃气虚，中阳不足；法宜益气健脾，甘温除热。予补中益气汤加葛根，煎成药液100ml，每次口服25ml，6小时1次。药后12小时体温降至38.5℃，24小时后体温正常。续服2剂，诸症悉除。

按语：小儿腹泻后期发热原因较多，有阴阳气血亏虚，也有饮食所伤和湿热蕴结。笔者通过102例患儿的观察，体会到小儿腹泻后期持续发热，可以从脾胃升降失常和津液亏损两个方面来认识。其一，泄泻后期脾胃气虚，升降失常，清气不升，水谷精微下流，使升者不升，降者不降，出者不出，入者不入，蕴郁于中而为发热。其二，钱乙创白术散治脾胃虚弱、吐泻热渴之证，以此"生胃中津液"，不用甘凉直接养阴生津，反用甘平微温之品疏通鼓舞、健脾益气，说明脾胃气虚致津液亏损是引起气虚发热的一个重要原因。临床上常遇到泄泻后期津液亏损而致发热的患儿，采用滋阴生津之法罔效，而投甘温健脾之方病除，其理就在其中。（张文仲. 甘温法治疗小儿脾虚发热的观察（附小儿腹泻后期持续发热102例疗效分析）[J]. 江西中医药，1994（6）: 33.）

【按语】

小儿为稚阴稚阳之体，脏腑娇嫩，形气未充，且脾常不足，若喂养不当，脾胃容易受损，加之用药不当，寒凉药戕伐阳气，正气受损。脾胃受损则气血生化乏源，从而出现自汗、乏力、纳呆、面色少华等脾胃气虚症。钱乙从凉药治疗不愈、铁粉丸伐伤脾气的治疗经过，以及该患儿夜间发热、多涎、喜睡、口渴等症状，判断为气虚发热。《幼幼集成·发热证治》："虚热者，或汗下太过，津液枯焦，或大病之后，元气受伤，皆能生热。其证困倦少力，面色青白，虚汗自出，神慢气怯，四肢软弱，手足厥冷。此气虚发厥，血虚发热，大虚证也。四君子汤加炮姜，甚则加附子，热退以平剂调之。"进一步补充了虚证发热的病因病机及临床表现、治疗方剂。《医宗金鉴·幼科杂病心法要诀》曰："虚热者，因小儿病后气血虚弱，营卫尚未调匀之故。其证神倦气乏，宜用补中益气汤治之。……又有阴盛格阳，外浮发热者，其面色虽赤，然小便必清白，四肢必厥逆。"进一步鉴别了气虚发热与阴盛格阳发热，对于临床虚证发热的鉴别有了进一步的补充和发展。

【原文】

朱监簿子，三岁，忽发热。医曰：此心热。腮赤而唇红，烦躁引饮。遂用牛黄丸三服，以一物泻心汤下之。来日不愈，反加无力、不能食，又便利黄沫。钱曰：心经虚而有留热在内，必被凉药下之，致此虚劳之病也。钱先用白术散，生胃中津，后以生犀散治之。朱曰：大便黄沫如何？曰：胃气正，即泻自止，此虚热也。朱曰：医用泻心汤何如？钱曰：泻心汤者，黄连性寒，多服则利，能寒脾胃也。坐久，众医至，曰：实热。钱曰：虚热。若实热，何以泻心汤下之不安，而又加面黄颊赤，五心烦躁，不食而引饮？医曰：既虚热，何大便黄沫？钱笑曰：便黄沫者，服泻心汤多故也。钱后与胡黄连丸治愈。

【评议】

患儿三岁，忽然发热。医生说："这是心热。因为腮面发红而且口唇红，烦躁口渴。"于是用牛黄丸以涤饮攻痰，及泻心汤之苦寒凉遏以清热泻火，寒泄太过，伤其脾阳。病不但没有好，反而出现乏力、胃口差，又解黄色泡沫样稀便。钱乙分析病情得出结论：心经虚而有留热在内，必被凉药下之，致此虚劳之病也。于是钱乙先用白术散，运脾止泻，生胃中津液，以救药误；而病因是"心经虚而有留热在内"，故后以生犀散清心凉血以治心经虚热。后面钱乙进一步解释了解黄色泡沫样稀便的原因，是由于泻心汤里面有黄连，黄连性寒，多服则利，能寒脾胃。这也提示我们在临床工作中要重视脾胃，小儿脾胃虚弱，不耐苦寒药物攻伐，辨证论治应该仔细，选方用药更要斟酌谨慎，稍有不甚就会引起药物的副作用。后来用胡黄连是因为误治之后，寒药伤中，发热虽愈而渐成疳瘦，胡黄连丸具有清虚热、理疳积的功效。

【医案选录】

杨某，男，11月，初诊时间2017年8月30日。主诉：腹泻4天。现病史：患儿4天前因腹泻、发热于中南大学湘雅三医院就诊，予以"头孢曲松、双歧三联活菌"，口服补液等对症支持治疗，后腹泻加重。现症见：大便6～8次/天，稀糊状，时流清涕，精神可，无呕吐，无口气，纳差，寐可，小便短黄。查体：精神不振，腹平软，咽无充血，心肺查体未见异常，舌质淡红，苔薄白。血常规：白细胞计

数 6.57×10^9/L，中性粒细胞占比 30.8%，淋巴细胞占比 68.7%，红细胞计数 5.13×10^{12}/L，血红蛋白 140g/L，血小板 152×10^9/L，C 反应蛋白 5.00mg/L。粪便常规：红细胞 0 个 /HP，白细胞 0 个 /HP；粪便隐血阴性；腹泻病毒阴性。中医诊断：泄泻。中医辨证：脾虚夹寒湿证。治法：健脾祛湿，散寒止泻。主方：七味白术散加减。藿香 3g，木香 2g，葛根 3g，石榴皮 5g，白术 3g，干姜 1g，茯苓 5g，苏叶 3g，党参 3g，建曲 5g，诃子 5g，车前子 10g，甘草 3g。5 剂，煎服，少量多次喂服。电话回访，家长告知服用 3 剂后大便成形，便次减少，精神食欲皆好转，继服 2 剂，大便基本正常。

按语：本证系因脾胃受损，水谷不运，清阳不升，水湿俱下而成。湿为阴邪，耗损脾阳，内生虚寒，抗生素为苦寒败胃之品，小儿脾胃虚弱用之则腹泻更甚。中医辨证为脾虚夹寒湿证，方选七味白术散加减以健脾祛湿、散寒止泻。方中白术健脾燥湿，茯苓健脾淡渗利湿，共为君药。干姜温中散寒；藿香、木香行气祛湿兼散寒；车前子利小便实大便，共为臣药。佐以苏叶散寒行气宽中；葛根升阳止泻；石榴皮、诃子涩肠止泻，以防阴竭阳脱之变；建曲消食化积，消脾虚之食滞；甘草调和诸药。舒兰教授认为小儿"稚阴稚阳"之体，体内精、血、津液等物质及各种生理功能活动幼稚未充，故小儿泄泻较成人腹泻更易伤津、内生虚热。此外，小儿腹泻常因外感致脾运不畅，饮食不化，加之湿盛中焦，脾气受困尤甚，故舒兰教授临床治疗小儿腹泻脾虚夹湿热证，常选七味白术散加减以健脾化湿、清热生津。常加大腹皮、佩兰、豆蔻等行气；建曲、鸡内金、炒麦芽消食之品等助脾运化；喜用苏叶、葛根之品，外可散风寒，内可行气化湿清热；若大便水样合小便短黄者，加车前子，取"利小便实大便"之意；若有大便夹有黏液，口渴喜饮，小便短黄等湿热之证，加黄连清热燥湿；呕吐，加砂仁、半夏之类；大便带血，加马齿苋清热止血；口气较重，加豆蔻、佩兰芳香化湿、祛胃腑浊气。（郭艳芳，刘娅薇，刘舫，等. 舒兰教授治疗小儿腹泻证方用验 [J]. 世界华人消化杂志，2017，25（36）：3211-3217.）

卷中 记尝所治病二十三证

136

钱乙认为小儿五脏六腑，成而未全，全而未壮，提出小儿脾病"困睡泄泻，不思饮食"，以及"脾主困"。脾主运化，脾阳不足，运化失常，则湿邪内生，湿邪重浊黏滞，湿邪困脾则表现为乏力困睡、不思饮食、体重昏倦；湿为阴邪，阻遏中焦气机，损耗脾阳，运化失调，导致泄泻。因此运脾升阳法是钱乙治疗小儿泄泻的重要治法。七味白术散是钱乙治疗小儿泄泻的重要方剂之一。

伤及脾阳的影响因素较多。外感因素，如气候寒冷、衣着过少等，致寒邪侵袭足太阴脾经，使脾阳受伤；内伤因素，如饮食不节，过食生冷瓜果、冷饮、冰淇淋、酸奶等，"饮食自倍，肠胃乃伤"（《素问•痹论》）；寒凉药物过度，如黄芩、黄连、黄柏、大黄等苦寒泻下药物伤及脾阳，或抗生素应用过度伤及脾阳，如抗生素相关性腹泻等。这些因素在临床诊疗过程中都要重视，并且应该指导家长正确的护理方法，未病先防。这些都是重视小儿脾胃的体现。

【原文】

张氏三子病，岁大者，汗遍身；次者，上至顶，下至胸；小者，但额有汗。众医以麦煎散[1]，治之不效。钱曰：大者与香瓜丸；次者与益黄散；小者与石膏汤。各五日而愈。

【校注】

［1］麦煎散：据《局方》记载：由知母、地骨皮、赤芍、炙甘草、石膏、葶苈子、白茯苓、杏仁、人参、滑石、麻黄、麦子组成。

【评议】

张氏有三个孩子都生病了，大儿子，全身出汗；二儿子，头顶到胸部出汗；小儿子，只有前额出汗。大多数医生都用麦煎散治疗，效果不好。钱乙说：大儿子要用香瓜丸；二儿子用益黄散；小儿子用石膏汤。各吃了五天病情就治愈了。

这则医案体现了钱乙辨证论治的思想。《小儿药证直诀•卷下•诸方》："香瓜丸，治遍身汗出。"香瓜丸组成有大黄瓜（黄色者一个，去穰），川大黄（湿纸裹煨至纸焦），胡黄连，柴胡（去芦），鳖甲（醋炙黄），芦荟，青皮，黄柏。从方中组成可以看出，胡黄连、黄柏、大黄、芦荟主要作用是苦寒清热燥湿；鳖甲滋阴潜阳，退热除蒸；柴胡、青皮，疏肝退热解郁，消积化滞。可见大儿子的汗证是由于小儿脏腑娇嫩，肤腠不密，阳有余而阴不足，饮食不节，湿热内生，热蒸于表，故易汗出。所以大儿子用滋阴清热，消积导滞法。后世对于此类小儿阴虚盗汗，多采用当归六黄汤加减治疗。二儿子的汗从头顶出到胸部，用益黄散温中理气、健脾止泻。兼症可能有不思乳食，神倦面黄，疳积腹大身瘦，腹痛泻利等。小儿子前额出汗，考虑阳明里热证，额面部属于足阳明胃经循行部位，故用石膏汤清阳明经热证。虽然都是汗证，但部位不一样，病机不一样，所以治法也不一样。如果不能仔细分析病因病机，辨证论治，单靠验方单方是不能解决问题的。

【医案选录】

医案一

张某，女，5岁。易出汗，活动后尤甚，并有纳差，大便干。查：面色不华，舌淡，苔薄黄。刘老认为此为气血不足，胃肠积热；治当补气养血，清热和胃。方选当归六黄汤加减。药用：当归10g，生黄芪10g，生地10g，熟地10g，黄连2g，黄柏10g，生牡蛎（先下）15g，浮小麦10g，黄芩10g，焦山楂10g，焦神曲10g，炒麦芽10g，鸡内金10g，连翘10g，香稻芽10g。7剂，水煎服，分2次服。

二诊：患儿出现咳痰，仍纳差、大便干，舌苔微腻。药用：枳壳10g，白术10g，陈皮5g，半夏5g，黄芩10g，厚朴10g，焦山楂10g，焦神曲10g，炒麦芽10g，鸡内金10g，香稻芽10g，制大黄10g。7剂，水煎服。

三诊：咳痰消失，食欲较前转佳，偶有呕吐，大便调，汗出减少，两颊现红润，苔薄白，仍以当归六黄汤加减治疗。药用：当归10g，生黄芪10g，生地10g，熟地10g，黄连1.5g，黄柏10g，干姜1g，黄芩10g，焦山楂10g，焦神曲10g，炒麦芽10g，半夏5g，枳壳5g，郁金10g，香稻芽10g，灶心土（代水煎）15g。7剂，水煎服。患儿未再呕吐，食欲可，无明显汗出症状，病情告愈。

按语：《医宗金鉴·幼科杂病心法要诀》云："汗乃人之津液，存于阳者为津，存于阴者为液，发泄于外者为汗。若汗无故而出者，乃因阴阳偏胜也。"刘老谓小儿气血未充，腠理未固，故易见汗证。故选当归六黄汤调补气血，固表止汗。本患儿气血不足，脾胃不和，且胃有积热，故加焦三仙、鸡内金、连翘、香稻芽消食和胃清热；用药期间患儿出现咳嗽、呕吐，刘老认为此为食重生痰，痰随气生，故除消食外，加用枳壳、半夏、郁金、陈皮、厚朴等行气化痰之品。如此灵活施治，患儿汗少，食欲转佳，面颊透现红色，刘老谓心火生脾土，病有痊愈之兆，继用当归六黄汤巩固治疗，病愈。（崔霞，王素梅，吴力群，等. 刘弼臣应用当归六黄汤治疗儿科常见病举隅［J］. 辽宁中医杂志，2010，37（4）：735-736.）

医案二

艾某，男，4岁半，1994年3月12日初诊。反复盗汗近两年。母述，患急性肺炎住某院半月，痊愈后即渐发盗汗，甚则湿枕濡被，一夜常换衣1～2次。入睡即汗出（白天入睡亦然），醒后汗止。好动，口干喜饮，纳差，择食，稍多食即腹胀不适或大便稀溏，烦躁易怒。多方求治，并补钙、锌等，疗效不显，易感冒伤风。近两年无停药之月。舌红，苔薄黄，便或结或溏，脉细数。诊为小儿盗汗，脾胃积热，表虚不固。处方：制半夏、防风、竹叶、粳米各8g，石膏25g，麦门冬15g，白晒参8g，炙甘草3g，黄芪20g。2剂。服1剂后，夜眠烦躁不宁，3次惊醒，但汗出减少。服第2剂后，睡眠烦躁消失，熟睡几无汗出，索食。复诊去石膏，加黄连6g，继服4剂而愈。随访半年无复发。

按语：小儿属纯阳，如入睡时有微汗出，此为生理之常。但若在静止状态下，头、胸、背至全身汗出，甚至大汗淋漓，即非治疗不可。据笔者临床观察，小儿盗汗以脾胃积热或热病伤阴后发生较多，"阳加于阴，谓之汗"（《素问·阴阳别论》）。因小儿脾胃功能薄弱，若恣食肥甘，积滞不化，则郁而生热；或痢泄等治疗未彻，余邪郁积脾胃，化热伤阴；或湿病伤阴太过，阴不敛阳。仲景竹叶石膏汤特为热病之后余热未清、气液两伤而设。考其构方之意，竹叶、石膏清泻胃火而护阴，人参益气扶卫而保阴。其他药物或养阴，或降逆，或护胃，恰与小儿因脾胃积热或湿病伤阴而盗汗的病机相合。其中竹叶特能清心，"汗为心液"，心火不浮，则汗敛不越。加柴胡略舒肝气以疏郁热，年龄小或体弱者改用夏枯草。在治疗过程中，石膏用量尤应注意，量太大则有戕伐胃气之虞，量太小则不能速降胃火而增患儿烦躁，故临证须慎审，不必拘泥。总之，本病用仲景祖方，恰合病机，实仲圣遗泽后世也。（黄晓华，陈勇．竹叶石膏汤治疗小儿盗汗86例［J］．四川中医，2001（1）：49．）

【按语】

小儿盗汗除了以上病因病机外，尚有营卫不和、表虚不固、阳气不足、阴虚盗汗、肝经湿热等众多原因，不一而举，宜根据其生理、病理特点，分别虚实，辨证论治，可以收到满意的效果。

【原文】

广亲宅四大王宫五太尉，病吐泻不止，水谷不化。众医用补药，言用姜汁调服之。六月中服温药，一日而加喘，吐不定。钱曰：当用凉药治之。所以然者？谓伤热在内也。用石膏汤[1]三服并服之。众医皆言：吐泻多而米谷不化，当补脾，何以用凉药？王信众医，又用丁香散[2]三服。钱后至曰：不可服此，三日外必腹满身热，饮水吐逆。三日外，一如所言。所以然者，谓六月热甚，伏入腹中而令引饮，热伤脾胃，即大吐泻。他医又行温药，即上焦亦热，故喘而引饮，三日当死。众医不能治，复召钱至宫中，见有热证，以白虎汤三服，更以白饼子下之。一日减药二分，二日三日又与白虎汤各二服，四日用石膏汤一服。旋合麦门冬、黄芩、脑子[3]、牛黄、天竺黄、茯苓，以朱砂为衣，与五丸，竹叶汤化下，热退而安。

【校注】

［1］石膏汤：方未见。

［2］丁香散：据《局方》记载，由人参、丁香、藿香叶组成。

［3］脑子：即龙脑，又名龙脑香、片脑。《中华本草》记载脑子具有通关窍、利滞气、辟秽浊、杀虫止痒、消肿止痛的功效。

【评议】

患儿呕吐腹泻，水谷不能运化，病不见好。其他医生用补药治疗，建议用姜汁调药服用。六月暑天服用温药，服用一天后患儿增加了喘的症状，呕吐不停。钱乙说：应该用凉药治疗。原因在于里有热。用石膏汤三次量一次服用。其他的医生都说：呕吐、腹泻频繁，而且有完谷不化，应该是脾虚不运，要用补脾药。怎么能用凉药呢？患儿父亲相信大多数医生的意见，又用丁香散三剂。钱乙后来说：不能服丁香散健脾了，吃了的话三天后会腹胀，身体发热，喝水就吐。三天后，果然被钱乙说中了。原因在于，六月天气炎热，热伏于腹中，导致口渴欲喝水；热伤脾胃，就会大吐大泻。别的医生又用温药治疗，导致上焦亦热，就出现口渴、气喘，三日病情就会加重。这时其他医生没法治好了，再次召钱乙到宫中治病，看到有热证，先用白虎汤清热，再用白饼子攻下。一天减药量二分，二天、三天又用白虎汤各二服，四日用石膏汤一服。立即配伍麦门冬、黄芩、龙脑、牛黄、天竺黄、茯苓，以朱砂为衣，与五丸，竹叶汤化下，热退而安。

该病临床表现为呕吐，腹泻，完谷不化。他医判断是脾虚证，用补脾药治疗不效。钱乙结合当时六月天气，判断是阳明有热。《素问·至真要大论》："诸逆冲上，皆属于火。……诸呕吐酸，暴注下迫，皆属于热。"临床上热证的呕吐应该比较急迫，呕吐物有酸腐味，腹泻的大便也很急迫，蛋花汤样便多见，气味臭秽，还可见肛门红赤，肠鸣音活跃。脾虚证的吐泻一般不会很急迫，因为脾虚不运，一般有食入即吐即泻，而且大便一般稀糊状，不会很臭，可夹有菜叶或者奶瓣样等不消化食物残渣等，无明显肠鸣音亢进。这则医案说明钱乙治病不仅精于辨证，而且因时制宜，推断疾病的病因来源，辨证论治技高一筹。

【按语】

吐泻一证，发于不同时令者，寒热属性有异，治各不同。此案与下文的"广亲宫七太尉吐泻"医案皆病吐泻，此为六月吐泻，后为七月吐泻。钱乙结合时令"六月热甚，伏入腹中"，其证为热，治用凉药；七月者，医用冷药，而证属脾虚，治宜"温运脾胃"。钱乙根据不同时令制定相应的补泻原则，体现了钱乙灵活辨治，重视顾护脾胃的思想。

【原文】

冯承务[1]子，五岁，吐泻，壮热，不思食。钱曰：目中黑睛少而白睛多，面色㿠白，神怯也。黑睛少，肾虚也。黑睛属水，本怯而虚，故多病也。纵长成，必肌肤不壮，不耐寒暑，易虚易实，脾胃亦怯。更不可纵酒欲，若不保养，不过壮年。面上常无精神光泽者，如妇人之失血也。今吐利不食，壮热者，伤食也，不可下。下之虚，入肺则嗽，入心则惊，入脾则泻，入肾则益虚。此但以消积丸磨之，为微有食也。如伤食甚则可下，不下则成癖也。实食在内，乃可下之，下毕，补脾必愈。随其虚实，无不效者。

【校注】

[1] 承务：官名，承务郎之简称。

【评议】

患儿五岁，呕吐，腹泻，发热，不想吃饭。钱乙说：眼睛黑色部分少而白色部分多，脸色苍白，是神气衰弱的表现。黑睛少是肾精不足。黑睛属水属肾，患儿肾气本就虚，所以就容易生病。就算长大成人，肌肉也不壮实，不能耐受寒热，容易生虚虚实实的疾病，脾胃同时也虚弱。更加不能放纵喝酒，如果不加调养，活不过壮年。脸色常常无光泽没有神气，好像妇女失血时面色苍白的样子。现在呕吐，腹泻，不吃饭，发热，是因为伤食，但不能用下法。用下法就会使正气更加虚衰，伤肺就会咳嗽，伤心就会易受惊吓，伤脾就会腹泻，伤肾就更加虚弱。现在是轻微的伤食，只用消积丸健运消食就可以了。如果伤食较重的话，就要用下法，如果不用下法就会形成癖块。食积在内，才可以下，下法之后再补益脾气就治愈了。根据病症虚实治疗，都会有效。

【按语】

这是一则伤食发热的病案，第一层意思是钱乙根据患儿黑睛少肾虚，从而判断出脾胃亦不足，指出此类脾肾不足小儿，肌肉不充实，不耐寒热，容易生病，即使长大成人也需要仔细调养。第二层意思讲这类脾肾不足小儿患了伤食的疾病，轻的不可以用下法，因为正气不足，下之不当就会导致其他变证；重的又不得不用下法，否则会导致癖块产生。但是下之后仍要用补脾的方法健运脾胃。应该说钱乙对体弱儿童的预后转归及调养是有丰富经验的。对于疾病的治疗，也根据每个患者的个体差异，采取不同的治疗方法。重视脾胃的调养在疾病治疗中的作用。

【原文】

广亲宫七太尉，七岁，吐泻，是时七月。其证全不食而昏睡，睡觉而闷乱，哕气，干哕，大便或有或无，不渴。众医作惊治之，疑睡故也。钱曰：先补脾，后退热。与使君子丸补脾，退热，石膏汤。次日又以水银、硫黄二物下之，生姜水调下一字。钱曰：凡吐泻，五月内，九分下而一分补；八月内，十分补而无一分下。此者是脾虚泻。医妄治之，至于虚损，下之即死。当即补脾。若以使君子丸即缓。钱又留温胃益脾药止之。医者李生曰：何食而哕？钱曰：脾虚而不能食，津少即哕逆。曰：何泻青褐水？曰：肠胃至虚，冷极故也。钱治而愈。

【评议】

患儿在农历七月得了呕吐腹泻的疾病。当时临床表现为整天不吃东西而昏昏入睡，睡觉时而胸闷烦乱，气堵住喉咙，干呕，大便时有时无，不口渴。因脾主困，脾虚运化无力，故不能食而昏睡；脾虚不能生肺金，故出现气机上逆，闷乱，哕气，干呕；不能食，故大便时有时无；热不甚，故口不渴。众医因为孩子昏昏入睡，都当作惊病治疗。钱乙认为：应该先补脾，后退热。给予使君子丸补脾，然后用石膏汤退热。次日又以水银、硫黄二物通下，生姜水调下。积滞已去，脾胃仍虚，需要温养，故留温胃益脾药而使之康复。

钱乙接着论述吐泻治疗原则：凡吐泻，五月内，九分下而一分补；八月内，十分补而无一分下。时值七月应七分补而三分下。也就是说三分热而七分寒。即病热少寒多之意。另外钱乙通过观察大便的颜色，泻青褐水是肠胃至虚，冷极故也，得出此者是脾虚泻。当即补脾。给予使君子丸病情即缓解。水银、硫黄为有毒之品，水银临床禁用（后同）。硫黄须按《药典》要求慎用。

【按语】

此案既是脾气不运，胃津不充，当用白术散，如何却用使君子丸？因为白术散中有葛根，升动胃气，宜于清气下陷之证。此案小儿本吐，又有胃气上逆之干呕，胃家浊气上升，故不再使用白术散而用使君子丸。可见钱乙选方用药丝丝入扣。

【原文】

黄承务子，二岁，病泻，众医止之，十余日。其证便青白，乳物不消，身凉，加哽气、昏睡。医谓病困笃[1]。钱氏先以益脾散三服，补肺散三服，三日，身温而不哽气。后以白饼子微下之，与益脾散二服，利止。何以然？利本脾虚伤食，初不与大下，揩置[2]十日，上实下虚，脾气弱，引肺亦虚，补脾肺，病退，即温、不哽气是也。有所伤食，仍下之也，何不先下后补？曰：便青为下脏冷，先下必大虚。先实脾肺，下之则不虚，而后更补之也。

【校注】

[1] 困笃：病重垂危。

[2] 揩置：用手指把药面敷在伤口上称揩，此处揩置作搁置解。

【评议】

患儿腹泻，医生用涩肠止泻法治疗十多天，出现了大便色青白，夹有不消化乳食，身体凉，呼吸不畅，昏睡等症状。其病机是因为误用涩法，使得脾胃消化之机停滞，而宿食不化，导致脾虚寒，故泻下清白夹有不消化乳物；脾主升清，脾虚不运，清阳不升故出现昏昏入睡，身凉；母病及子，脾虚土不生金，又导致肺气虚而哽气。钱乙先用益脾散温中理气、运脾止泻，继用补肺散补益肺气以救目前之急。待脾阳复而身体暖，肺气复而不哽气之后，因伤食积滞未祛，故继则导其滞，用白饼子丸微微下之，以去乳食积滞。下之后继续用益黄散善其后。因白饼子丸有巴豆有毒，后世去乳食积滞不再用白饼子丸微下，而主要用消导药，如麦芽、神曲、生山楂、莱菔子及保和丸等药物治疗。

【按语】

这段医案主要论述小儿脾肺气虚，乳食停滞，当采用先补后攻，攻后再补的治法。其背后治疗思想基于小儿肺脾不足，易虚易实，易寒易热的特点。

【原文】

王附马[1]子五岁，病目直视而不食，或言有神祟所使，请巫师祝神烧纸，病不愈。而钱至，曰：脏腑之疾，何用求神？钱与泻肝丸愈。

【校注】

[1]驸马：驸马都尉之简称。魏晋以后皇帝的女婿照例加此称号，因此"驸马"成为皇帝女婿的代称。

【评议】

患儿双眼睛直视而不吃饭，有人说有鬼神作祟，就请了巫师烧纸祝由，而疾病不好。钱乙说，这是脏腑疾病。因肝开窍于目，"诸风掉眩，皆属于肝"，小儿肝常有余，故用泻肝丸而愈。

【按语】

《灵枢·大惑论》："五脏六腑之精气，皆上注于目而为之精。精之窠为眼，骨之精为瞳子，筋之精为黑眼，血之精为络，其窠气之精为白眼。"《灵枢·脉度》："肝气通于目，肝和则目能辨五色矣。"《灵枢·五阅五使》："五官者，五脏之阅也。……目者，肝之官也。"由于目为肝之窍，须赖五脏六腑之精，尤其以肝脏所藏精血之濡养最为重要，肝气条达舒畅才能维持正常视觉。而且目与肝通过足厥阴肝经经脉相连。因此，肝脏的气血变化可以从眼睛反应出来，查看眼部症状可知肝脏内在变化。如肝脏阴血不足，可见双目干涩，视物模糊，小儿雀目，青风内障等；肝阴不足，肝阳化风，可见目睛上吊，口眼歪斜；肝火亢盛上攻目睛，伤及营血，迫血妄行，而出现目睛充血红肿，甚至暴盲。如小儿脾虚，气血生化不足之疳积症，脾病及肝，肝虚血少不能上荣于目，出现黑睛混浊不清的疳眼症，治疗上多采用健脾清肝、养肝退翳的治法。从"肝"论治眼病是历代医家从临床实践得出的真知。

【原文】

辛氏女，子五岁，病虫痛。诸医以巴豆、干漆、硇砂之属，治之不效。至五日外，多哭而俯仰睡卧不安，自按心腹，时大叫。面无正色，或青、或黄、或白、或黑，目无光而慢，唇白吐沫。至六日，胸高而卧转不安。召钱至，钱详视之。用芜荑散三服，见目不除青色，大惊曰：此病大困，若更加泻，则为逆矣。至次日，辛见钱曰：夜来三更果泻。钱于泻盆中看，如药汁，以杖搅之，见有丸药。钱曰：此子肌厚当气实，今证反虚，不可治也。辛曰：何以然？钱曰：脾虚胃冷则虫动，而今反目青，此肝乘脾，又更加泻，知其气极虚也。而丸药随粪下，即脾胃已脱，兼形病不相应，故知死病。后五日昏笃，七日而死。

【评议】

该患儿病虫厥腹痛，他医以巴豆、干漆、硇砂之类毒药攻伐无效。而后出现多哭而俯仰睡卧不安，自按心腹，时大叫，面无正色，或青、或黄、或白、或黑，目无光而慢，唇白吐沫，胸高而卧转不安等症状，病情险笃。导致虫未驱而脾胃之气败绝，药物吸收较差。故钱乙于泻盆中看，如药汁，以杖搅之，见有丸药。此时虽然形体肌厚气实，形肉未脱，但丸药随粪下，即脾胃虚脱，败证已经难以挽回，形病不相应，故知死病。张寿颐认为此案系"猛药大攻之坏症"，是为庸医误治，具有一定道理。

【按语】

小儿腹痛一证，钱乙大致分为三型，虚寒型腹痛、食积腹痛、虫痛。虚寒性腹痛常见面色㿠白，体弱，不欲食或见下利；治以温中散寒、健脾益气，可用益黄散、调中丸。食积腹痛常见口中气温，面色黄白，多睡，畏食，大便酸臭；可攻下积滞，轻者可用消积丸，甚者可用白饼子丸，下后再健脾和胃。虫痛常见腹痛发作有时，面㿠白，口淡，多沫，易出清水；治宜杀虫止痛，可用安虫散。

【原文】

段斋郎[1]子，四岁，病嗽，身热，吐痰，数日而咯血。前医以桔梗汤及防己丸[2]，治之不愈。涎上攻，吐、喘不止。请钱氏，下褊银丸一大服，复以补肺散、补脾散治之。或问：段氏子咯血肺虚，何以下之？钱曰：肺虽咯血，有热故也，久则虚痿。今涎上潮而吐，当下其涎，若不吐涎，则不甚便。盖吐涎能虚，又生惊也。痰实上攻，亦能发搐，故依法只宜先下痰，而后补脾肺，必涎止而吐愈，为顺治也。若先补其肺，为逆耳！此所谓识病之轻重先后为治也。

【校注】

[1] 斋郎：太庙斋郎简称，为荫补官，职掌太庙祭祀的相关事宜。

[2] 防己丸：方未见。

【评议】

段斋郎的儿子，四岁，咳嗽，发热，吐痰多日，后出现咯血症状。之前的医生用桔梗汤及防己丸治疗。桔梗汤由桔梗、甘草组成，主要是宣肺化痰；防己丸消化痰涎，病情不愈。痰涎上攻，呕吐、喘促不停。于是请钱乙医治。钱乙先用褊银丸下痰涎。褊银丸由巴豆、水银、黑铅、好墨、麝香组成，陈米粥和丸；主治风涎膈实上热，及乳食不消，腹胀喘粗，再用补肺散补肺，补脾散健脾。本案患儿肺虽咯血，是肺热伤络之故，现在久病则成肺虚肺痿。今痰涎上攻而吐，应该下其痰涎，如果不吐涎，就会产生变证，如导致肺虚，生惊发抽搐；痰实上攻，扰乱神明，亦能发抽搐。急则治其标，所以只宜先下痰，而后补脾肺，使得涎止而吐愈，病除而正复，为顺治也。若先补其肺，则痰涎更盛，病情加重。这则医案主要讲述要认识疾病的标本轻重，以确定先后治疗顺序。

【按语】

中医治疗疾病在"辨证论治"的同时应重视"审因论治"。审因论治就是审查产生疾病的根本原因，针对病因制定治疗方案的诊疗模式，在临床诊疗体系中是不可或缺的。症状、证候是疾病形成后的结果，病因则是疾病形成的源头。相对于疾病而言，病因是疾病链的始端。有时病因不祛，源头不断，疾病难愈。《三因极一病证方论》"凡治病，先须识因；不知其因，病源无目"强调了辨病因的重要性。在辨证、辨病治疗难以取得疗效时，往往需要审因治疗。有一些辨证论治其本质为辨因论治，如辨呕吐，有伤食呕吐和非伤食呕，伤食所致者，食积是因，治应消食化积。再如本医案的病因主要是肺热上攻导致血热妄行，产生咯血。审证求因，效果明显。如果对病因重视不足，认为咯血是肺虚所致，就会影响疗效。

【原文】

郑人齐郎中[1]者，家好收药散施。其子忽脏热，齐自取青金膏[2]，三服并一服，饵之。服毕，至三更泻五行，其子困睡。齐言：子睡多惊。又与青金膏一服，又泻三行，加口干身热。齐言：尚有微热未尽。又与青金膏。其妻曰：用药十余行未安，莫生他病否？召钱氏至，曰：已成虚羸。先多煎白术散，时时服之，后服香瓜丸，十三日愈。

【校注】

[1] 郎中：唐宋以后，南方习惯称医生为郎中。

[2] 青金膏：附方作青金丹。

【评议】

这则医案记录医师治疗不当导致误下太过而致虚羸。郑人齐郎中的孩子忽然发热。齐郎中用青金膏，三服并一服用，吃完后到三更出现腹泻五次。可见吃的药物剂量较大，伤及了脾胃，使这个孩子出现疲劳、想睡的症状。脾虚不能运化，脾主困，出现了精神困倦以及脾虚生风的症状。但是齐医生却以为是惊风所致，又用青金膏一服，患儿又腹泻了三次，出现了口干、发热等阴虚津伤内热的症状。齐郎中仍然认为是脏腑微热未除尽，又与青金膏。钱乙认为此时已成了虚羸病。小儿脏腑娇嫩，不耐攻伐，一而再再而三的清热泻下，药过病所，中气受损，脾阳受伤，终至虚羸。钱乙用白术散，使脾之清阳之气振奋，再用香瓜丸苦寒泄热之剂收功。

【按语】

下法是中医学治疗八法之一，是泻下邪热、攻逐积滞之法，具有荡涤肠胃、清热通腑、消积导滞之功能，适用于积热壅遏肠胃的里实证。凡热邪搏结，食积停滞等证，均可用之。攻下法临床运用广泛，急性重病用之得当，常可收到立竿见影之效。由于小儿脏腑娇嫩，形气未充，因此发病容易，传变迅速，在选用下法时，要把握邪气性质，选择合适的药物，配伍恰当，份量适宜，中病即止，使邪祛而不伤正，邪去正复，达到预期效果。

【原文】

曹宣德子，三岁，面黄，时发寒热，不欲食而饮水及乳。众医以为潮热，用牛黄丸、麝香丸，不愈。及以止渴干葛散[1]，服之反吐。钱曰：当下白饼子，后补脾。乃以消积丸磨之，此乃癖也。后果愈。何以故？不食，但饮水者，食伏于脘内不能消，致令发寒，服止渴药吐者，以药冲[2]故也，下之即愈。

【校注】

[1] 干葛散：方未见。

[2] 药冲：药物与病相反，相互冲突。此处指病机本已向上，而又用干葛根之类的升提药，因而导致呕吐。

【评议】

这则医案主要讲述食积发热的治疗方法及临床特点。食积蕴而化热，故出现时发寒热；热盛伤津，则口渴饮水；食积较久者，脾胃气虚，运化无力，故面色发黄，不欲食。现在临床常见患儿饮食不节，如过食肥甘厚味之品，出现舌苔厚腻、口臭等食积内停临床表现。所以用牛黄丸、麝香丸等清热药治疗无效。服用止渴干葛散使胃气上升，激而作吐。钱乙用下法，用含有巴豆的白饼子丸消除积滞，消积丸消食积，脾运复而癖病愈。但小儿正气未充，不耐峻攻，故消下之后仍须补脾，再用补脾法健运脾气，使邪气去而正不伤。

【按语】

小儿肺常不足，脾常不足，肺不足则卫外不固，脾不足则生化无源。小儿发病容易，加之正气不足，无力抵御外邪，则容易二阴合病，即手太阴肺经与足太阴脾经同时发病，产生感冒夹滞。同时患儿饮食不能自节，可因家长喂养失当，导致脾气虚弱，运化失常，食积内热也是导致外感发生的关键因素。食积内热可表现为发热、咽红、口臭、溲黄、便秘，舌红、苔黄厚，脉滑数。治疗一般以保和丸加减。常用消积理气药物有陈皮、莱菔子、神曲、炒谷芽、炙鸡内金、炒麦芽、焦山楂等组成。陈皮，性温，归肺、脾经，功在理气健脾、燥湿化痰；莱菔子有平喘、消食、祛痰之功；神曲味甘，有开胃健脾之功；炒谷芽健脾开胃，消米食；鸡内金健胃消食；炒麦芽疏肝，消面食；焦山楂有活血，消肉食，健胃之功。热重加栀子、石膏，舌苔厚腻加藿香、厚朴。食积内热除了引起外感发热以外，还可以引起咳嗽、呕吐、腹痛、营养不良、口腔溃疡、盗汗、抽动障碍、注意缺陷多动障碍等疾病，临床应注意观察总结。

卷下　诸方

【原文】

大青膏　治小儿热盛生风，欲为惊搐，血气未实，不能胜邪，故发搐也。大小便依度^[1]，口中气热，当发之。

天麻（末，一钱）　白附子（末，生，一钱五分）　青黛（研，一钱）　蝎尾（去毒，生末）　乌蛇梢肉（酒浸，焙干，取末。各一钱）　朱砂（研）　天竺黄（研）

上同再研细，生蜜和成膏，每服半皂子大至一皂子大。月中儿粳米大，同牛黄膏、温薄荷水化一处，服之。五岁以上，同甘露散服之。

学海按：聚珍本蝎尾、蛇梢肉各五分，有麝香研，同朱砂、竺黄各一字匕。方末附录云：阎氏集《保生信效方》内小儿诸方，言皆得于汝人钱氏。其间大青膏无天麻，有大青生研一分，其余药味分料和制，与此皆同。其方下证治云：治小儿伤风，其候伸欠顿闷，口中气热，恶风脉浮，比此为详，只用薄荷汤下。

【校注】

[1]依度：依，按照；度，标准，限度。

【方解】

此为发散风邪之主方。方中天麻、青黛平肝息风，朱砂、天竺黄镇坠痰热，蝎尾、乌蛇梢肉搜风定搐，白附子祛风化痰，使痰热清、肝风息而惊搐定。方名大青者，因膏色青（聚珍本方中有大青）故名。由于此方有朱砂，现已不常用。

【评议】

钱乙指出"肝主风""心主惊"，小儿感受风邪后，肝经热盛可以生风，若同时心经有热，则易为惊搐。急惊风往往与"热""痰""风"相关，热是产生痰和风的根本，热极可以生风，风动可以导致痰的流堵，痰盛可以生惊（惊厥），"热""痰""风"常相互转化。"清热""豁痰""息风"可作为治疗小儿急惊风的主要方法。20世纪50年代，流行性乙型脑炎（简称乙脑）严重危害儿童健康，当代著名中医儿科学家江育仁教授对121例乙脑的诊治工作进行总结，于20世纪60年代初期提出应用"热、痰、风"理论辨证治疗乙脑，认为以清热、豁痰、息风作为治疗主法，可以适用于乙脑初热期、极期、恢复期、后遗症期的整个病程中。

【医案选录】

患者，女，3岁，1972年4月6日初诊。发热20多天，在院外经青霉素、四环素治疗，因高热不退以发热待查入院。入院第2天即见嗜睡，神志模糊，两眼凝视，继而出现四肢抽搐，时作时止，神志昏迷。腰穿脑脊液检查：细胞总数142个/mm^2，淋巴细胞占比88%，糖33mg%，24小时后有薄膜形成，脑脊液找结核杆菌（－）。血常规：白细胞总数10×10^9/L，淋巴细胞占比30%，中性细胞占比70%。胸部X线检查提示肺门淋巴结核。经抗结核治疗7天，因症状未能控制于4月17日特邀宣老会诊，医案记录如下：

伏邪不达，引动肝风，神识不清，两目左大右小，右边手足抽搐，左手略有强直，抽搐无力，睡时露睛，喉间痰鸣，汗出较多，苔薄白，脉弦细。初以宣窍达邪、息风豁痰。处方：鲜石菖蒲6g，全蝎3g，鲜芦根30g，天麻5g，钩藤6g，郁金5g，地龙6g，制僵蚕6g，连翘6g，白附子5g，天竺黄6g，百益镇惊丸1粒开水化服。

4月22日：体温时高时低，肝风未停，左上肢、右下肢强直，有时抽搐，神识不清，牙关略有紧闭，舌质红，苔浊腻，脉沉细。再以息风宣窍、扶正豁痰。药用：防风2.4g，炒黄芪5g，玳瑁（先煎）6g，天麻6g，鲜石菖蒲6g，全蝎尾1g，天竺黄6g，白附子5g，地龙6g，僵蚕 6g，连翘 10g，瓜蒌皮 6g。

4月28日：病情开始好转，抽搐渐止，打针后会哭。半月后，神识渐渐恢复，知道自己名字并开始讲话。改用滋阴养血、和阴息风。处方：南沙参、北沙参各 10g，生地黄、熟地黄各 10g，炙黄芪 5g，炒当归 6g，茯神 10g，白芍 6g，麦冬 6g，地龙 6g，桑枝 6g，干蟾 5g，石决明（先煎）10g。上方出入调治 2 个月，诸症已平，言语行动如平常儿童，未留任何后遗症。8月3日脑脊液检查细胞数为零，痊愈出院。

按：本病例患儿发热 20 余天，入院后即见抽搐昏迷，结合脑脊液检查确诊"结核性脑膜炎"。10 余天后，四肢抽搐渐成半边抽搐，时搐时止，抽搐无力，神昏嗜睡，病已进入结核性脑膜炎晚期，当属"慢惊"范畴。本病多缘禀赋薄弱，先天不足，后天失调，抵抗力减低以致心脾交疲，脾气虚弱，肝阳易亢，久则生热、生风，再因外邪引发，以致正不胜邪；内风鸱张，症见神昏抽搐，痰鸣气促，病属慢惊前驱期（结核性脑膜炎发病期）此时正气已虚，邪热伏于肺胃。治当宣窍达邪、息风豁痰，方中芦根、连翘辛凉达邪；石菖蒲、郁金芳香开窍；佐以天竺黄、制僵蚕、白附子祛风涤痰；钩藤、天麻、地龙、全蝎息风镇惊；百益镇惊丸扶正开窍醒神。当病进入晚期时，正气疲惫，邪气留恋，虚多实少，其病机为脾虚，生化无力，肝失脾之精微所养，以致肝阴不足而生内风，伤及经络。故二诊采用扶正宣窍、息风涤痰，方中加防风、炒黄芪扶正祛风，加玳瑁镇心平肝。三诊病有起色，神识渐清，为防病久迁延，内热不已，以致阴液大伤，筋脉失养而成后遗之症，改用滋阴养血、和阴息风。方中二参、二地、白芍滋阴养血；黄芪益气固卫，配当归以生血；地龙、桑枝、干蟾搜内外之风并能舒筋；石决明平肝；茯神安神，实为调治收功之效方。（宣桂琪. 宣志泉儿科学术思想与慢性惊风医案选［J］. 浙江中医学院学报，1998（04）：28-29.）

【原文】

凉惊丸　治惊痫。

草龙胆　防风　青黛（各三钱）　钩藤（二钱）　黄连（五钱）

牛黄 麝香 龙脑（各一字[1]）

面糊丸粟米大，每服三五丸，金银花汤下。

【校注】

[1]一字：一般指以钱币（币上多铸有字，如"开元通宝"等）抄取药末，填去一字之量，约合0.3g。

【方解】

此方以黄连为主，清心火以除热；麝香、龙脑为辅，开窍以醒神；佐以龙胆草、青黛、牛黄清肝泻胆热、平肝风；使以防风、钩藤疏散外风，共成清心醒神、凉肝息风之功。

【评议】

惊风发搐是儿科常见证候之一，钱乙将小儿急惊风责之于心、肝二脏。由于小儿气血未实，神气未充，肝常有余，真阴不足，柔不济刚，外因火热惊恐，内因痰食积滞，易致肝风内动，心火上炎，风热相搏，每易神昏发搐。热甚易动风，"热者寒之"，故清热应为治疗首务。肝为风木之脏，《素问·至真要大论》云"诸风掉眩，皆属于肝"，肝风的治疗只宜息之于内，不宜煽之扬之。钱乙除应用攻下阳明腑实法以泄热开窍外，还别立清热平肝、芳化凉开之法，凉惊丸即为典型代表，可折其风火相煽之势，泻心宁风。龙胆、青黛凉肝；牛黄泻心火、平肝风，黄连清心；钩藤、防风息风止痉；因有神昏，故取香药麝香、龙脑开窍醒神。小儿脾常不足，胃气怯弱，不宜攻伐，故以丸剂缓之，体现了钱乙注意顾护脾胃的学术思想。

【医案选录】

曹某，男，6岁。起病于盛夏之令。午后头痛，恶寒，继而发热，呕吐。当晚骤然抽搐，神识昏迷，两目斜视，颈项强直，头向后仰，呈角弓反张之势，急诊收住院。体温40.5℃，继作抽搐，口泛涎沫，神识不清，颜面潮红，皮肤灼热无汗，咽红，舌苔白。查体：布鲁辛斯基征弱阳性，巴宾斯基征、克尼格征阳性。脑脊液：细胞数60个/mm^2，中性细胞占比80%，淋巴细胞占比20%，糖50mg%，氯化物1 200mg%。诊断为急惊风病（流行性乙型脑炎）。

江老辨证：此为惊风暑厥证。良由暑风外袭，夹痰热上冲心肝。爰用新加香薷饮解肌透邪，冀其汗出而散，佐以清心平肝。

处方：①香薷 3g，薄荷叶（后下）3g，葛根 5g，淡豆豉 10g，银花 10g，钩藤 12g，僵蚕 10g，天竺黄 5g，干菖蒲 5g，连翘 10g，1 剂。②紫雪丹 2g，分 2 次冲服。

药后患儿汗出，身热降至 38.5℃，痉厥即平，神识转清，口渴索饮，小便黄赤，时呈烦躁，脉弦大。以暑邪伤阴，火势未熄；继以清暑涤痰护阴之法。

处方：玄参心 12g，银花 10g，连翘 10g，青蒿 6g，山栀 10g，小川连 1g，鲜荷叶 3g，薄荷叶 3g，干菖蒲 3g，鲜竹叶 10 片。

此方连服两剂，患儿已热退神清。继予上方出入调治，住院一周出院。（汪受传. 江育仁辨治小儿急惊风经验［J］. 中国医药学报，1986（02）：37-39.）

【原文】

粉红丸（又名温惊丸）

天南星（腊月酿牛胆中百日，阴干，取末四两别研，无酿者，只锉炒熟用） 朱砂（一钱五分，研） 天竺黄（一两，研） 龙脑（半字，别研） 坯子胭脂[1]（一钱，研，乃染胭脂）

上用牛胆汁和丸，鸡头[2]大，每服一丸，小者半丸，砂糖温水化下。

【校注】

［1］坯子胭脂：胭脂的半成品。胭脂，《本草纲目》作燕脂，载其制造之法有四：一以红蓝花汁染胡粉而成；二以山燕脂花汁染粉而成者；三以山榴花汁作成者；四则以紫矿染绵而成，谓之胡燕脂。性味甘平无毒，功能活血解痘毒。《集简方》用坯子燕脂和乳，治鹅口疮。

［2］鸡头：即鸡头米，芡实之俗称。《说文》："芡，鸡头也。"

【方解】

此方治热痰上涌，生风生惊之证。方中朱砂入心定惊，天南星、天竺黄入肝化痰，龙脑通窍，胭脂入血祛风，丸以牛胆汁以清肝胆之热，故能治惊风诸证。

此方与前凉惊丸比较，龙脑减半，又无麝香，通治痰热，但清热之力稍逊，较凉者为温，故又曰温惊丸。

【评议】

急惊风属实属热，为有余之证，具有惊、风、痰、热四大特征，治疗上以镇惊、息风、清热、豁痰为基本原则。粉红丸可清肝、定惊、豁痰、息风，针对痰热生风而设。因方中胭脂、朱砂皆赤，使丸色粉红，故名之为粉红丸。钱乙认为"小儿病疳，皆愚医之所坏病"（《小儿药证直诀·诸疳》），强调对小儿脾胃的呵护和调理，《小儿药证直诀》中所列方药无不药味精简、药量精炼，避免加重小儿稚体的负担。这种思想，在方后的服药饮品中也有所体现。砂糖水，由甘蔗汁煎炼而成，性味甘温。《小儿药证直诀》中建议以砂糖水服下的有温惊丸、泻青丸及安神丸，这些丸剂中均含味苦性寒的刺激性药物，以砂糖温水化下，以期缓解药物偏性，力求顾护小儿胃气。

【医案选录】

赵幼，7岁。9月15日初诊。恙经七日，始则寒战高热，继而神志昏迷，日来昏迷愈重，肢搐频作，两目上窜，牙关紧闭，呼吸尚平，汗出颇多，鼻准厥冷，腹部肌热，大便秘结，小便色黄，脉象沉伏，舌苔厚腻湿润、浮罩灰黄。此系痰热蕴结，痰甚于热，内蒙心窍，引动厥阴之风，气机闭郁，阳证似阴，当与元阳衰脱者鉴别之。若闭证不解，则有内闭外脱之虞。当前治法，急宜豁痰为主，泄热开窍为辅。

礞石三钱，老竺黄三钱，陈胆星二钱，葶苈子二钱，姜半夏三钱，陈皮二钱，石菖蒲一钱半，广郁金一钱半，石决明一两，钩藤三钱，制僵蚕三钱；辰金丸三粒，每次一粒，六小时一次，开水化服。

9月16日复诊。昨进豁痰开窍，大便似酱夹痰，抽风未作，牙关已开，脉转弦滑，舌苔灰腻湿润，神志仍然不清，汗多于夜，小溲色混，四肢温和。此痰浊虽有下行之机，但未尽彻，故心窍仍蒙，神明无主。再拟化痰开窍为主，使其痰除则神清。

老竺黄三钱，姜半夏二钱，陈胆星一钱半，石菖蒲二钱，广郁金一钱半，干姜六分，黄连五分与上药同炒，明天麻一钱半，牡蛎四钱，龙齿四钱，钩藤四钱，磁石四钱。

按：上方服两剂后，神志得清，舌苔化薄，继用温胆汤加味，六日而愈。（奚伯初. 奚氏儿科医案［J］. 江苏中医，1966（04）: 35-37.）

【原文】

泻青丸　治肝热搐搦[1]，脉洪实。

当归（去芦头，切焙、秤）　龙脑（焙，秤）　川芎　山栀子仁　川大黄（湿纸裹，煨）　羌活　防风（去芦头，切焙、秤）

上件等分为末，炼蜜和丸，鸡头大，每服半丸至一丸，煎竹叶汤同砂糖温水化下。

学海按：聚珍本方后附录云：王海藏斑疹改误云：东垣先生治斑后风热毒，翳膜气晕遮睛，以此剂泻之，大效，初觉易治。

【校注】

［1］搐搦（nuò）：即指抽搐痉挛。

【方解】

龙脑即冰片，性味苦寒，善散火郁，辛香走窜，能通诸窍，内服能开窍回苏，类似麝香而作用稍逊，用之能泻火醒神；与山栀、大黄相合，入肝经泻火下行；又合羌活、防风搜风散火；再加当归、川芎养血润肝以息风。对于肝经实火而致的抽搐，可用此方。如仅见肝经实热之证而无神昏抽搐者，龙脑可易龙胆草。

《保赤新书·惊风》曰："此是钱氏自制之方药，以苦降为主，甚为合法。当归一味，意在补血，宜用归身；川芎一味，为当归之佐。归当重，芎当轻。胆草为泻肝主药，熟军为佐药，二味皆为劫药，有大力量，宜少不宜多。羌、防为风药，须视外感为进退。此方本宜制丸，惟制丸则药量不能活变，仍以煎剂为适当。"

【评议】

肝为风木之脏，主疏泄，喜条达而恶抑郁。肝郁失疏，气机滞结，日久可变证百出。初则化热、化火，进而耗血、伤阴，终至阳亢、风动。火邪扰神，可见烦躁不安、痉厥。泻青丸用于肝热动风而致搐搦等症，可清肝泻火、定惊止搐，用山栀、大黄系苦寒直折法。肝郁化火，日久则伤肝血，当归、川芎养血调肝以补肝体。清肝太过则抑制了肝气的条达之性，《医方考》于泻青丸条下指出"（羌活、防风）皆升散之品，此火郁发之、木郁达之之意"。"火郁发之"一语出自《素问·六元正纪大论》，火郁是指阳气郁遏不达所导致的一类特殊火热病理现象。张介宾曰："凡火所居，其有结聚敛伏者，不宜蔽遏，故当因其势而解之、散之、升之、扬之，如开其窗，如揭其被，皆谓之发，非独止于汗也"（《类经·运气类·五郁之发之治》）。故凡治火郁之证，切忌大剂苦寒清解，总当顺其性而扬之，因其势而导之，但升之、散之；不可过于凉遏，以免冰伏其邪，使热不得外越而内陷。《素问·脏气法时论》曰："肝欲散，急食辛以散之。"防风乃升散之品，其味辛，且直入肝经，可使蕴于肝经之郁火得以宣散；防风为风药中之润剂，可祛风止痉而无伤阴之弊。羌活不仅引药入督脉，更能调达肝气，防止清肝太过而致肝气壅遏。于大队寒凉药中加入温性风药，不会改变方剂的药性，而只发挥其发散郁火的功用，取木郁达之之意，降中有升，使邪有出路。清宣郁热适用于一切火热壅郁不得宣达者。本方妙在用大黄一味缓泻之，引热从大便而去，无腑实证而用下法，实"以泻代清"之理。以蜜为丸者，借甘缓健脾也。"肝为相火，有泻无补；肾为真水，有补无泻。"（《养生导引法·老人门》）《小儿药证直诀》中心、脾、肺三脏有补有泻，肝则单用泻青丸泻肝，未出补肝之方；肾则单用地黄丸补肾，未出泻肾之方。需补肝时可用地黄丸补肾柔肝、滋水涵木，需泻肾时可用泻青丸泻肝。这就是后世乙癸同源、肝肾同治的先河。

【医案选录】

医案一

周某，男，1岁，1964年5月12日初诊。一周前发热出疹，疹没已三日，身热不退，体温39～40℃以上，昨日抽搐三次，予抗生素、镇静剂、降温等未效，昨夜今晨又抽四次，乃邀会诊。见灼热无汗，头项后屈，哭闹烦躁，时目睛上吊，口紧，舌红苔黄少津，脉数疾。

诊为热极生风，津液已伤。予泻青丸加减：龙胆草 2g，栀子 4.5g，川芎 1.5g，生地 7g，僵蚕 6g，钩藤 6g，全蝎 3 个。一剂。次日仍抽，上方改栀子 6g，加生石膏 12g，羚羊角（先煎）1.5g。一剂减，二剂止。后予养阴清热、平肝息风之剂调理而愈。（田淑霄，李士懋．谈《温病条辨·解儿难》之论痉［J］．中医杂志，1986（01）：49-50．）

医案二

赵某，男，6 岁，初诊日期 1990 年 6 月 11 日。频发点头、耸肩，四肢抽动半年，曾经某医院检查，确诊抽动秽语综合征。间断服用西药，效果不佳。现症仍频频点头，眨眼，耸肩张口，四肢抽动有力，烦躁不安，性情固执，便干溲黄，舌红，苔白厚，脉弦数。证属肝亢化火，厥阴风动。治当泻肝清火，息风镇静。方用：龙胆草 10g，山栀 3g，制大黄 10g，防风 10g，羌活 5g，当归 10g，川芎 5g，钩藤 10g，菊花 10g，大白芍 10g，全虫 3g，蜈蚣 1 条。14 剂，每日 1 剂，水煎，分 2～3 次服。

二诊：药后大便通畅，身出微汗，烦躁、抽动明显减轻，惟劳累或激动后尚有发作。自觉咽中不适，时作吭声，检查咽部红赤。舌红，苔白，脉数而微弦。治当清热利咽，佐以平肝息风。玄参 10g，板蓝根 10g，山豆根 5g，生甘草 3g，桔梗 5g，牛蒡子 10g，龙胆草 10g，山栀 3g，黄芩 10g，钩藤 10g，蝉蜕 3g，僵蚕 10g，14 剂。服法同上。

按：本例患儿性情固执，木失条达，郁结不展，化火生风，而致肝亢风动之证。频频摇头耸肩，筋脉失展，肢体抽动有力，长期不已，故用羌活、防风引火上行，散之于外；当归、川芎、白芍养血润燥，疏之于内；钩藤、菊花、蜈蚣、全虫通络解痉，以制风动。由于肝亢化火，非苦寒泻火之品不能平，故用龙胆草大苦大寒直泻肝火；山栀、大黄通利二便，导热下行。用药两周后抽动明显减轻，因咽部不适，转拟清热利咽，佐以平肝息风。前后治疗 6 周诸证消失，为巩固疗效，再调治 3 月。1 年后随访，精神食欲如常，症未复发。（刘弼臣，陈丹．小儿抽动 - 秽语综合征中医辨治初探［J］．中国医药学报，1992（04）：43-45．）

【原文】

地黄丸　治肾怯失音，囟开不合，神不足，目中白睛多，面色㿠白等方。

熟地黄（八钱）　山萸肉　干山药（各四钱）　泽泻　牡丹皮　白茯苓（去皮。各三钱）

上为末，炼蜜丸，如梧子大，空心，温水化下三丸。

【方解】

此方系《金匮要略》肾气丸中去桂、附而成。钱乙认为小儿肾阴未充，无烦益火，因而去桂、附之温肾，而专为肾阴虚者设。方中熟地黄滋补肾阴、填养精血；山茱萸补肾滋肝；山药健脾补肺；茯苓、泽泻渗利湿热；丹皮清泻伏火。补中有泻，补而不滞，对于小儿先天不足、肾阴失充而致之行迟齿迟、解颅、失音、肾疳、肝疳、阴虚发热诸症，可用此方以滋化源。

《医方论》曰："此方非但治肝肾不足，实三阴并治之剂。有熟地之腻补肾水，即有泽泻之宣泄肾浊以济之；有萸肉之温涩肝经，即有丹皮之清泻肝火以佐之；有山药收摄脾经，即有茯苓之淡渗脾湿以和之。药止六味，而大开大合，三阴并治，洵补方之正鹄也。"

【评议】

钱乙根据《颅囟经》小儿"纯阳"的思想，以及小儿在疾病过程中常呈阴虚阳亢、阳多阴少的临床实际，力纠唐宋以来滥用温燥之品的弊端，在治疗上以顾护阴液为要，主张"柔润"，反对"痛击""大下"和"蛮补"，此正合小儿阴常不足的生理特点。钱乙善于化裁古方为儿科所用，去《金匮要略》肾气丸中温燥之桂、附，存柔润之六味，遂变温阳之剂为养阴之方，创立了地黄丸，以地黄为主药而主补肾，故方以补肾为功。《四库全书总目提要》谓："小儿经方，千古罕见，自乙始别为专门，而其书亦为幼科之鼻祖。后人得其绪论，往往有回生之功。如六味丸方，本后汉张机《金匮要略》所载崔氏八味丸方，乙以为小儿纯阳，无烦益火，除去肉桂、附子二味，以为幼科补剂。明薛己承用其方，遂为直补真阴之圣药，其斟酌通变，动契精微，亦可以概见矣。"《医宗金鉴·删补名医方论》云："地黄禀甘寒之性，制熟则味厚，是精不足者补之以味也，用以大滋肾阴，填精补髓，壮水之主。"生地黄味苦性寒，重在养阴清热凉血；经黄酒制后的熟地，变为味甘性微温，具有补血滋阴、填精补髓之功，尤长于滋补肾阴。本方为补泻兼施之剂，熟地黄、山茱萸、山药补肝、脾、肾三阴之不足以治其本，泽泻、丹皮、茯苓泻三阴虚火湿浊之有余以治其标，标本兼治，补泻结合，补中有泻，寓泻于补，相辅相成，而"三补"用量重于"三泻"使补而不滞，降泻而不伤正，以奏补虚之功。由于肾阴亏虚，常常导致虚热内生，甚者虚火上炎，故在有熟地、山药、山茱萸温补的同时，还配有丹皮清泄肝火，茯苓、泽泻利水而助于清热。肾为先天之本，肾藏精，肝藏血，肝肾同居下焦，精血同源，故"肝肾同源"，今肾阴不足，与肝血不足有关，故方用熟地补肾阴，又有山茱萸养肝血，血足可以转化为精。脾为后天之本，运化水谷精微以养五脏，故用山药健脾益肾，以使肾精有所来源。小儿"脏腑柔弱，易虚易实"，如治虚证而径用呆补，则常因运化无力而致脾胃壅滞，本方三补三泻，清补同用，通补开合，以通为补，补中有泻，补而不滞，洵为平补之典范。钱乙谓肾主虚，无实证。他认为："儿本虚怯，由胎气不成，则神不足，目中白睛多，其颅即解……或有因病而致肾虚……肾虚则畏明，皆宜补肾，地黄丸主之。"（《小儿药证直诀·肾虚》）主张用滋补肾阴的方法，治疗小儿先天不足、囟开不合、足软行迟、语迟等症。钱乙所立地黄丸注重补益小儿肾阴，这对元代朱震亨创导的"阳有余，阴不足"之说以一定的影响，且被明清时期的医家如薛己、赵献可等所采纳。钱乙所提出的小儿肾主虚之论，实开后世补肾一大法门。后世医家将地黄丸推崇为滋补肾阴的基础方，在其基础上变裁而成"杞菊地黄丸""知柏地黄丸""左归饮""都气丸"等有效方剂，对后世中医滋阴理论以及方药理论的发展都有深远的影响。吴瑭则从小儿体质出发，从钱氏地黄丸悟儿科用药论，"小儿，春令也，东方也，木德也，其味酸甘……调小儿之味，宜甘多酸少"；其反对恣用苦寒，以存阴退热为第一妙法，"存阴退热，莫过六味之酸甘化阴"（《温病条辨·解儿难·儿科用药论》）。吴瑭此说，实发地黄丸方论。

【医案选录】

沈某，男，12 岁，1980 年 1 月 3 日初诊。3 个月前因急性肾炎而住院，当时尿蛋白（＋），有少许红细胞及颗粒管型，血压 180/120mmHg，全身浮肿，少腹部及外阴部均水肿。治疗后，症状体征基本消失而出院，在家中休养，病情尚稳定。11 月份作阿迪氏计数，谓有大量红细胞。目前自觉疲乏，两腿无力，饮食一般，低盐膳食，尿常规基本正常。血压 124/68mmHg，脉浮数无力，苔薄白。处方：生地黄 10g，茯苓 10g，泽泻 10g，女贞子 10g，怀山药 12g，丹皮 9g，菊花 10g，枸杞子 10g，旱莲草 10g，怀牛膝 9g，桑椹子 10g，夏枯草 10g。

王老按：证如上述。诸风掉眩，皆属于肝，而肝木不养，原于肾水不足，诸证目前已见悉减，唯颜面青苍，血压偏高，应滋肾平肝为治。（俞景茂. 保婴泰斗 后学楷模——纪念恩师王伯岳诞辰 100 周年［J］. 浙江中医药大学学报，2009，33（05）：705-708.）

【原文】

泻白散（又名泻肺散） 治小儿肺盛，气急喘嗽。

地骨皮 桑白皮（炒。各一两） 甘草（炙，一钱）

上锉散，入粳米一撮，水二小盏，煎七分，食前服。

学海按：聚珍本甘草作半两。

【方解】

泻白散为泻肺清热之剂，方中桑白皮泻肺化痰，降逆平喘；地骨皮以退伏热；甘草、粳米益胃和中。此方对于肺有伏热之喘嗽甚为合适，故李时珍称此方为泻肺诸方之准绳。若外感风寒所致之喘嗽则不宜使用，否则清凉抑降更增其壅，使外感之邪不能透达。肺主西方，其色为白，故曰泻白。

《温病条辨·解儿难·泻白散不可妄用论》曰："此方治热病后与小儿痘后，外感已尽，真气不得归元，咳嗽上气，身虚热者，甚良；若兼一毫外感，即不可用。如风寒、风温正盛之时，而用桑皮、地骨，或于别方中加桑皮，或加地骨，如油入面，锢结而不可解矣。"

【评议】

《医宗金鉴·删补名医方论》云："白者，肺之色；泻白，泻肺气之有余也。"泻白散清泻肺热，以治小儿肺盛伏热，气急喘嗽。钱乙指出，"小儿脏腑柔弱，不可痛击"，小儿"脏腑柔弱，易虚易实"。故用药力戒呆补峻攻，其所创制的祛邪诸方，从不单纯攻邪，而常于祛邪方中伍以扶正之味，意在治实防其虚。泻白散虽曰泻剂，但是泻而不伐生气，其以甘寒柔润之品，清中有养，苦泄之余不忘扶正。方中桑白皮甘寒入肺，清降肺火，兼化痰、降逆平喘；地骨皮甘淡寒，归肺、肾经，直入阴分，协助桑白皮清肺中伏火；甘草、粳米益胃和中，有补土生金之义，体现了钱乙疗治诸疾、立方用药必先照顾脾胃的主张。《笺正》谓："此为肺火郁结，窒塞不降，上气喘急者之良方。"泻白散为清热泻火之剂，泻肺而不伤气，清热而不寒中，其所以不用苦寒之芩、连者，是因为芩、连易于化燥伤阴。诚如清代医家费伯雄所说，泻白散"若加黄连，反失立方之旨"（《医方论》）。唯有泻实顾虚，泻肺护胃，才能有泻肺清热之功而无苦寒碍胃之弊。对于肺虚热本方是否适用，钱乙谓："虚热，少服泻白散"（《小儿药证直诀·肺虚热》）。后世医家亦认为本方不仅可以治疗肺实热证，亦可以治疗肺虚热证。如吴瑭谓："此方治热病后与小儿痘后，外感已尽，真气不得归元，咳嗽上气，身虚热者，甚良。"（《温病条辨·解儿难·泻白散不可妄用论》）吴瑭还认为，外邪未去不可用泻白散，盖泻白散之药味，非但不能表散外邪，而反有恋邪之弊。

【医案选录】

医案一

患者，男，14岁。主诉：咳嗽、咽痒1个月余。一诊：患儿咳嗽、咽痒1月余，咳声重浊，有痰难咯，声音嘶哑，喜清嗓，多汗。查体：一般可，咽红，扁桃体Ⅰ度肿大，肺部听诊无殊。患儿在当地医院诊为慢性咽喉炎，曾间断服用抗生素、止咳糖浆、润喉片等治疗，无好转。五官科喉镜检查示：杓状软骨黏膜苍白水肿，声带稍水肿。考虑为变应性喉炎。患儿平素喜食油炸辛辣食品，形体略胖。舌红，苔薄白，脉沉。辨证为外感风热，肺失宣肃；治当清泻肺热，疏风利咽。拟止嗽散合泻白散加减治之。方药：炙麻黄3g，杏仁9g，桔梗6g，百部9g，紫菀6g，浙贝9g，桑白皮9g，制半夏6g，黄芩6g，荆芥6g，丹参6g，地骨皮6g，川贝6g，炙甘草3g。7剂。

二诊：患儿咳嗽声哑好转，但仍有单声咳嗽，咽喉不利，咽痒，喉中似有痰阻，声稍重浊，汗减，纳可。查体：听诊无殊。舌红，苔中白浊，脉沉。治拟原法。百部9g，桔梗6g，川贝6g，浙贝9g，紫菀6g，威灵仙9g，荆芥6g，苦杏仁9g，白前9g，牛蒡子6g，前胡6g，蝉蜕3g，丹参6g，黄芩6g，白鲜皮6g，炙甘草3g。7剂。

三诊：咽痒、声哑明显好转，仍有单声咳嗽，痰少，咳嗽减轻，夜咳好转。汗收，纳可。查体：听诊无殊。舌红，苔薄白，脉沉。患儿肺气已宣，风痰渐消，咳嗽咽痒明显好转。治拟原法出入，予上方加木蝴蝶4.5g以清肺利咽。继续巩固治疗2周后痊愈。

按语：本例患儿平素喜食肥甘厚味、辛辣之品，形体壮实，郁而化火，炼液成痰，痰黏而难咯；又外感风邪，内夹郁火，壅结于喉，致使咽痒生咳、声嘶、咯痰不畅，迁延难愈。因此，俞老师"寒温并用，攻补兼施"，以止嗽散合泻白散加减治之。止嗽散化痰降气，虽温但不燥，虽润但不腻；泻白散用桑白皮、地骨皮清泻肺热，降逆止咳，更加炙麻黄温散之品以助宣肺。患儿病在咽喉，故加木蝴蝶、牛蒡子等利咽。又因病情迁延，久病必瘀，故加用丹参活血养血以疏风。（董逸翔，陈华．俞景茂教授治疗小儿慢性咳嗽经验探析［J］．浙江中医药大学学报，2014，38（02）：147-149.）

医案二

刘某，女，9岁。2012年7月13日初诊。主诉：咽痒、清嗓3个月。患儿今年4月份外感后流涕、喷嚏、咽痒、偶而咳嗽、喉中有痰，先后使用感冒、咳嗽中成药及阿奇霉素、阿莫西林、"顺尔宁"后，流涕、喷嚏、咳嗽逐渐好转，但咽痒、清嗓不止。刻诊：患儿清嗓时时发作，自诉咽干作痒，偶尔干咳，无发热，纳可，二便正常，余无明显不适。咽部充血，扁桃体不肿大，舌苔薄白。诊断为喉痹（慢性咽炎）。证属肺热结咽伤阴，治以清肺利咽养阴，取泻白散加减。处方：桑白皮10g，地骨皮10g，蝉蜕6g，玄参10g，生地黄10g，胖大海5g，青果6g，虎杖12g，紫花地丁15g，败酱草15g，芦根15g。7剂。每日1剂，水煎服。

7月20日二诊：服药后咽痒、清嗓、咽部充血减轻，余无明显不适。予原方加减再进。处方：桑白皮10g，地骨皮10g，蝉蜕6g，玄参10g，生地黄10g，木蝴蝶2g，牛蒡子10g，虎杖12g，紫花地丁15g，土牛膝12g，罗汉果10g。14剂。每日1剂，水煎服。

8月3日三诊：患儿咽痒已止，清嗓偶作，咽部淡红。再以上方加减，就诊两次，服药28剂，证情已愈。

按语：本案患儿病程3个月余，肺热结咽未解，肺阴已伤，因而咽痒、清嗓不止。治以清肺利咽养阴。选桑白皮、地骨皮、蝉蜕、胖大海清肺利咽，玄参、生地黄、青果、芦根养阴生津，虎杖、紫花地丁、败酱草清咽解毒。缓解后按原治法加减用药，使之获愈。（汪受传. 汪受传儿科医案［M］. 北京：中国中医药出版社，2020：35-36.）

【原文】

阿胶散（又名补肺散） 治小儿肺虚，气粗喘促。

阿胶（一两五钱，麸炒） 黍黏子（炒香） 甘草（炙。各二钱五分） 马兜铃（五钱，焙） 杏仁（七个，去皮尖，炒） 糯米（一两，炒）

上为末，每服一二钱，水一盏，煎至六分，食后温服。

【方解】

阿胶散用阿胶养阴补肺；而用马兜铃、牛蒡子（黍黏子）开宣肺气，使不壅塞；杏仁降肺以止咳；甘草、糯米补脾土而养肺金。又名补肺散，是补肺阴之中兼补脾气，滋补之中兼以宣肃。凡肺损久嗽、阴虚气郁者，皆可应用。

马兜铃味甚苦，口服易致恶心呕吐。近年来研究发现马兜铃的主要有效成分为马兜铃酸，有毒，对肾脏有损害，现已不用。

【评议】

重视扶正祛邪是钱乙制方的一大特色。邪热为外来之因，属实；虚火系内在之变，属虚。但虚火又常是在邪热久羁、肺阴受灼的病理变化下产生的。钱乙对肺阴虚病嗽，津液受损，咽干痰少甚至咯血的患儿，常取养阴补肺法，阿胶散为其代表方。本方又名补肺散，为钱乙自立方，方中阿胶养阴润肺为主药，马兜铃清热降火，牛蒡子利膈滑痰，杏仁下气润燥，糯米、甘草补益脾胃。钱乙善于利用五脏间的相互关系以恢复脏腑功能，本方既从肺之本脏施治，又用甘草、糯米护脾胃以养肺金。正如《医方考》所云："燥者润之，今肺虚自燥，故润以阿胶、杏仁；金郁则泄之，今肺中郁火，故泄以兜铃、黏子；土者金之母，虚者补其母，故入甘草、粳米以补脾益胃。"阿胶散以养阴为主，亦兼有补气作用，为后世之鉴，补肺之剂从此扩矣。本方补肺之中兼以补脾，滋阴之中兼以宣肃，虽曰补剂，然补而不滞，补中有泻，寓泻于补，泻之即所以补之，两者相反相成，为后世治疗肺损久嗽属阴虚气郁证者之常用方剂。马兜铃有催吐功能，服后可作恶呕痰，随之痰咳明显减轻。由此可知，原方之配伍以马兜铃涌吐胶痰，而以糯米养护胃气，良有深意。本方宜暂用而不宜久用。

【医案选录】

徐某，女，3岁。患儿原有咳喘之症，近来嗽作不止。咯痰不爽，食纳少味，肺弱而易汗，阴亏而口渴，舌红苔剥，脉见濡数。肺气素虚，阴亏痰阻。予补肺阿胶散加味。阿胶（烊冲）9g，马兜铃9g，牛蒡子6g，杏仁6g，清甘草3g，糯米（包煎）30g，款冬花9g，北沙参9g，紫菀6g，橘红4.5g。5剂药后咳嗽大减，痰吐爽利，纳食初动，舌苔尚剥。继以清养肺气兼化痰浊。连服2周而愈。

临床尝见，投以马兜铃后辄有作恶呕痰之验，是该药原有促吐功用，往往排痰之后，喘咳显减。于此可体会到，钱乙原方之配伍，以马兜铃涌吐胶痰，而糯米可护胃气，乃具深意焉。（董廷瑶，宋知行.小儿咳喘的治疗经验［J］. 辽宁中医杂志，1983（06）：1-4.）

【原文】

导赤散 治小儿心热，视其睡，口中气温，或合面睡，及上窜咬牙，皆心热也。心气热则心胸亦热，欲言不能，而有就冷之意，故合面睡。

生地黄 甘草（生） 木通（各等分）

上同为末，每服三钱，水一盏，入竹叶同煎至五分，食后温服。一本不用甘草，用黄芩。

【方解】

此方是钱乙治疗心热的代表方。方中生地黄凉心血，竹叶清心气，木通降心火、利小便，甘草解毒和中，共导心与小肠之火由小便而出。立方之旨全在清心火而兼养阴，利水而能导热。故凡心经热炽，面赤烦躁，咬牙口渴，心胸灼热，意欲就冷，或心移热于小肠，口糜舌疮，小便赤涩，热淋茎痛等证，皆可应用。近年来的研究发现，关木通能导致肾损害，久服可致肾硬化，现已不用。替换为用木通科木通，或梗通草代之。

《保赤新书·惊风》："此方分量，亦须变通。生地质重，木通质轻，不可等分。甘草亦宜轻，非不可重，为其甜也。此方以木通为主药，分利小便，所谓心邪从小肠泻也。心配赤色，故名导赤。"

【评议】

导赤散，导心经之火下行，心属火主赤，故名之。《医宗金鉴·删补名医方论》云："赤色属心。导赤者，导心经之热从小肠而出，以心与小肠为表里也。"心热是实热还是虚热，各家争议颇多。张寿颐认为心经之热系实热，《笺正》云："睡中口气甚热，当为胃火有余之征。上窜，盖指目之上视而言，则内热火升……惟导赤散清火泄热，导之下降，以治诸症，固无不可。"《医宗金鉴·删补名医方论》云"此则水虚火不实者宜之"，认为心经之热系虚热。本方可清心养阴，利水导热，临床用本方治疗"心热"之偏于实或偏于虚者，皆可收功。钱乙处方用药力求清灵柔润，其所以不用苦寒之芩连者，是因芩连易于化燥伤阴故也。根据小儿脏腑娇弱、易虚易实、疾病变化迅速的特点，钱乙重视扶正祛邪，其在立方时，力戒蛮补峻攻，治实证防其虚，治虚证防其实。导赤散导心热而不伤心阴，补心阴又不滋腻敛邪，清心与养阴兼顾。生地黄凉血滋肾，有泻中兼补之义，体现了钱乙处处顾护其正气、泻而不伐生气之意。季楚重曰："钱氏制此方，意在制丙丁之火，必先合乙癸之治。生地黄凉而能补，直入下焦，培肾水之不足，肾水足，则心火自降。"（《古今名医方论》）明代的《奇效良方》扩大了本方运用范围，用其治疗"心移热于小肠"所致的小便赤涩淋痛等。直至近代其临床应用范围又进一步扩大，以其治疗小儿心热夜啼、复发性口腔溃疡、疱疹性口炎、溃疡性口炎、鹅口疮等。

【医案选录】

医案一

张某，男，5岁，2018年11月10日初诊。发热伴口腔破溃3天。患儿3天前起发热，峰值39℃左右，伴口腔破溃，口腔疼痛，纳少，手足无疱疹，偶有咳嗽，无流涕，大便干结难解，平素二三日一行。自服药物及在当地输液（具体用药不详）治疗后未见显效，身热反复，峰值38.5～39℃，口渴多饮，小便短赤，舌苔黄腻，质红，脉滑数。患儿平素喜食荤食及辛辣油炸之品，不喜食蔬菜。此乃积滞生胃肠瘀热，上炎口窍，而为口疮。中医诊断：口疮。西医：疱疹性口炎。治以通腑泄热、清心导赤。方选加味导赤散加减。处方：生石膏（先煎）30g，芦根30g，竹叶10g，生地10g，槟榔10g，灯心草3g，熟大黄5g，莪术10g，莱菔子10g，甘草5g。2剂。2日1剂，分次顿服。

2018年11月15日二诊。2剂中药已服完，身热已退，口渴多饮好转，口腔破溃明显好转，舌尖仍见1枚溃疡，大便一二日一行，较前易解，为黄色软便及糊状便，舌苔薄黄腻，质红。原方中熟大黄改为1g，余药同前，继服2剂而愈。处方：生石膏（先煎）30g，芦根30g，竹叶10g，生地10g，槟榔10g，灯心草3g，熟大黄1g，莪术10g，莱菔子10g，甘草5g。2日1剂，分次顿服。

按：此病例乃患儿平素喜食荤食及辛辣油炸之品，不喜食蔬菜，积滞壅阻胃肠，蕴而生为胃肠瘀热，上炎口腔所致，为实证。胃肠瘀热不除，口疮难愈。李老对于此类胃肠瘀热引起的口疮常选验方加味导赤散加减，通腑泄热，清心导赤。方中莪术、熟大黄为李老常用与槟榔、莱菔子配合，消积导滞、通腑泄热；生石膏、竹叶、甘草清其邪热；芦根养阴和胃。诸药共济可釜底抽薪，清除胃肠瘀热。（袁洋，陈光明，徐玲，等．李乃庚运用"胃肠瘀热"理论治疗儿科疾病经验［J］．四川中医，2019，37（12）：1-3.）

医案二

李某，女，6岁。2018年9月2日初诊。主诉：夜寐不安5年余。患儿自幼夜寐不安，寐中易醒。现患儿一般晚21：30～22：00上床，晨6：30起床，其间多动少寐。左眼睑有一睑腺炎，稍见红肿。平素口腔黏膜易生溃疡，疼痛不显。纳食可，二便调，咽红，舌尖红，舌苔薄黄。诊断为少寐（睡眠障碍），睑腺炎。辨证为心火内盛、心神失安；治以清心安神、兼消肿散结。予导赤散加减。处方：淡竹叶10g，生地黄10g，玄参10g，金银花10g，蒲公英15g，麦冬12g，虎杖12g，合欢皮10g，煅龙骨（先煎）15g，灯心草2g，炒枣仁10g。7剂。每日1剂，水煎服。

9月9日二诊：患儿服上药7剂后，夜寐基本不醒，偶有翻身，无打鼾，睑腺炎已消、口疮未发。继予前方出入善后巩固。

按语：少寐一证，临床时有所见。本病证属心神不安，理当从心论治，而分析其成因则有肝火扰心、痰热扰心、心脾两虚、心肾不交、心虚失宁等多种。本案夜寐不安、易生口疮、舌尖红，皆为心火上炎之象，另有睑腺炎反复发生亦为心肝火盛证象。因而治以清心安神，同时消肿散结。取导赤散加养阴宁心、解毒消肿之品，多年痼疾，竟一朝获安。（汪受传．汪受传儿科医案［M］．北京：中国中医药出版社，2020：139.）

医案三

陈某，男性，8岁。1965年6月15日初诊。一周来尿频不畅，日十数次之多，色赤，大便稍干，不欲饮食，时烦，面唇色红，口干舌红，脉数，苔黄。证属心与小肠有热，治宜清热利尿，方用加味导赤散为治。木通 5g，生地 10g，白茅根 12g，桔梗 5g，泽泻 10g，冬葵子 10g，淡竹叶 10g，桑螵蛸 10g，黄连 3g，麦冬 10g，滑石 10g，生草 5g，导赤丹 1 丸，日二次。上方加减，服 6 剂而愈。

按：尿频原因较多，但多由于他脏之病影响膀胱、三焦，因膀胱与三焦都司水道之职。膀胱者，州都之官，津液藏焉，气化则能出，故膀胱不利而失气化为癃。三焦者，决渎之官，水道出焉，故三焦邪实则为闭癃；如心肾不交，阴阳不通，内外关格；热结下焦，壅塞胞内，而气道涩滞；肺中伏热，不能生水，而气化不施；脾经湿热，清气郁滞，而浊气不降；痰涎阻结，气道不通；或久病多汗，津液枯耗；肝经忿怒，气闭不通；脾虚气弱，通调失司；皆能导致尿少而频且不畅行。本例为心与小肠有热所致。（张荣显. 小儿病验案两则［J］. 云南中医杂志，1984（02）：55-56.）

【原文】

益黄散（又名补脾散） 治脾胃虚弱，及治脾疳、腹大、身瘦。

陈皮（去白，一两） 丁香（二钱，一方用木香） 诃子（炮去核） 青皮（去白） 甘草（炙。各五钱）

上为末，三岁儿一钱半，水半盏，煎三分，食前服。

【方解】

此方陈皮、青皮、丁香调气温中，诃子涩肠止泻，甘草甘缓守中，以治气滞于中，滑脱泻利之证。脾喜燥恶湿，此方温燥芳香，能燥湿悦脾，故曰补脾。

《张氏医通·婴儿门》曰："益黄不用补益中州，反用陈、青二橘，辟除陈气，其旨最微。婴儿久泻，连绵不已，乳食积滞于内，故需二皮专理肝脾宿荫，即兼诃子以兜涩下脱，丁香以温理中州，甘草以和脾气，深得泻中寓补之法。"

【评议】

钱乙特别强调调治脾胃的重要性，认为"脾胃虚衰，四肢不举，诸邪遂生"（《小儿药证直诀·腹中有癖》）。在治疗上针对"小儿易为虚实，脾虚不受寒温，服寒则生冷，服温则生热"（《小儿药证直诀·虚实腹胀》），制定了相应的治则与方药。其在《小儿药证直诀·五脏所主》中提出了"脾主困"的重要学术思想，认为脾胃病的证候特点是脾气困遏，运化失职，升降失司，并创立名方益黄散，但观全方之药物组成，并无一味补益药。脾为太阴湿土，得阳始健，以脾喜刚燥也。此方芳香温燥，健脾燥湿，悦脾之性以复其用，故曰补脾，其实为脾虚气滞、湿胜久泻而设，意在于舒展脾气，恢复脾运，故可用于治疗食不消、吐泻、疳证、慢惊等多种疾病。益黄者，乃理气助运以益脾也，非为纯补之剂，张寿颐评价本方"温中行气，脾土虚寒，大便滑泄者宜之，虽名益黄，实非补益脾胃之专药"。万全《幼科发挥·脾经主病》曰："治脾胃寒湿太甚，神品之药也，以补脾胃之虚误矣。"当代著名中医儿科学家江育仁教授认为，小儿脾胃病的病理机制无不与脾运胃纳、脾升胃降的功能有关，于20世纪80年代提出的"脾健不在补贵在运"的学术观点即据于此。

【医案选录】

李某，女，5个月。1981年7月27日入院。入院时已泄泻8天，发热、恶心、呕吐，泄泻日20余次，稀水样便夹奶片、黏液，味臭秽。入院后给去暑化湿清肠剂治疗，热退而泄泻迁延1个月不愈，曾用纯阳正气丸、推拿，西药"复方新诺明"、新霉素等治疗，均无效验。详察患儿精神萎弱，便稀如水，夹奶片及不消化物，便前不哭闹，小溲色清。舌质淡，苔薄腻。辨证为泻久伤及脾阳。乃停用诸药，转以温运。处方：炮姜3g，丁香1.5g，益智仁10g，炙诃子10g，肉桂3g，苍、白术各10g，煨木香6g，每日1剂。次日，便次有增无减，原方照服。第3日起，便次渐减，粪质日稠。守方1周，泄泻已止，大便成堆状，精神、食欲均佳，痊愈出院。（汪受传. 儿科运脾治法及其应用［J］. 实用医学杂志，1986（03）：33-34.）

【原文】

泻黄散（又名泻脾散） 治脾热弄舌。

藿香叶（七钱） 山栀子仁（一钱） 石膏（五钱） 甘草（三两）
防风（四两，去芦，切焙）

上锉，同蜜酒微炒香，为细末，每服一钱至二钱，水一盏，煎至五分，温服清汁，无时。

学海按：聚珍本山栀仁一两，甘草三两云，一作三分。方后有附论石膏文云：南方以寒水石为石膏，以石膏为寒水石，正与京师相反，乃大误也。盖石膏洁白坚硬，有墙壁；而寒水石则软烂，以手可碎，外维青黑，中有细文。方书中寒水石则火煅用之，石膏则坚硬不可入火。如白虎汤用石膏则能解肌热，破痰，治头痛，若用寒水石则误矣。又有一等，坚白全类石膏而方，敲之亦皆成方者，名方解石也，可代石膏用之。南人有不信此说者，季忠尝相与同就京师大药肆中，买石膏、寒水石、方解三种，又同诣惠民和剂局及访诸国医询之，皆合此说，乃信。季忠顷编《保生信效方》，已为辨论，恐小儿尤不可误，故复见于此[1]。

【校注】

[1] 此聚珍本附论石膏与寒水石之辨，系两两相误，后玉露散方下亦误。《本草纲目·石膏》辨之甚明："石膏有软、硬二种。……自陶弘景、苏恭、大明、雷敩、苏颂、阎孝忠皆以硬者为石膏，软者为寒水石；至朱震亨始断然以软者为石膏，而后人遵用有验，千古之惑始明矣。盖昔人所谓寒水石者，即软石膏也；所谓硬石膏者，乃长石也。石膏、理石、长石、方解石四种，性气皆寒，俱能去大热结气；但石膏又能解肌发汗为异尔。理石即石膏之类，长石即方解之类，俱可代用，各从其类也。"

【方解】

此方泻脾胃伏热，故以山栀、石膏泻其积热；重用防风疏散伏火；更用藿香、甘草理气和中，使不伤胃气。诸药分量，各本皆有差异，防风剂量似过大。

《医方集解·泻火之剂·泻黄散》曰："此足太阴、阳明药也。山栀清心肺之火，使屈曲下行，从小便出；藿香理脾肺之气，去上焦壅热，辟恶调中；石膏大寒泻热，兼能解肌；甘草甘平和中，又能泻火；重用防风者，取其升阳能发脾中伏火，又能于土中泻木也。"

【评议】

钱乙指出:"小儿之脏腑柔弱,不可痛击。"(《小儿药证直诀·诸疳》)故其所创制的祛邪诸方,从不单纯攻邪,而是在祛邪药中适当配伍扶正之品,俾祛邪而不伤正。脾气壅滞,气机不畅,蕴而化热。盖足太阴脾经上连舌本,散舌下,脾经有热,即会出现弄舌之象。泻黄散,又名泻脾散,为泻脾实之剂,主治脾胃伏火证,因脾属土主黄,故名之。《医方考·泻黄散》谓:"脾家伏火,唇口干燥者,此方主之。唇者,脾之外候;口者,脾之窍,故唇口干燥,知脾火也。苦能泻火,故用山栀;寒能胜热,故用石膏;香能醒脾,故用藿香;甘能缓脾,故用甘草;用防风者,取其发越脾气而升散其伏火也。"方用清宣泻火之栀子、石膏以泻其伏火。然酝酿郁遏之火热病邪,不可纯用寒凉之品以降泻,恐过于寒凉而使郁热冰伏难解。又"五脏六腑成而未全""全而未壮""脏腑柔弱,易虚易实,易寒易热",单纯苦寒直折,又恐耗伤其正气,故钱乙有"治之勿用冷药及下之"之戒。脾胃伏火证治宜升散宣泄,藿香、防风二药合用,既可散郁热,又可升发脾胃之阳气,此即《黄帝内经》所谓"火郁发之"之义。方中石膏、栀子得藿香、防风之升散,则泻热邪而无伤中之弊;藿香、防风得石膏、栀子之降泻,则散郁热而无助火之虞;又佐以甘草甘缓和中,使升者不得迅升,降者不得速降,缓行于中而奏清热之功。诚如费伯雄所云:"有风药以散伏火,有清药以泻积热,而又用甘缓以和中,使不伤正气,此法颇佳。"(《医方论·泻火之剂·泻黄散》)此方于泻脾之中兼含泻肺,有实则泻子之意。《成方切用·泻火门·泻黄散》云:"李东垣曰:泻黄散,非泻脾也,脾中泻肺也。实则泻其子,以脾为生肺之上源,故用石膏、栀子之类。"观此方中惟有甘草、防风用量甚大,而甘令中满,防风在用于散解脾胃伏火时量宜轻,以取其轻清向上之性,故方中甘草、防风用量疑为传抄所误。

【医案选录】

医案一

高某,女,17岁,2009年8月4日初诊,口唇反复干裂两年。患儿于两年前无明显诱因口唇出现干裂，在当地诊所及县医院诊治，先后给予凡士林外用及药物口服（药物及剂量不详），患者口唇干裂无明显改善，且干裂渐加重，呈反复发作。为进一步治疗，于2009年8月4日来我院门诊求治。刻诊：口周干红，口唇干裂且糜烂渗血，饮食可，大便干，舌尖红，苔黄厚，脉细数。诊为心脾火旺，气阴两虚。治疗应泻心脾之火，益气养阴。投方：藿香10g，防风10g，生石膏（先煎）30g，北沙参15g，山栀10g，丹皮10g，天花粉15g，芦根30g，石斛10g，麦冬10g，制大黄6g，黄连6g，竹叶10g，甘草6g，蒲公英15g，青黛（包）6g，儿茶6g，滑石（包）10g，生麦芽15g，服药6剂。

二诊：口唇干裂减轻，糜烂好转，无渗血，口周略红，饮食可，二便调，舌红，苔黄，脉细数。原方减制大黄，加当归10g，白芍15g，服药6剂诸症悉除，随访至今未复发。

按：此病例患者口唇反复干裂两年，可辨为阴虚，故在泻黄散基础上加天花粉、芦根、石斛、麦冬，反复溃疡加青黛、儿茶，大便干加制大黄，舌尖红加竹叶、甘草。二诊时口唇干裂减轻，糜烂好转，无渗血，大便不干，故减制大黄，加当归、白芍，诸症悉除。（谢晓书，张士卿. 张士卿教授应用泻黄散加减治疗口腔类顽疾的经验［J］. 中医药学报，2011，39（01）：27-28.）

医案二

顾某，女，3岁5个月。2018年9月1日初诊。主诉：反复下唇肿胀、唇周皮疹3年。患儿自两三个月大时即开始出现下唇肿胀、唇周皮疹，色淡红，伴瘙痒。哭闹及食用鱼虾、鸡蛋、芒果等后尤为明显，未查过敏原。近日无外感，无鼻塞、流涕，喷嚏偶作，无揉眼、揉鼻，纳可，大便二三日一行，质干难解，呈颗粒状，小便正常，寐安，无口气，性情较为急躁，口唇干，下唇肿胀、色红，唇周湿疹，咽红，舌苔薄黄。平素体质尚可，不易罹患外感。其母有荨麻疹病史。诊断：唇风（血管性水肿），湿疹。辨证为脾胃积热生风。治法为清脾泄热消风。处方：防风6g，藿香6g，升麻6g，黄连3g，黄芩10g，蒺藜 10g，全瓜蒌 10g，虎杖 12g，地肤子 10g，石膏（先煎）20g，甘草 3g。14 剂。每日 1 剂，水煎服。

9 月 16 日二诊：服药后患儿下唇肿胀减轻、唇周皮疹好转，前天感冒后口唇上方复出现少许皮疹，伴瘙痒。现咳嗽偶作，白痰少许，无鼻塞、流涕、喷嚏，纳可，大便一二日一行、性状好转，咽红，舌苔薄黄，口唇淡红，口周湿疹减轻。心肺听诊阴性。唇风、湿疹显著好转，因感冒而咳嗽偶作，前方微调加宣肺止咳之品再进。处方：防风 6g，桔梗 6g，前胡 10g，全瓜蒌 10g，蒺藜 10g，升麻 6g，黄连 3g，全当归 10g，虎杖 12g，拳参 10g，地肤子 10g，甘草 3g。14 剂。每日 1 剂，水煎服。药后诸症皆平。

按语：唇风一证，因"唇为脾之外窍"，认为因胃经风火上攻而致。《医宗金鉴·外科心法要诀》说："唇风多在下唇生，阳明胃经风火攻，初起发痒色红肿，久裂流水火燎疼。"本案患儿兼有唇周湿疹色红，亦为脾热夹风而患。由此辨证为脾胃积热生风，治以清脾泄热消风，取泻黄散合清胃散加减，3 年痼疾，1 个月获愈。（汪受传. 汪受传儿科医案［M］. 北京：中国中医药出版社，2020：83.）

【原文】

白术散　治脾胃久虚，呕吐泄泻，频作不止，精液苦竭，烦渴躁，但欲饮水，乳食不进，羸瘦困劣，因而失治，变成惊痫，不论阴阳虚实，并宜服。

人参（二钱五分）　白茯苓（五钱）　白术（五钱，炒）　藿香叶（五钱）　木香（二钱）　甘草（一钱）　葛根（五钱，渴者加至一两）

上㕮咀[1]，每服三钱，水煎。热甚发渴，去木香。

学海按：聚珍本葛根二两，余并一两。

【校注】

［1］㕮咀（fǔjǔ）：用口咬断、咬碎。

【方解】

小儿体质娇嫩，气血未充，而气血津液又是生机之本，必须时时顾护珍惜。基于这样的治疗思想，针对胃有虚热、津液亏耗、中气下陷等证，钱乙创立了著名的白术散。此方健脾养胃，又能升清，应用于因运化失司而复津液耗竭，虚热内炽，口渴不止者。方以四君补中；木香、藿香芳香悦脾而健胃；葛根升清止泻，又能解渴，实为临床治疗渴泻之圣药，疳证初起之妙剂，惟多服则佳。

《幼幼集成·泄泻证治》曰："凡大泻作渴者，其病不论新久，皆用七味白术散生其津液，凡痢疾作渴亦然。盖白术散为渴泻之圣药。倘渴甚者，以之当茶水，不时服之，不可再以汤水，兼之则不效矣。"

【评议】

白术散，因白术主补脾，故方以补脾为功，治"胃虚热渴吐泻"，是脏腑辨证的体现。盖脾胃气弱则生化无力，津液自然不足，从而导致燥热内生，身热、烦渴、皮毛干枯、羸瘦诸症蜂起。《素问·阴阳应象大论》："清气在下，则生飧泄"。脾胃为气机升降之枢纽，脾胃气津俱虚，清阳不升，升降失职，运化无权。法当益气生津，升阳举陷，升清降浊。方中药物主以四君，健脾益气而补中；吐泻频发，乃中阳下陷之征，葛根可升举清阳；脾为阴土，喜燥恶湿，藿香、木香可燥湿悦脾，振奋脾胃气机。脾气一健，自能为胃行其津液，而胃津生矣；下陷之脾阳得升，中气得复，升降有序，诸证遂愈。《幼科发挥·脾所生病·泄泻》："胃气上升，津液自生，渴泻止矣。"并称赞其"乃治泻作渴之神方"。《幼幼集成·泄泻证治》谓其："治脾胃虚弱泄泻之圣药也，兼治久泻不止，口渴无度，并痢疾口渴。幼科之方，独推此为第一。"《小儿药证直诀》卷中"朱监簿子五岁夜发热"案，医以凉药解之，发热不减，同时兼见多涎喜睡，大渴引饮。喜睡因脾气伤损，夜热乃中焦清阳之气不升郁结于里所致，大渴由津亏无以上升，多涎则系土不制湿。钱乙明辨中虚，三用白术散力挽颓局，曰："止渴、治痰、退热、清里，皆此药也。"《医宗金鉴·删补名医方论》谓："（七味白术散）治小儿脾虚肌热，泄泻作渴。以木藿之芳香，佐四君入脾，其功更捷；以葛根甘寒，直走阳明，解肌热而除渴也。"钱乙重视调理小儿脾胃，其脾胃学术对后世影响至巨。李杲的脾胃论与钱乙的脾胃学术思想有一定的相承关系。李氏所谓"内伤脾胃，百病由生"的论点，与钱乙

"脾胃虚衰，四肢不举，诸邪遂生"之说如出一辙。李氏甘温补虚除热法或脱胎于此。

【医案选录】

王幼，泄泻6日不止，神倦肢清，啼泣泪少，纳呆，口渴引饮（津液不能上承也）；舌糙，脉息濡软。治宜健脾温下。处方：黄厚附片（先煎）9g，炒党参9g，焦白术9g，茯苓9g，甘草2.1g，干葛根4.5g，藿香梗3g，木香2.1g，乌梅炭4.5g，料豆衣9g。3剂。患儿服药后诸症悉除，舌亦转润。（徐蓉娟，葛芳芳，姜宏军.徐小圃、徐仲才"温阳九法"探析（一）［J］.上海中医药杂志，2012，46（04）：1-4.）

【原文】

涂囟法

麝香（一字）　薄荷叶（半字）　蝎尾（去毒，为末，半钱。一作半字）　蜈蚣末　牛黄末　青黛末（各一字）

上同研，用熟枣肉剂为膏，新绵上涂匀，贴囟上，四方可出一指许，火上炙手频熨。百日内外小儿，可用此。

【方解】

小儿囟门为先天之外窍，婴儿阳气幼稚，囟门未合，风热容易由此而入。故用麝香、蝎尾、蜈蚣祛风，牛黄、青黛、薄荷清热凉惊，和熟枣膏，涂囟上，而使风火之邪从囟门而出，是为便捷之法。

【评议】

外治法在中医学已有数千年历史，《素问·异法方宜论》首先提出了"圣人杂合以治，各得其所宜"的治疗原则。《黄帝内经》奠定了内病外治的理论基础，机体通过经络联系内外，沟通表里，从而可以内病外治。在十三方之"寒痹熨法"中详细记载了制剂治疗方法，即用酒浸取蜀椒、干姜、桂心，渍于棉布，并反复曝渍，以浓缩药汁，然后炙巾以熨寒痹之病。清代吴师机更是全面总结了历代外治经验，并首次系统地对外治疗法进行了理论阐述，提出："外治之理即内治之理，外治之药亦即内治之药，所异者法耳。医理药性无二，而法则神奇变幻"（《理瀹骈文》）。钱乙治疗小儿疾病也常配合外治法，《小儿药证直诀》中关于外治法的论述有 30 多处，如涂囟法、浴体法、滴鼻法、敷贴法、封脐法等；方 8 首，治疗百日内发搐、胎肥、胎怯、胎热、丹瘤、龟背龟胸、疳在外等证。涂囟法可治疗小儿发搐，《小儿药证直诀·百日内发搐》："真者，不过三两次必死。……治之可发散，大青膏主之，及用涂囟浴体法。"阐述了小儿百日内发搐的辨治及采用涂囟浴体法治疗的情况。在《小儿药证直诀》卷中记载，李司户孙子百日，发搐三五次，请众医医治，诊断为天钓或胎惊痫，无效，钱乙用大青膏内服，外用涂囟法及浴法，三日而愈。许多患儿，尤其婴幼儿对中药汤剂依从性较差，即使勉强喝进去，药量也难以达到有效剂量，且易出现呕吐；再则，某些急性病，如呕吐、急腹痛等疾病病情变化快，不利于传统口服中药汤剂的实施。应充分发挥中医外治法优势，采用内外合治，以获得更好疗效。涂囟法等外用方法扩大了用药途径，容易被患儿接受，对指导儿科剂型改革也颇有启发意义。

【原文】

浴体法　治胎肥、胎热、胎怯。

天麻末（二钱）　全蝎（去毒，为末）　朱砂（各五钱）　乌蛇肉（酒浸，焙干）　白矾（各二钱）　麝香（一钱）　青黛（三钱）

上同研匀，每用三钱，水三碗，桃枝一握、叶五七枚同煎至十沸，温热浴之，勿浴背。

【方解】

胎热、胎肥、胎怯之儿容易生风，故方中全蝎、麝香、乌蛇肉等血肉有情之品，用之以驱风；朱砂、矾石乃石质重镇之物，用之以镇风；风生于热，热极生风，治风不治热，非其治也，故用天麻以散之，青黛以凉之，煎桃枝、桃叶以洗之，则风热皆平。

【评议】

《小儿药证直诀·胎肥》："生下肌肉厚，遍身血色红。满月以后，渐渐肌瘦，目白睛粉红色，五心热，大便难，时时生涎，浴体法主之。"胎肥为在孕中母食肥甘湿热太过，流入胞中，以致胎儿形质虚肥，血分壅热。《小儿药证直诀·胎热》："生下有血气，时叫哭，身壮热如淡茶色，目赤，小便赤黄，粪稠，急食乳，浴体法主之。"胎热属于胎毒相关的病证。胎儿的生长发育依赖于母体气血的滋养，孕母恣食辛辣肥甘、感邪入里化热、五志过极化火、过用温补之品等均可致热毒蓄积于母体内，熏蒸胎儿，小儿出生之时阳热亢盛，熏蒸于上，可使小儿出现面红、壮热、目赤多眵、皮肤疮疹、小便黄赤、大便干结等。《小儿药证直诀·胎怯》："生下面色无精光，肌肉薄，大便白水，身无血色，时时哽气多哕，目无精彩，当浴体法主之。"胎怯的发生，最根本的原因是先天胎中禀赋不足。

【原文】

甘桔汤　治小儿肺热，手掐眉目鼻面。

桔梗（二两）　甘草（一两）

上为粗末，每服二钱，水一盏，煎至七分，去滓，食后温服。加荆芥、防风，名如圣汤。热甚加羌活、黄芩、升麻。

【方解】

本方与仲景桔梗汤药味相同而剂量有别。桔梗汤方用"桔梗一两，甘草二两"，以治少阴病，咽痛不差或肺痈咳唾脓血；而甘桔汤用"桔梗二两，甘草一两"。前者重在泻热解毒，利咽止痛；后者重在开泄肺气，以散其热。加荆芥、防风者，加重其发散外邪之力；热重加羌活、黄芩、升麻者，升散之中兼以清热，但总以肺经感受风寒之因者为妥。

《笺正》曰："方后加荆芥、防风，则惟风寒袭肺闭塞已甚者，可以暂投，已非方下肺热之治法。又谓热甚者加羌活、黄芩、升麻，则黄芩固能清肺，而羌活、升麻温升已甚，殊非热甚所宜。"

【评议】

钱乙对肺有热证指出："面赤、饮水、涎热、咽喉不利者，宜兼甘桔汤治之。"（《小儿药证直诀·咳嗽》）此种热证，应是表热证。除有咳嗽外，"面赤、饮水、涎热"，皆属热象；"咽喉不利者"，风热上干之象也。肺之表热证的病因为"温邪上受"，治用辛凉，钱乙用甘桔汤，取桔梗上浮之性，善开肺气，甘草祛痰止咳，普治百邪。自明清温病学崛起之后，对风热外感并发咽喉疾患，有了新的认识，制方虽多以清热解毒为主，然甘、桔二药仍常用不废。如清代《伤寒大白·咽痛》："以桔梗开发肺气，同甘草泻出肺中伏火。因此悟得欲清肺中邪结，必要开肺清肺，二味同用，则肺中之邪始出。"

【医案选录】

医案一

张某，男，7岁9个月，2018年8月16日以"反复咳嗽1年余，再发2周"就诊。症见：反复干咳，白天为主，喜清嗓状，自觉咽中有异物感，咳时无规律，无恶寒、发热、鼻塞、流涕、打喷嚏，挑食，夜寐安，活动后易汗出，小便黄，大便偏干，每日1次。查体：咽红，心、肺、腹（-），舌红、苔薄黄，脉细数。既往有急性支气管炎、咽炎病史。西医诊断：慢性咽喉炎；慢性支气管炎。中医诊断：咳嗽，证属阴虚肺热兼外感风热。治法：疏风清热利咽，养阴润肺止咳。处方：玄参6g、麦冬6g、桔梗3g、射干5g、青黛5g、炒鸡内金6g、炒牛蒡子6g、薄荷3g、辛夷5g、蜜麻黄3g、苦杏仁6g、煅赭石10g、甘草3g。10剂，1日1剂，水煎，早晚温服。每周连服5剂，停2日后续服剩余5剂。

2018年8月28日二诊：患儿干咳明显好转，白天偶有数声咳嗽，咽中异物感较前减轻，汗出如前，仍挑食，咽稍红，心、肺、腹（-），舌红、苔薄黄，脉细数。一诊方去青黛、薄荷，10剂，煎服法同前。

2018年9月10日三诊：患儿偶闻及干咳，咽中无异物感，咽不红，汗出减少，食欲好转，舌淡红、苔薄黄，脉细数。二诊方加茯苓10g、白术10g，3剂，煎服法同前。后电话回访，药后患儿症状消失。

按语：患儿平素大便偏干，体内有热邪，恰逢天气炎热，风热之邪从口鼻而入，侵袭咽喉，导致咽喉不利，咽中常有异物感，喜清嗓；肺气失宣，津液布散不利，且热邪伤津，则干咳无痰。患儿既往有急性支气管炎、咽炎病史，素体易感，疾病所伤，正气未复，外邪易犯，加之病程日久，耗伤肺阴，致咳嗽反复不愈，稍有不当则再发加重。干咳频发，进一步耗伤肺阴，肺为肾之母，肺病久则及肾，若不及时调护，容易出现肺肾两虚。王教授认为该患儿病程长，反复发作，以肺阴耗伤为本，外感热邪为标，为本虚标实之证。方中玄参、麦冬滋阴润肺；薄荷、青黛清热；射干、炒牛蒡子宣肺，通利咽喉；桔梗清热解毒，宣肺利咽；辛夷宣通鼻窍；蜜麻黄配伍苦杏仁，一宣肺一降气，调理肺气升降而止咳；炒鸡内金健脾消食。赭石质地沉敛，平肝潜阳、重镇降逆，煅后可入肝经血分，《本草纲目·代赭石》记载"今人惟煅赤，以醋淬三次或七次，研，水飞过用，取其相制，并为肝经血分引用也"。王教授取煅赭石下沉之性，降气的同时入肝经血分，以血养气，畅达气机。甘草清热解毒，兼调和诸药。全方清实热与养肺阴并举，通过调理肺气宣降，改善咽喉症状，同时滋养肺阴，标本兼治，达到清热利咽、养阴润肺止咳之效。二诊时患儿干咳症状较前好转，咽中异物感减轻，考虑薄荷、青黛为寒凉之品，小儿脾常不足，用药需时时顾护脾胃，寒凉药物不宜长期使用，遂去二药。三诊时患儿诸症好转，故二诊方加茯苓、白术健脾益气，巩固疗效。（常依，王孟清. 王孟清教授运用玄麦甘桔汤治疗儿科疾病经验［J］. 中医儿科杂志，2020，16（05）：19-22.）

医案二

裴某，男，7岁。2007年3月17日初诊。主诉：反复发作扁桃体炎五六年。患儿自1岁以来，经常扁桃体炎、发热。近来未发热，但扁桃体反复肿大，晚间影响入睡，憋气，时有清嗓"咯咯"声，胃纳欠佳，口干，大便偏干，扁桃体Ⅱ度肿大。证属热结咽喉，阴虚瘀滞。治以清咽消肿，养阴活血。用甘桔汤加味。处方：桔梗6g，全瓜蒌10g，玄参10g，青果10g，土牛膝15g，蒲公英15g，蝉蜕5g，丹参10g，罗汉果10g，焦山楂10g，焦六神曲10g，甘草3g。7剂。每日1剂，水煎服。

药后患儿睡眠稍有好转，清嗓有减。加减服用1个月，晚间睡眠可，憋气未见，清嗓已消。继予调理，服药近2个月，患儿很少生病，咽部再无不适。

按语：患儿扁桃体炎病史已经五六年。近期虽未有急性发作，但扁桃体肿大，且晚间影响入睡，憋气、时有清嗓"咯咯"声，是毒瘀阻滞；口干、大便偏干，是阴虚之证。因而辨证为热结咽喉、阴虚瘀滞，同时治以清咽消肿、养阴活血。取甘桔汤加养阴、活血、利咽、消食之品，加减服药近2个月，使长期困扰患儿诸症悉解。（汪受传.汪受传儿科医案［M］.北京：中国中医药出版社，2020：34.）

【原文】

安神丸 治面黄颊赤，身壮热，补心。一治心虚肝热，神思恍惚。

马牙硝[1]（五钱） 白茯苓（五钱） 麦门冬（五钱） 干山药（五钱） 龙脑（一字，研） 寒水石（五钱，研） 朱砂（一两，研） 甘草（五钱）

上末之，炼蜜为丸，鸡头大，每服半丸，砂糖水化下，无时。

【校注】

［1］马牙硝：即芒硝。

【方解】

此方治心经壮热，面黄颊赤，神思恍惚之症。故用朱砂入心以镇惊；寒水石入肾以降热；马牙硝以泻胃实；茯苓、麦冬润肺平热；山药、甘草滋脾清热；用龙脑以通窍散邪，祛痰息风，共成清热泄火、重坠镇怯之功，故名安神。方中虽有牙硝、龙脑、寒水石等寒凉清火之品，似以清实火为是，但因小儿心火易亢，安神丸能解心热、安心神，使心用得复而体安，故曰补心。

【评议】

心主惊，属火，恶热。小儿生长旺盛，肝常有余，心火易旺，热伤神明则烦躁不安，甚至高热惊搐。心经实热宜用导赤散、泻心汤，虚热宜用安神丸。《小儿药证直诀·惊啼》："邪热乘心也，当安心，安神丸主之。"《小儿药证直诀·诸疳》："心疳，面黄颊赤，身壮热，当补心，安神丸主之。"安神丸补心、定惊、泻火，治小儿心虚肝热，神志恍惚。药用牙硝、龙脑、寒水石等一派寒凉清火之品，以泻其邪；并以茯苓、麦冬补其脏。安神丸在寒凉药中伍以山药、茯苓、甘草等顾护脾胃之品，这体现了钱乙疗治诸疾及立方用药必先照顾脾胃的主张。

【医案选录】

患儿张某，男，83 天。于 2010 年 12 月就诊。患儿于出生第 10 天受到惊吓，待 15 天前出现夜间啼哭，每于夜间 10 点左右开始啼哭，多于抱起亲昵后缓解，而后入睡，但寐不安，多辗转，白日未曾出现此等情况。症状持续至今，曾于多处就诊，效不佳。现症：患儿一般情况可，易惊，饮食可，大便干，6 天未行。

本患儿诊为惊啼，其病机与心密切相关，即所谓"心主热，其候惊，故热则生惊。又心为火，热则火旺，故热邪燥甚，令儿啼哭也"（《小儿卫生总微论方·夜啼论》）。亦如明代龚廷贤在《万病回春·卷之七·小儿杂病》所述："胎惊夜啼者，邪热乘心也。"对于惊啼的治疗，多采用钱氏安神丸、苏合香丸、琥珀抱龙丸等有镇静安神作用的方剂，吾师结合本患儿特点，治以镇静、清心、安神之法。处方如下：石菖蒲 10g，胆南星 6g，天麻 10g，川芎 10g，陈皮 10g，半夏 10g，茯苓 15g，羌活 10g，煅磁石 20g，生龙骨 15g，生牡蛎 10g，僵蚕 10g，枳壳 10g，甘草 6g，芦荟 3g，酸枣仁 10g，远志 10g，合欢皮 10g，竹茹 10g，党参 10g，白术 10g，水煎服，2 日 1 剂。其中煅磁石、生龙骨、生牡蛎重镇安神；茯苓、酸枣仁、远志、合欢皮、石菖蒲以安神入眠；半夏、陈皮、竹茹、枳壳、川芎调畅气血；芦荟通便。此方治疗 2 周后，患儿症状明显缓解，未再出现夜啼，但仍易惊，大便干，10 天未行。于上方中加生龙齿以镇惊安神，大黄以去腑实。2 周后，患儿易惊症状好转，亦未再出现夜啼，于上方减竹茹，加龙眼肉以安神，竹叶以清心安神，再次治疗 2 周。注意调护，避免患儿再次受到惊吓。（杨晓帅.马融教授治疗小儿夜啼验案 1 则［J］.吉林中医药，2011，31（08）：788.）

【原文】

当归汤　治小儿夜啼者，脏寒而腹痛也。面青手冷，不吮乳者是也。

当归　白芍药　人参（各一分）　甘草（炙，半分）　桔梗　陈皮（不去白。各一分）

上为细末，水煎半钱，时时少与服。又有热痛，亦啼叫不止，夜发，面赤唇焦，小便黄赤，与三黄丸，人参汤下。

【方解】

夜啼有实热，亦有虚寒，此方为虚寒性腹痛所致之夜啼而设。故方用当归、白芍养血和肝；人参、甘草补气和中；又用桔梗升提、陈皮降气，一升一降以健运中宫，使五脏安和而夜啼即止。

【评议】

当归汤为小儿虚寒性腹痛而设。小儿"脏腑柔弱""全而未壮"，冷暖不能自调，饮食不能自节，稍有不慎乃致脏腑虚弱，气虚寒凝，不通则痛，故面青手冷，腹痛夜啼。治疗虽在补益气血、温中散寒，但气机的启运有助于阳气恢复和气血调畅，所以当归汤不单纯选用人参、甘草、当归、白芍补气和中，养血缓急，还配以桔梗、陈皮斡旋气机。《重庆堂随笔·卷下》认为："桔梗开肺气之结，宣心气之郁，上焦药也。肺气开则腑气通，故亦治腹痛下利，昔人谓其升中有降者是矣。"陈皮其气温平，善于通达，《名医别录·橘柚》谓其"下气"。此方病证多见于因风寒中腹或乳食寒凉之品所致腹痛、夜啼之婴幼儿。钱乙组方注意柔和，虽是寒证，然此方亦不用温燥之品，以免损伤阴液。至于内热所致热痛的小儿夜啼，当用三黄丸，以人参汤下。

【医案选录】

患儿，男，1岁8个月。2013年9月5日首诊。主诉：夜间啼哭3个月余。刻下症见：入睡困难，夜间易醒，醒后常啼哭不止，烦躁不安，盗汗，纳差，大便干稀不调。查体：面色发青，肢体不热，舌淡苔白，指纹淡紫。中医诊断：夜啼（脏寒证）。治以温中散寒，镇惊安神，方选加味当归散。方药：当归6g，吴茱萸1g，钩藤10g，肉桂5g，防风6g，珍珠母10g，川芎6g，炮姜2g，鸡内金10g，小茴香3g，炙甘草3g。7剂，水煎服，早晚各1次。

2013年9月12日复诊，夜寐好转，啼哭减轻，胃纳增加，盗汗减少。予上方，去炮姜、小茴香，加五味子10g、麻黄根10g、浮小麦10g以止汗敛汗，续服7剂，夜间无哭闹。

按语：小儿夜啼多发于婴幼儿，以白天如常，夜间啼哭不止，甚至通宵达旦，难以入睡，或每夜定时啼哭为临床特征。本病最早载于《病源》，曰："小儿夜啼者，藏冷也。"《幼幼集成·夜啼证治》载："小儿夜啼有数证：有脏寒、有心热、有神不安、有拗哭，此中寒热不同，切宜详辨。"王师认为小儿脏腑娇嫩，脾胃虚弱，易受寒凉，且体禀"纯阳""肝常有余"。形寒饮冷、所愿不遂或暴受惊恐等皆可致脾土受寒、运化失和，胃不和则卧不安；或肝阳偏亢，阴血不足，阳不入阴，神魂不合，故见夜寐不安，啼哭不止。治疗以当归温中散寒、运脾止啼为则，选用《幼幼集成》中方加味当归散以温里散寒，并酌加钩藤、防风祛风安神。《本草纲目》载钩藤能治小儿夜啼，《药性论》中言"钩藤主小儿惊啼，瘈疭热壅"。现代药理研究也表明，钩藤能降低神经兴奋性，具有镇静之效。（于文静，张雯，崔霞，等．王素梅教授应用钩藤经验举隅［J］．中医学报，2015，30（08）：1137-1139．）

【原文】

泻心汤　治小儿心气实，则气上下行涩，合卧则气不得通，故喜仰卧，则气上下通。

黄连（一两，去须）

上为末，每服五分，临卧取温水化下。

【方解】

黄连一味，其性苦寒。苦入心，心主火；寒能泻火，苦能降火，所以能治心家实热。仲景诸泻心汤，如大黄黄连泻心汤、附子泻心汤、生姜泻心汤、半夏泻心汤、甘草泻心汤等，皆用黄连，可见黄连为泻心火之要药。心火降则气得平，故钱乙用治小儿心实。

泻心汤与导赤散均为泻心火而设，但泻心汤兼有燥湿之用，导赤散尚有滋阴之功，所以心火实热者宜泻心汤，心火旺而兼有阴虚尿赤者宜导赤散。此外，仰卧属实热用泻心汤，俯卧属虚热用导赤散，这是钱乙望诊心得，应予留意。

【评议】

钱乙本着《素问·标本病传论》"谨察间甚，以意调之，间者并行，甚者独行"的原则,对于那些病势危急,邪实热盛之症,更立精专之剂。本方仿张仲景五泻心汤,但取一味黄连苦寒入心经直折心火,故又名一物泻心汤。黄连既泻心经实火,又泄脾胃湿热,有实则泻子之意。《幼科释谜·诸病应用方》谓:"此方泻丁心实邪,实则泻其子。"本方与导赤散于《小儿药证直诀》卷上,一见于"心热"条,一见于"心实"条。《幼科类萃·诸热门·热证诸方》:"导赤散,治小肠实热。""泻心汤,治心热。"又,导赤有滋阴之效,泻心有燥湿之功。观书中用导赤者多,而用泻心者少,究其因,除二者见证有别外,亦缘钱乙顾及儿科特点,不以苦寒败胃。卷中"朱监簿子三岁忽发热"案,医谓"心热",用一物泻心汤后,钱谓证属虚,乃"黄连性寒,多服则利,能寒脾胃也",而以生犀散治之。本方亦用于小儿急惊风的急救。因小儿气血未实,神气未充,真阴未足,且肝常有余,柔不济刚;常因外感风热惊恐,内夹痰热积食而引动肝风,风火相搏而抽搐,此时可予泻心汤或导赤散泻心火。

【医案选录】

刘某,男,11个月。2014年2月16日就诊。其母代诉:患儿半月前夜间睡眠较差,每晚熟睡之时突然惊醒,啼哭不止,家长安抚不佳,约5分钟后入睡,每晚发作1～2次。阵发性烦躁,精神较差,食纳欠佳,大便稀黄臭秽。腹软,手心热,双侧指纹色青。胡师辨证为阴阳不和,神气未充,外受惊恐,内伤乳食。治法以调和阴阳,舒畅气机,镇静安神。方以甘草泻心汤加减,方药组成:炙甘草12g、黄连1g、黄芩6g、干姜5g、党参6g、半夏5g、大枣2枚。5剂,日1剂,水煎,少量频服。

2014年2月24日二诊:患儿夜惊症状较前明显好转,未再出现夜间啼哭,纳食改善,手心热好转。于上方加入酸枣仁、龙眼肉以养血安神,7剂。注意避免患儿受到惊吓。嘱家长播放优雅轻扬音乐,使患儿情志舒畅,有助于惊恐消除。服药毕患儿已无夜啼,随访再未发作。

按:小儿夜啼是儿科临床常见的睡眠障碍疾病之一,发生的根本原因在于小儿脏腑娇嫩,五志未定,智慧未充,故好动,易发惊惕。

阴阳不和、神气未充为发病之内因，而外受惊恐为其外因。治疗的关键是调节阴阳之平衡。甘草泻心汤善于调和阴阳，方中用甘草甘平，益气和中；黄芩、黄连苦寒清热，燥湿解毒；干姜、半夏辛燥，开阴凝，祛寒湿；党参、大枣补虚益气，和胃安中；诸药合用共奏清热化湿、辛开苦降、发散郁热、健脾和胃、调和阴阳之功。阴阳调和则气机畅达，故夜啼得以痊愈。（李宝华，胡然，王晓棣，等.胡思荣运用甘草泻心汤治疗小儿神志病验案举隅［J］.湖北中医杂志，2017，39（06）：24-25.）

【原文】

生犀散 治目淡红，心虚热。

生犀（二钱，锉末） 地骨皮（自采佳） 赤芍药 柴胡根 干葛（锉。各一两） 甘草（炙，五钱）

上为粗末，每服一二钱，水一盏，煎至七分，温服，食后。

【方解】

此方以犀角为主，凉血清心；地骨皮退其虚热；赤芍柔肝敛阴；又加干葛、柴胡散外来之邪；甘草和中解毒，对血分热毒兼有阴虚而又夹外邪者颇为适宜。犀角现已不再入药，现今常用水牛角代之，剂量为犀角用量的5至10倍。

【评议】

钱乙继承了《黄帝内经》的五行五脏配属诊法思想，将五脏虚实作为辨证大纲，相应地立五脏补泻之法。五脏藏于内，司外可揣内，钱乙据"小儿多未能言"和"脉既难凭，必资外证"，除重视常规的望诊外，又根据自己的经验，提出了"面上诊"与"目内诊"，全书涉及目诊共约50余处，内容非常详尽。其中代表性的"目内诊"方法简便易行，他在《小儿药证直诀·目内证》中云："赤者，心热，导赤散主之。淡红者，心虚热，生犀散主之。青者，肝热，泻青丸主之。浅淡者补之。黄者，脾热，泻黄散主之。无精光者，肾虚，地黄丸主之。"这是小儿五脏虚实补泻的大纲及主方，其中肝有泻无补，肾有补无泻。目虽属肝，但可据其赤、红、青、黄、无精光等不同表现来判断五脏的虚实寒热，进而指导五脏补泻，这独具一格的望诊方法，极大地推动了中医目诊理论以及中医眼科学的发展，丰富了望诊的内容，增加了诊断疾病的依据。不仅对中医儿科学，包括对中医各科的辨证论治，都有重要的指导作用。在卷中"朱监簿子三岁忽发热"案，钱谓此病本心经虚有留热，反被凉药下之而成虚劳，先用白术散补脾，后以生犀散治虚热，疾病向愈。

【原文】

白饼子（又名玉饼子）　治壮热。

滑石末（一钱）　轻粉（五钱）　半夏末（一钱）　南星末（一钱）巴豆（二十四个，去皮膜，用水一升，煮干，研细）

上三味，捣罗为末，入巴豆粉，次入轻粉，又研匀，却入余者药末，如法令匀，糯米粉丸，如绿豆大，量小儿虚实用药。三岁以下，每服三丸至五丸，空心，紫苏汤下。忌热物，若三五岁儿壮实者不以此为，加至二十九，以利为度。

学海按：聚珍本巴豆二十四粒，余并二钱。

【方解】

此方为温下之剂。钱乙每见积滞而体壮者，概用白饼子下之。下必有积，壮热也因积，故方用天南星、半夏之辛温以化痰积；用轻粉之辛冷以杀虫积；用滑石之甘寒以降热积；用巴豆以平诸般之积；使痰癖、血瘕、气痞、食积等物一鼓荡平，不留余孽。由于所服无几，且药随积滞下，而不留恋肠胃，故体壮病实之积宜之。但要掌握剂量，以下为度，积去之后，随即可用益黄散等补脾之剂善后。

【评议】

白饼子，又名玉饼子，方中滑石、轻粉皆白，其饼白如玉故名。凡具有"下"的证候，钱乙均果断地采用下法。《小儿药证直诀》中共有19处指出当下必下。因病有轻重缓急之分，且患儿年龄、体质有异，故当因人制宜，即钱乙所言"量大小虚实而下之"（《小儿药证直诀·诸疳》）。白饼子为泻下重剂，非体壮病实者不用。钱乙对于下法的使用是较为审慎的，《小儿药证直诀·积痛》："口中气温，面黄白，目无精光，或白睛多，及多睡，畏食，或大便酸臭者，当磨积，宜消积丸；甚者，当白饼子下之。后和胃。"对于小儿食积，钱乙所立方药，轻者用消积丸，重者才用白饼子下积。钱乙认为"小儿易为虚实，脾虚不受寒温，服寒则生冷，服温则生热"，下法在去邪的同时也在伤正，如因虚中夹实者，则下后虚象更著。钱乙使用下法时十分讲究量的大小，如三岁以下及三五岁儿其用量不同，以及先下后补脾或先调脾后下之区别。其在《小儿药证直诀·虚实腹胀肿附》中形象作比："治腹胀者，譬如行兵战寇于林，寇未出林，以兵攻之，必可获，寇若出林，不可急攻，攻必有失，当以意渐收之，即顺也。"腹胀初起属实证，犹如寇未出林，"可下之，用紫霜丸、白饼子"。若腹胀日久多属虚证，"所治宜先补脾，后下之，下后又补脾，即愈也"。补脾可用益黄散，下积可用白饼子。可见，泻下当"以利为度"，下后常需和胃，使积去正复。方中虽有巴豆，但以糯米粉为丸，亦体现了其重视脾胃的学术思想。

【原文】

利惊丸　治小儿急惊风。

青黛　轻粉（各一钱）　牵牛末（五钱）　天竺黄（二钱）

上为末，白面糊丸，如小豆大，二十丸，薄荷汤下。一法炼蜜丸，如芡实大一粒，化下。

【方解】

小儿急惊风每因风生于热，热生于痰，故此方青黛之咸寒泻肝散热而平惊；天竺黄之甘寒凉心利窍而豁热痰；轻粉辛冷，劫痰通络，专医瘛疭；而复重用苦寒善走逐水消痰之牵牛子，以泻气分之热。因其善利惊风，故曰利惊。

《保赤新书》曰："此方治急惊痰热潮搐，轻粉能下痰，于小儿惊风颇效，虽是大毒，药对证则无妨。惟不宜多服，一粒、两粒已足。"

【评议】

惊风有急慢之分，钱乙将小儿急惊风责之于心、肝二脏，并立"急惊合凉泻"之法，方中以天竺黄、青黛清心凉肝。古人治惊，多先治其痰，然后泻火清神，若痰壅胸膈不去，则泻火清神之药无所施其功，天竺黄、轻粉可祛热痰。急惊风为小儿常见急症，应速止之，下法除痰热最捷，然"（急惊）不可与巴豆及温药大下之"，故以轻粉、牵牛子轻下涤痰。利惊丸可利下痰热，为治疗痰热惊风的代表方，然本方性寒有毒，且含攻下之药，故以丸剂缓之，使用时应中病即止，以防伤阳及损其胃气，转为慢惊。

【原文】

栝蒌汤　治慢惊。学海按：《本草纲目》引此，云治慢惊带有阳证者。白甘遂即蚤休也。

栝蒌根（二钱）　白甘遂（一钱）

上用慢火[1]炒焦黄色，研匀，每服一字，煎麝香薄荷汤调下，无时。凡药性虽冷，炒焦用之，乃温也。

【校注】

[1] 慢火："慢"原作"漫"，慢火即文火、微火。

【方解】

白甘遂即蚤休，苦寒降泄、清热解痉，主治惊痫、摇头弄舌、胎风、手足抽搐等病症。《卫生简易方》专用此一味，以治胎风，可见白甘遂是一味定痉的专药。钱乙用此加栝蒌根治慢惊，是佐以润肺滑痰、解渴生津，使润而能收，猛而能缓。从二药性味分析，本方适用于小儿高热惊风抽搐，但方前明言治慢惊，是谓治标之意。

《幼科证治准绳·惊》曰："栝蒌汤，钱氏治慢惊法，脉有力者宜用。盖湿痰积于膈中，使风火不得开发而身冷，故用栝蒌汤劫去湿痰，使风火得伸而身温搐止。若脉无力者，不宜用之，便当补脾及温白丸、羌活膏之类。"

【评议】

对于小儿惊风，钱乙强调治疗时"切宜辨而治之"，并创造大法"急惊合凉泻，慢惊合温补"（《小儿药证直诀·慢惊》）。《小儿药证直诀》中出现的"慢惊"实为当代小儿慢惊风的源头，钱乙从虚、寒主论，并强调了脾虚在慢惊发病过程中的重要作用，其言"因病后或吐泻，脾胃虚损，遍身冷，口鼻气出亦冷，手足时瘈疭，昏睡，睡露睛，此无阳也，栝蒌汤主之"（《小儿药证直诀·慢惊》）。用栝蒌汤治疗慢惊成为困扰后世的谜团，考其方药不过栝蒌根、蚤休二药，清凉之品，何来实胃？药证不符，所以明代李时珍对此方表示质疑，谓："阳证则可""阴证……殊不恰当"。其实栝蒌汤用在此处实为治标之意，用于治疗慢惊带有阳证者。钱乙在方后载明："用慢火炒焦黄色，研匀……凡药性虽冷，炒焦用之，乃温也。"钱乙认识到炒焦可以缓和药物的苦寒之性，体现了其注重顾护脾胃的思想。

【原文】

五色丸　治五痫。

朱砂（五钱，研）　水银（一两）　雄黄（一两）　铅（三两，同水银熬）　真珠末（一两，研）

上炼蜜丸，如麻子大，每服三四丸，金银、薄荷汤下。

学海按：聚珍本金银下有花字。金银能镇心肝，安魂魄，正治惊痫，今人多以金银器煎汤下药，斯乃古义，花字衍也。前凉惊丸方下亦有花字，并衍。

【方解】

五色丸立方之意是以五色治五痫。朱砂，色赤入心，治心痫；雄黄，色黄入脾，治脾痫；水银，色白入肺，治肺痫；铅，色黑入肾，治肾痫；真珠，色青入肝，治肝痫。五者一则镇风，一则化痰，风痰净而痫自平。

【评议】

《小儿药证直诀·五痫》："凡治五痫，皆随脏治之。每脏各有一兽并，五色丸治其病也。"五色丸，治五痫，因五痫各由五脏所主，五脏配五色，故名之。五色丸虽以五色命名，但不必拘执于五色。故朱震亨云："五痫虽有分配五脏之说，于经既无所据，而治法犹未见其有五者之分，此所以不必分五等也。"方由朱砂、水银、雄黄、铅、珍珠组成，因内服毒性大，现已弃用。钱乙以小儿生病时发出的类似犬、羊、牛、鸡、猪等各种怪叫声，结合相应的临床表现，以五声类五畜，五畜对五脏，以此来判断脏腑病变的不同，认识痫病的不同病机。虽然目前认为这种痫病分类方法无临床指导意义，但钱乙根据小儿痫病发出叫声的不同，把痫病分属于五脏，"随脏治之"的思想仍值得借鉴与学习，同时也是钱乙重视小儿闻诊的反映。《小儿药证直诀》所载众多方剂中有不少运用了金石重坠、香窜走泄之品，如轻粉、朱砂、冰片、麝香、牛黄、巴豆、牵牛子等，均是当今医家不敢轻易问津的，考其出处，多见于惊风、抽搐、虫厥、痞证等急重症抢救时运用。可见，在钱乙当年已有较完整的急重症抢救方法，方中不乏峻猛燥烈之品，在目前看来其毒副作用不仅小儿不宜，对成人也未必适合，但在当时没有其他抢救手段的历史条件下，急者治标，不得已而为之，且需要严格掌握药物炮制方法和用法用量，临证时严格掌握指征，中病即止，据记载有"用抱龙、牛黄等丸下咽即醒，再用清热消导之药，一剂而安"之神效（庄一夔《福幼编·凡例》）。

【原文】

调中丸

人参（去芦）　白术　干姜（炮。各三两）　甘草（炙，减半）

上为细末，丸如绿豆大，每服半丸至二三十丸，食前温水送下。

【方解】

调中丸与仲景理中丸药味组成相同，但甘草用量减半，故易名为调中丸。功能蒸腾阳气，消化水谷，上输华盖，下摄州都，使五脏六腑皆以受气。方中人参补气益脾为主，白术健脾燥湿为辅，干姜温中散寒为佐，炙甘草和中补土为使。适用于中焦虚寒，下利清谷等症。

【评议】

脾主困，脾病常见多寐、少纳、大便溏泻等症。小儿素体脾虚，或恣食生冷，或过用寒凉，则易损伤脾阳。《小儿药证直诀·胃冷虚》："面㿠白色，瘦弱，腹痛不思食……若下利者，调中丸主之。"钱乙师古而不泥古，善于灵活化裁。《医学传心录·治病主药诀》中有"惟有中满不食甘"之说，钱乙调理脾胃贵在健运，力求补而不滞，调中丸即仲景理中丸之炙甘草用量减半，以防炙草之甘厚塞中。调中即理中之意，取温补脾胃，调运中州，蒸化阳气，消磨水谷之谓，本方适用于中焦虚寒而见下利清谷等症。理中丸是"如鸡子黄许大，以沸汤数合，和一丸，研碎，温服之"，而调中丸是"丸如绿豆大，每服半丸至二三十丸，食前温水送下"。随年龄的不同药量亦不同，且小儿服药困难，改为绿豆大，便于小儿服用及药量的增减。其匠心独运，可见一斑。

【医案选录】

张某，男，5岁。2013年4月9日初诊。主诉：腹痛反复发作1年余。患儿自去年初以来常诉腹痛，时作时止，几乎每天均作，痛势绵绵，痛处喜温喜按，面白少华，手足欠温，精神倦怠，食欲欠佳，有时大便稀溏，唇舌淡白，舌苔薄白。诊断为腹痛，脾阳不振证。治以健脾温阳，理气止痛。取黄芪建中汤合理中丸加减。处方：炙黄芪15g，桂枝3g，白芍10g，炙甘草3g，党参10g，茯苓10g，陈皮3g，制香附4g，苍术5g，焦山楂10g，干姜3g，大枣10g。14剂。每日1剂，水煎服。

4月23日二诊：患儿服上药后腹痛好转，仅遇冷后发作，目前一般情况可，纳食欠佳，二便正常，夜寐尚安，舌苔薄白。血查幽门螺杆菌抗体阴性。辨证如前，治以前方出入。处方：炙黄芪15g，桂枝3g，白芍10g，炙甘草3g，党参10g，茯苓10g，陈皮3g，制香附4g，焦山楂10g，焦六神曲10g，干姜3g，大枣10g。14剂。每日1剂，水煎服。

5月7日三诊：患儿腹痛好转，仅遇冷后偶作，能较快恢复，手足转暖，精神转佳，纳食欠佳，二便正常，夜寐安，舌苔薄白。继以前方出入再进。处方：炙黄芪15g，桂枝3g，白芍10g，炙甘草3g，党参10g，茯苓10g，陈皮3g，制香附4g，苍术5g，白术5g，焦山楂10g，焦六神曲10g。14剂。每日1剂，水煎服。

5月21日四诊：患儿服药期间腹痛仅发作3次，数分钟后自行缓解，偶有恶心、嗳气，进食生冷后易作腹泻，纳食欠佳，夜寐尚可，舌苔薄白。继予温运脾阳治疗。处方：炙黄芪15g，桂枝3g，白芍

10g，炙甘草 3g，党参 10g，茯苓 10g，苍术 6g，陈皮 3g，砂仁 3g（后下），干姜 4g，焦山楂 12g，焦六神曲 12g。14 剂。每日 1 剂，水煎服。

6月4日五诊：患儿近阶段腹痛未作，唯遇冷风后时有呃逆，闻异味后易恶心，食欲欠振，二便尚调，夜寐尚安，舌苔薄腻。治以前方出入，增健脾开胃助运之品以善后。处方：佩兰 10g，苍术 10g，陈皮 3g，姜半夏 6g，炙黄芪 15g，桂枝 3g，白芍 10g，炙甘草 3g，炙鸡内金 6g，焦山楂 10g，焦六神曲 10g，炒谷芽 15g，炒麦芽 15g。30 剂。每日 1 剂，水煎服。此后患儿未再来诊。

按语：腹痛从寒、热、虚、实辨证。本案证属脾气虚寒者，由腹痛及全身表现可辨，故以健脾温阳、理气止痛治疗。黄芪建中汤、理中丸皆属传统温脾振阳之品，用于腹痛脾阳不振证效佳。（汪受传. 汪受传儿科医案［M］. 北京：中国中医药出版社，2020：105-106.）

【原文】

塌气丸　治虚胀如腹大者。加萝卜子，名褐丸子。

胡椒（一两）　蝎尾（去毒，五钱）

上为细末，面丸粟米大，每服五七丸至一二十丸，陈米饮下，无时。一方有木香一钱。

【方解】

此方以胡椒为主，温运脾肾，散寒快膈；伍以蝎尾，以疏肝祛风，使肝脾能洽而不致横逆致胀。腹既胀满，行气之药必不可少，故方后木香需加入；如夹食积者，萝卜子也不可少。陈米饮下者，取其扶助中气。

张骥注："此治虚胀之剂也。虚胀者中必有寒，胡椒辛热纯阳，暖胃快膈，能消腹胀而止痛；虚寒者肝木必乘，蝎味甘色青，治诸风而疏土；由是土木相资，不相克贼，而又以面糊丸，调中建运，虚胀庸有不愈者乎。"

【评议】

塌气丸，塌者使陷也，塌气即消胀之意，治虚胀，故名之。《幼幼集成·胀满证治》云："治寒气郁结，肚腹虚胀。"虚胀责之于脾阳虚馁、中气不足、寒气凝聚于中，方以胡椒温中散寒，配以蝎尾行气通络，共奏温脾消胀之功。胡椒味辛，气大温，气味俱厚，阳中之阳，主下气、温中；蝎尾味辛性平，有祛风通络止痛之功。张寿颐谓"盖以此虫之力，全在于尾，性情下行，且药肆中此物皆以盐渍，则盐亦润下，正与气血上菀之病情针锋相对。"胡椒与蝎尾配伍，胡椒辛以上气，蝎尾性以下行，胡椒以通气，蝎尾以通血，正合钱乙所谓"上下分消其气"以治脾虚胀满。

【医案选录】

柏某，男，6个月。1个月前患痢疾，现腹胀如鼓，哭闹不宁，恶心呕吐，泄泻稀便，面白浮胖，舌质淡、苔白腻。查血钾示正常范围；腹部平片示大量积气，无明显液平。诊断为中毒性肠麻痹。予以补液、禁食、补钾、胃肠减压术等治疗，腹胀暂得缓解，停胃肠减压腹胀又作。此系脾寒不运，气机郁滞所致，径投益黄散加味。处方：陈皮、青皮、诃子各6g，丁香、炙甘草各3g，蝎尾1.5g。进2剂，腹胀明显减轻，继以原方服3剂而愈。

《素问·异法方宜论》云："脏寒生满病。"《诸病源候论·腹痛病诸候（凡四论）》云："冷积于腑脏之间不散，与脾气相壅，虚则胀。"本患儿脾虚在先，寒袭中焦，水湿停聚，气机郁滞则腹胀。治当理气调中，俾气机得以调畅，则脾气健旺，腹胀可除。方选益黄散，仿钱氏塌气丸，加蝎尾以疏肝，加强理气之功。（徐尔山．益黄散治验举要［J］．浙江中医杂志，1994（04）：176-177．）

【原文】

木香丸　治小儿疳瘦腹大。

木香　青黛（另研）　槟榔　豆蔻（去皮。各一分）　麝香（另研，一钱五分）　续随子（去皮，一两）　虾蟆（三个，烧存性）

上为细末，蜜丸绿豆大，每服三五丸至一二十丸，薄荷汤下，食前。

【方解】

疳瘦腹大，皆脾土不运之故。木香、槟榔、豆蔻理气悦脾，青黛平肝去热，麝香开窍，虾蟆消疳。重用千金子（续随子）者，以泻下积滞，消满化癖，使积滞去而气机畅，中运健而胃纳复，疳瘦能除。由于本方药性偏温，故钱乙用以治冷疳。但毕竟克削，若无积滞或有积滞而偏热者，不可轻投。

【评议】

钱乙在《小儿药证直诀·诸疳》中指出："疳，皆脾胃病，亡津液之所作也。因大病或吐泻后，以药吐下，致脾胃虚弱亡津液。且小儿病疳，皆愚医之所坏病。……故小儿之脏腑柔弱，不可痛击，大下必亡津液而成疳。"明确指出疳积的病位在脾胃，为虚实夹杂之病。邪气不除，则脾的运化功能难以恢复。钱乙治疗疳病，首先根据"脾胃亡津"的病机，提出"初病津液少者，当生胃中津液，白术散主之。惟多则妙。"具体辨明小儿体质强弱及病邪性质后，采用消疳法分型而治，即"大抵疳病，当辨冷热肥瘦。其初病者为肥热疳，久病者为瘦冷疳。冷者木香丸，热者胡黄连丸主之。冷热之疳，尤宜如圣丸。"三方中或用槟榔，或用蛤蟆，或用麝香，随证配伍寒药或热药，以达去积消疳之功。冷疳，疳证在于内，目肿，腹胀，利色无常，或沫青白，渐瘦弱，木香丸主之。俟积去之后，再予调补。四时八节气候的变化对人体有一定的影响，运气学说早有此说，已为现代时间医学所证实。钱乙根据《黄帝内经》天人相应的观点，本着"用寒远寒，用热远热"之旨，提出了寒热轻重不同的治疗原则。如对"虚羸"一证，"冷者，木香丸主之，夏月不可服，如有证则少服之"（《小儿药证直诀·虚羸》）。这一因时、因证制宜的灵活用药原则值得我们借鉴。

【医案选录】

徐某，男，10岁。2019年8月1日初诊。主诉：呃逆2年余。患儿系母乳喂养儿，既往有"乳糖不耐受"病史。2年前起稍进食后则出现呃逆、腹胀，间断发作至今。刻诊：患儿无明显外感症状，纳食欠佳，进食量少，时时呃逆声作，诉腹痛腹胀，无恶心呕吐，大便日行1次，质偏稀，矢气可闻及酸腐气味，口气明显，形体偏瘦，易汗，咽稍红，舌苔薄腻，腹软、稍胀。曾查幽门螺杆菌抗体阴性。诊断为呃逆，辨证属脾胃薄弱、胃气上逆。治以健脾理气、和胃降逆。处方：党参10g，茯苓10g，苍术10g，佩兰10g，陈皮3g，枳实6g，苏梗10g，公丁香（后下）3g，柿蒂10g，焦山楂15g，焦六神曲15g，荷叶10g。21剂。每日1剂，水煎服。

8月22日二诊，患儿服上药后呃逆、腹胀、腹痛未作，口气已消，纳食增加，二便调匀，咽稍红，舌苔薄白。患儿呃逆等症已平，拟前方出入巩固。处方：太子参10g，茯苓10g，苍术10g，木香3g，法半夏10g，陈皮3g，枳实10g，槟榔10g，公丁香（后下）3g，柿蒂10g，焦山楂15g，焦六神曲15g。14剂。每日1剂，水煎服。

按语：呃逆一证，临床时有所见。究其病机，总属胃气上逆，病因则有胃热、气滞、食积、中寒、脾虚、肝郁诸端。本案呃逆有脾虚病史及现证表现，又有食积气滞证候，其病机应分析为脾虚胃弱、升降失司、胃气上逆，所以取异功散与丁香柿蒂汤合方加减收效。（汪受传. 汪受传儿科医案［M］. 北京：中国中医药出版社，2020：88-89.）

【原文】

胡黄连丸　治肥热疳。

川黄连（五钱）　胡黄连（五钱）　朱砂（一钱。另研）

以上二物为细末，入朱砂末，都填入猪胆内，用淡浆水煮，以杖于铫子上，用线钓之，勿着底，候一炊久取出，研入芦荟、麝香各一分，饭和丸如麻子大，每服五七九至二三十九，米饮下，食后。一方用虾蟆半两，不烧。

【方解】

肥疳由于热甚，川、胡二连所以平热；热甚则生惊，朱砂色赤入心，所以镇惊；以猪胆制之者，诸风皆属于肝，用胆即所以治肝而息风；少入芦荟、麝香者，以杀虫通窍也。虾蟆乃治疳要药，每多取用。此方大苦大寒，以治郁热在里之疳。

【评议】

小儿热疳，疳症见于外，鼻下赤烂，目燥，鼻头上有疮不着痂，渐绕耳生疮，用胡黄连丸治疗。小儿为稚阴稚阳之体，阴易伤，阳易衰，遇寒则寒，遇热则热，冬月病属温者，当考虑季节因素，性寒之方药量宜轻，以方药切中病机，患儿服后不生寒热，脾胃调和为度。如《小儿药证直诀·虚羸》曰："热者，胡黄连丸主之。冬月不可服，如有证则少服之。"为了避免苦寒药及金石镇坠药伤胃，在服药方法和时间上，钱乙除了多用膏、散、丸剂外，常常在方后注明用陈米饮下、米饮汤下或乳汁下，且多在食后服用，胡黄连丸以米饮下、食后服即属此例。细节之处无不体现钱乙注重脾胃的学术思想。

【医案选录】

医案一

潘某，女，4岁半。初诊日期：2000年10月。主诉：纳呆、纳差伴大便干1个月余。病史：家长代诉，患儿平素喜食生冷饮食，近1个月余纳呆纳差，大便干，四五天一行。现症：纳呆纳差，大便干，四五天一行，患儿形体偏瘦，口干，舌质红，苔薄黄，脉滑数。西医诊断：小儿厌食症。中医诊断：纳呆（胃热阴伤，脾失健运）。治疗原则：清热消疳，健脾助运。处方：除疳汤，药用胡黄连6g，藿香6g，苍术6g，砂仁6g，山药10g，鸡内金10g，麦芽10g，山楂10g，陈皮10g，黄芩6g，黄连6g，6剂，水煎服，1剂/天。

二诊：纳食增加，大便变软，一二天一行，舌红减轻。去黄连，继服6剂。

三诊：纳食正常，大便自调，舌淡红，苔薄白。

按：纳呆、纳差当属脾胃纳运功能失调，正如《幼科发挥》中说："儿有少食而易饱者，此胃之不受、脾之不能消也。"胃为腑，属阳土；脾为脏，属阴土。胃病易实易热，脾病易虚易寒。故小儿厌食症常由胃热、胃失和降、脾虚、脾胃纳运失调引起。患儿平素胃中积热，耗伤津液，可引起腑失通降，出现大便干；平素喜食生冷饮食，损伤脾胃，脾失健运，胃纳失常，故见纳呆、纳差。故治疗本病应以清热消疳，健脾助运为治疗大法。在除疳汤基础上加陈皮以理气助脾胃运化，黄芩、黄连清肺胃之热以助通便。黄连、黄芩为苦寒之品，长期亦可损伤脾胃，小儿素体"元气未充，稚阴稚阳"，故中病即止。（姜巍，王垂杰，王辉．国医大师李玉奇"清热消疳，健脾助运"法治疗小儿厌食症的临证运用［J］．辽宁中医杂志，2015，42（12）：2308-2309.）

医案二

患儿，男，4岁，2015年8月30日初诊。主诉：食少、腹痛、大便不调2个月余。不适2个多月，始起食少腹痛，大便不调，时干时溏，经当地医院治疗，诊断为消化不良，口服嗜酸乳杆菌片，未见好转。近半月来夜眠不安，食少哭闹，急躁易怒，甚则咬人，日渐消瘦，腹部皮下脂肪不到0.8cm，呈舟型腹，舌苔薄黄，大便二三天一次。此乃积滞伤脾，脾失运化，渐至土虚木旺，步入疳积之途。治以培土抑木，方选肥儿汤加减。处方：①党参10g，白术10g，茯苓10g，白芍10g，陈皮6g，白蒺藜10g，胡黄连2g，钩藤10g，干蟾皮5g，焦山楂10g，炒麦芽10g，莱菔子10g，甘草5g。3剂，煎服6天，3次/天。忌食荤腥油腻。②刺四缝穴。

2015年9月6日二诊。经刺四缝穴，当天夜间即能安睡，近2天偶有急躁哭闹，已不咬人，胃纳稍有增加，大便2天1次，舌苔薄净。仍宗培土抑木法进治，配合外治和饮食疗法。处方：①党参10g，白术10g，茯苓10g，陈皮6g，炒白芍10g，黄连2g，钩藤10g，干蟾皮3g，莪术10g，草决明10g，焦山楂10g，炒麦芽10g，莱菔子10g，甘草5g。5剂，煎服10天，3次/天。②每天捏脊、补泻神阙各1次。10次为1个疗程。③养胃粥：山药50g，百合50g，甘枸杞30g，红枣12个，大米100g，煮粥，分2天6次服，连服10天。

2015年9月17日三诊。经以上治疗，患儿胃纳好转，面色转润，时有笑容，体重增加了850g，二便正常。嘱其停服中药煎剂，继续每天服养胃粥，配合用捏脊和补泻神阙手法治疗。2015年11月3日电话随访，患儿已停止治疗1个多月，身体完全康复。（李志武，马海龙，李乃庚．李乃庚教授治疗小儿疳证经验介绍［J］．中医药导报，2018，24（17）：129-130+133.）

【原文】

兰香散　治疳气，鼻下赤烂。

兰香叶（菜名，烧灰，二钱）　铜青（五分）　轻粉（二字）

上为细末，令匀，看疮大小干贴之。

【方解】

此方是肺胃蕴热，鼻孔蚀疮之外治药。小儿鼻下赤烂是脾疳之外候，兰香叶为治黄烂疮之主药；佐以铜青甘平，治疳疮而疗虫痋；轻粉辛冷，疗痰疾而杀虫，三者合用以治疳气。

兰香叶即佩兰之别名，李杲神功丸亦用之，且云"如无，藿香代之"。

【评议】

兰香散为钱乙用外治法治疗小儿疾病的代表方，不仅扩大了用药途径，又易于被小儿接受，对于指导我们现在的剂型改革有一定启发。

【原文】

白粉散　治诸疳疮。

海螵蛸（三分）　白及（三分）　轻粉（一分）

上为末，先用浆水洗，拭干贴。

【方解】

此方也是外治药末。轻粉拔毒，海螵蛸、白及黏腻长肌，浆水化滞物以治疳疮。

【评议】

白粉散，方中海螵蛸、白及、轻粉三味皆白，故名之。疳证在外多是肺胃热炽之证，外生疮疖，皆由诸经蕴热而生，兰香散、白粉散俱用轻粉以止痒杀虫，为治疮之良药。

【医案选录】

王某，男，14岁，因突然发现柏油样大便2次而于2005年5月3日就诊。无其他特殊感觉，追询其平常偶有胃痛史，早晨经常不吃早饭即上学。此次因考试而心神劳顿，饮食也不正常，诱发胃出血。察其一般情况尚好，舌苔薄，脉濡。家长不愿住院治疗，而转求于中医。遂拟中药方如下：黄芪12g、党参12g、炒白术12g、甘草4.5g、仙鹤草12g、大黄粉（吞）1g、茜草12g、荆芥炭9g、牡丹皮炭9g、苏梗

9g、制香附 9g、白及片 9g。

上方服 5 剂后，查大便色黄，潜血（－）。上方去荆芥炭、牡丹皮炭、大黄粉，加茯苓 9g、制半夏 9g、海螵蛸 15g、川黄连 4.5g。14 剂后停止服药，随访 3 年未复发。

按:《黄帝内经》云:"脾藏意""在志为思"。《三因极一病证方论》说:"思伤脾者，气留不行，积聚在中脘，不得饮食，腹胀满，四肢怠惰，故经曰思则气结。"该案患儿饮食不调，又临考试，情绪紧张，致气病伤血，出现黑便。拟健脾和胃止血法，数剂血止。《灵枢·平人绝谷》说:"血脉和利，精神乃居。"但若精神不居，血脉失和，"阴络伤则血内溢，血内溢则后血"（《灵枢·百病始生》）。（ 王庆其. 用经典理论指导治疗儿科杂病的体会［J］. 中医儿科杂志，2012，8（01）:13-15.）

【原文】

消积丸　治大便酸臭。

丁香（九个）　缩砂仁（二十个）　乌梅肉（三个）　巴豆（二个，去皮油心膜）

上为细末，面糊丸，黍米大。三岁以上三五丸，以下三二丸。温水下，无时。

【方解】

中宫积滞郁而生热，故大便酸臭。此方用丁香、砂仁理气醒胃，健运中宫；巴豆攻坚荡积，推陈致新；乌梅生津止渴以复津液。药仅四味，但配伍精当，确是佳方。

【评议】

消积丸，消除积滞，"治大便酸臭"，故名。小儿脾胃娇弱，饮食不知自节，易致食积腹痛。积乃有形之邪，留而不去，脾胃愈伤，攻法可使有形之邪速去但易损脾胃，所以钱乙采用先攻下后和胃的方法，"实食在内，乃可下之，下毕，补脾必愈"（《小儿药证直诀·记尝所治病二十三证》）。食积轻，或兼虚者，用"磨积"的消积丸；若食积重，正气强者，则用"下积"的白饼子。或攻或消，钱乙每每不忘扶助正气。本方选用通涩并用之法，以巴豆泻下除积，引邪外出；丁香、砂仁行气消胀；佐乌梅肉酸涩敛津，以使积滞去而正不伤。然小儿脾胃毕竟薄脆，不耐攻伐，钱乙反复告诫"小儿易虚易实，下之既过，胃中津液耗损，渐令疳瘦""不可痛击"，应"量大小虚实而下之"（《小儿药证直诀·诸疳》）。积滞一去即改和胃益脾法调补。

【医案选录】

郑某，女，7岁。2016年12月8日初诊。主诉：反复脘腹部胀痛2年。患儿近2年来时诉上腹部胀痛，近来发作较为频繁，进食油腻后更易发作、疼痛较甚，喜揉喜按，呕吐、排便或矢气后疼痛缓解，嗳气偶作，纳食偏少，口腔异味，二便正常，夜寐尚安，形体偏瘦，面色少华，咽红，舌苔薄白。患儿外婆曾为幽门螺杆菌（＋）。诊断：胃脘痛。辨证为寒温失调，脾胃升降失司。治法：温脾清胃助运。处方：藿香6g，木香3g，公丁香（后下）3g，枳实6g，槟榔10g，制香附3g，干姜4g，茯苓10g，黄连3g，黄芩10g，紫花地丁12g，焦六神曲12g。7剂。每日1剂，水煎服。

2017年1月12日二诊：患儿服上药后腹胀、腹痛已平，因而未及时复诊。4天前患儿进食油炸食物后腹痛再作，继服上药，腹痛缓解，未再发作。刻诊：患儿近日声咳，咽部不适，纳食较前减少，晨起口臭，偶有呃逆，二便正常，夜寐尚安，口角疱疹，咽充血，舌苔薄白。心肺听诊阴性。证候如前，偶感外邪。治以前方减其剂，增宣肺清咽之品。处方：桑叶10g，杏仁10g，桔梗6g，浙贝母6g，枳实6g，槟榔10g，陈皮3g，虎杖12g，紫花地丁12g，贯众10g，焦山楂15g，焦六神曲15g。7剂。每日1剂，水煎服。

1月19日三诊：患儿服上药后口臭已消，腹胀腹痛未作。刻诊：患儿一般情况可，偶有流涕，纳可，寐安，二便正常，形体偏瘦，咽红，舌苔薄腻。辨证为脾胃不和，运化失健。治以运脾和胃为主。应家长要求，制为糖浆剂缓服。处方：太子参10g，茯苓10g，苍术10g，白术10g，佩兰10g，陈皮3g，木香3g，枳实6g，槟榔10g，淡吴茱萸3g，黄连3g，辛夷6g，紫花地丁15g，焦山楂15g，焦六神曲15g，炒谷芽15g。20剂。每用5剂，加水1 200ml，浸泡2小时后，武火煮沸，文火煎煮1小时，倾出药液，药物再加水煎煮1次，弃去药渣，将两次药液合并，再文火煎煮浓缩至600ml，加入蜂蜜、白糖各100g，搅匀，煮一沸，冷却，熬成糖浆600ml，贮广口瓶，冰箱冷藏。每服20ml，1日3次。

5月27日四诊：患儿服完糖浆后因症状缓解，已经停药3个月。昨日进食粽子、酸奶后，又出现脘腹部疼痛，呃逆时作，口中泛酸，呕吐1次，口腔异味。今起精神差，流清涕，偶咳嗽，食欲不振，大便稀溏、味臭秽，夜寐尚安，手足欠温，咽红，舌苔薄黄。辨证为饮食不节，损伤脾胃，升降失司。治法：调脾和胃，温清并用。处方：藿香10g，砂仁（后下）3g，姜半夏10g，陈皮3g，苍术10g，苏梗10g，制香附4g，黄芩10g，黄连3g，淡豆豉10g，焦六神曲10g，荷叶10g。5剂。每日1剂，水煎服。

10月14日五诊：患儿因四肢皮疹伴瘙痒前来就诊，其母追述患儿自上次就诊后胃脘痛未再发作。

按语：本案患儿反复脘腹部胀痛已2年。其疼痛喜揉喜按、形体偏瘦、面色少华、舌苔薄白是脾寒之象；进食油腻后易发作、呕吐、口腔异味、咽红是胃热证候。因而认为证属寒热夹杂，治以温脾清胃助运。方取公丁香、香附、木香、干姜温脾理气，黄连、黄芩、紫花地丁清胃降逆，藿香、枳实、槟榔、茯苓、焦六神曲顺气和中助运。服药后症状得到较快缓解。后因患儿进食油炸食物、粽子、酸奶后胃脘痛复发，再以前法加减治疗继续有效。可见小儿胃脘痛与饮食不节相关者不少，调节饮食也是与药物治疗同时不可忽视的措施。（汪受传．汪受传儿科医案［M］．北京：中国中医药出版社，2020：112-113.）

【原文】

安虫散　治小儿虫痛。

胡粉（炒黄）　槟榔　川楝子（去皮核）　鹤虱（炒。各二两）白矾（铁器熬，一分）　干漆（炒烟尽，二分）　雄黄（一分）　巴豆霜（一分）

上为细末，每服一字，大者半钱。温米饮调下，痛时服。

学海按：聚珍本无干漆、雄黄、巴豆霜。

【方解】

此方汇集杀虫攻积之药，又具泻下之功，其力甚峻，中病即止，不可久服过剂。

【评议】

安虫散适用于虫积腹痛，钱乙在应用下法时，注重时时顾护脾胃，多以蜂蜜、面糊、米糊等做成丸剂，或用蜜水、米饮、乳汁等调服以保护胃气，使邪去而胃气不伤。本方以温米饮调下即属此例，为钱乙脾胃学术思想的体现。

【原文】

紫霜丸　治消积聚。

代赭石（煅，醋淬七次）　赤石脂（各一钱）　杏仁（五十粒，去皮尖）　巴豆（三十粒，去皮膜心出油）

上先将杏仁、巴霜入乳钵内，细研如膏，却入代赭、石脂末，研匀，以汤浸蒸饼为丸，如粟米大。一岁服五丸，米饮汤下；一二百日内儿三丸，乳汁下。更宜量其虚实加减，微利为度。此药兼治惊痰诸症，虽下不致虚人。

学海按：聚珍本无赤石脂。

【方解】

此方巴豆霜攻下积聚，伍以赤石脂以缓之；代赭石、杏仁镇惊降逆，故能治小儿积聚以及惊痰诸证。由于此方巴豆霜较多，攻泄有余，是为治标之剂，冷积者宜之。

【评议】

钱乙对诸医名方广采博引，变通为用，紫霜丸即《千金翼方》之紫圆（丸）。钱乙提出"有下证，当下"（《小儿药证直诀·伤风》），"无下证，慎不可下也"（《小儿药证直诀·伤风吐泻身温》）。因小儿"脏腑柔弱，不可痛击"（《小儿药证直诀·诸疳》），故钱乙对于小儿下法的应用是谨慎的。但下法是儿科中一种常用且重要的治法，若使用恰当，确可获良效，因而钱乙虽慎用下法，却不拒用。对于急证，确为形病俱实者，由于病情变化迅速，钱乙常用急下之法缓急，恐生他变。如"伤食甚则可下，不下则成癖也"（《小儿药证直诀·记尝所治病二十三证》），但须中病即止，"微利为度"，下后嘱用米饮或乳汁调护胃气。由于小儿形质脆弱，易虚易实，钱乙使用下法时十分讲究量的大小，白饼子和紫霜丸，钱乙有时互用，但也略有差别。白饼子以南星、半夏辛温化痰积，轻粉辛凉杀虫积，滑石甘寒降热积，以巴豆平诸般之积。因此，对痰癖血痕、气癖食积都可用之。紫霜丸中仅巴豆泻下力较强，伍以赤石脂缓之，故本方泻下力轻于白饼子。另外，白饼子下后，恐伤正气，常须调补脾胃；而紫霜丸方后用法中注有"虽下不致虚人"，且本方中有代赭石、杏仁二味，又可兼治惊痰诸症。

【医案选录】

1972 年 12 月 6 日，曾治一肠梗阻患儿史某，女，1 岁余。其母代诉，腹胀硬，啼哭不休，大便 5 日未解，时有呕恶，经服用酵母片、甘油栓等治疗未效，又增发热气促。血常规：白细胞 31.0×10^9/L，中性粒细胞占比 0.78。腹部透视：腹部于脐下呈现数个液平面影。指纹紫滞，舌苔黄腻。西医诊断为肠梗阻，建议转市医院，患儿家长要求中医治疗。家父应诊，认为证属胃肠积秽，气机阻滞；治宜疏通气机，肃肺通腑。处方以增液承气汤调服千金紫霜丸，1 剂后，大便得通，但仍不畅。再予千金紫霜丸 1 粒，便通快利，体温、血常规均见正常，腹部透视所见腹部密度均等，液平面消失，无特殊发现。千金紫霜丸由巴豆、赤石脂、杏仁、代赭石组成，能降肺通腑，肺胃同治，堪称通腑治急之良药，故家父常自备以救急。（王春生. 王武振诊治儿科急症的特色 [J]. 辽宁中医杂志，1990（06）：10-13.）

【原文】

止汗散　治六阳虚汗。上至顶，不过胸也，不须治之。喜汗，厚衣卧而额汗出也，止汗散止之。

上用故蒲扇灰，如无扇，只将故蒲，烧灰研细。每服一二钱，温酒调下，无时。

【方解】

止汗散仅蒲灰一味，将陈蒲扇或蒲草烧灰存性，温酒调下。因蒲长水泽中，取其清芬之气能制炎热，而烧灰服之，欲其引热下行。

《金匮要略·消渴小便不利淋病脉证并治》有蒲灰散，系蒲灰与滑石二味，用之以利小便。方中蒲灰，一说是蒲席烧灰，也有认为是蒲黄粉者；此方蒲灰明言系蒲扇烧灰，名同而实异矣。

【评议】

汗乃脾胃运化之水谷精微所化生之津液，经阳气的蒸化，卫气的开合，从汗孔排出的液体。而营卫之气都来源于脾胃所运化的水谷精微，营行脉中，卫行脉外，营卫和调才能维持正常的体温和汗液分泌。小儿脾常不足，脾失健运则营卫之气生成不足，致营气不能内守敛藏，卫气不能卫外固密，则津液从皮毛外泄，发为汗证。又脾主四肢肌肉，脾虚则肌肉虚，土不生金，腠理疏松，则汗液自出。故《景岳全书·小儿则·盗汗》曰："然汗之根本，由于营气；汗之启闭，由于卫气。若小儿多汗者，终是卫虚，所以不固。"《小儿药证直诀·盗汗》云："睡而自汗出，肌肉虚也，止汗散主之。"钱乙的止汗散尤其适用于肤腠不密所致之汗出。

【原文】

香瓜丸　治遍身汗出。

大黄瓜（黄色者一个，去穰）　川大黄（湿纸裹煨至纸焦）　胡黄连　柴胡（去芦）　鳖甲（醋炙黄）　芦荟　青皮　黄柏

上除黄瓜外，同为细末。将黄瓜割去头，填入诸药置满，却盖口，用杖子插定，慢火内煨熟，面糊丸，如绿豆大。每服三二丸，食后，冷浆水[1]或新水[2]下。大者五七丸至十丸。

学海按：聚珍本更有黄连，又云各等分。

【校注】

[1] 浆水：《本草纲目·浆水》："嘉谟曰：浆，酢也。炊粟米熟，投冷水中，浸五六日，味酢，生白花，色类浆，故名。"为粟米加工发酵而成的白色浆液，性微温，味甘酸，有调中引气开胃的作用。

［2］新水：干净的新鲜水。《圣济总录·煎煮》："凡煎药当取新水。"

【方解】

汗为心之液，心热过甚则心液不藏而汗出遍身。方用黄瓜、大黄、胡黄连以清心胃之热，鳖甲、黄柏滋肾润燥，芦荟、青皮、柴胡凉肝疏肝，使热清阳潜，肝调气平，而遍身之汗可止。

【评议】

本方清热养阴，可用以治疗阴虚有火而致发热盗汗的证候。用大黄、芦荟者，属"以泻代清"之法。浆水为粟米加工后，经发酵而成的白色浆液，其味甘酸，性微温，与治"遍身汗出"的香瓜丸配合使用时，取其味酸之性，助方药养阴敛汗之力。

【原文】

花火膏　治夜啼。

灯花（一棵）

上涂乳上，令儿吮之。

【方解】

《笺正》："阴分火炽则卧不安而夜多啼，灯花是烟煤所结，清心火而泄阴分之热，颇能有效，但须以香油点灯结花乃佳，半岁以内，尤有捷验。"

【评议】

脏寒腹痛可致小儿夜啼，"当与温中药"（《小儿药证直诀·夜啼》），钱乙以当归散治疗；如属痰热者，则用蝉花散。

【原文】

白玉散　治热毒气客于腠理，搏于血气，发于外皮，上赤如丹，是方用之。

白土[1]（二钱五分，又云滑石）　寒水石（五钱）

上为末，用米醋或新水调涂。

【校注】

［1］白土：即白垩，白色的泥土，又名白善土。土以黄色为正，白色为恶色，故白土并非滑石。《本草纲目·土部·白垩》："诸土皆能

胜湿补脾，而白垩土则兼入气分也。"

【方解】

白土性苦温无毒，苦能泄热，温能败毒；寒水石清泄肺热；涂以米醋，外敷赤丹，以成清热凉血败毒之功。

【评议】

白玉散，因白土、寒水石皆白，其散洁白如玉，故名白玉散。钱乙治疗小儿疾病善用外治法，对于皮肤热毒发红，以"白玉散"一方通治。

【原文】

牛黄膏　治惊热。

雄黄（小枣大，用独茎萝卜根，水并醋共大盏，煮尽）　甘草（末）　甜硝（各三钱）　朱砂（半钱匕）　龙脑（一钱匕）　寒水石（研细，五钱匕）

上同研匀，蜜和为剂，食后，薄荷汤温化下半皂子大。

学海按：聚珍本无朱砂，有郁金末、绿豆粉。分量亦别：雄黄、甘草、甜硝各一分，寒水石一两，郁金、脑子各一钱，绿豆粉半两。

【方解】

此方寒凉重镇以治气火俱盛之惊搐。寒水石入足少阴以泄火；朱砂入手少阴以镇惊；玄明粉泻阳明热结；佐以甘草末，使泻下而不致于过猛；雄黄解毒；龙脑平肝；温薄荷汤下，以治热极生惊之证。

【评议】

小儿"肝常有余""心常有余"，感受风邪后，肝经热盛可以生风，若同时心经有热则易为惊搐。急惊风往往与"热""痰""风"相关，热是产生痰和风的根本，热极可以生风，风动可以导致痰壅，痰盛可以生惊（惊厥）。牛黄膏清心化痰热，可与大青膏配合使用。急惊属阳，钱乙立"急惊合凉泻"之法，痰热内盛，凉以清之，泻以导之。且惊风为急证，当速止之。下法除痰热最捷，牛黄膏之甜硝为泻下之品，伍以清热化痰诸药，以期速逐痰热，则惊风可止。

【原文】

牛黄丸　治小儿疳积。

雄黄（研，水飞）　天竺黄（各二钱）　牵牛（末，一钱）

上同再研，面糊为丸，粟米大，每服三丸至五丸。食后，薄荷汤下。并治疳消积，常服尤佳，大者加丸数。

【方解】

此方亦涤饮攻痰之剂。张骥注曰："小儿疳病之成，因于积，积生于痰，痰生于热。故方用牛黄以清热，竺黄以化痰，牵牛以去积，妙在面糊以强胃气，量儿大小以加丸数，节制之师，无懈可击。虽常服尤佳，岂独治疳而已哉。"张骥认为方中雄黄应为牛黄。

【评议】

此方虽名为"牛黄丸"，而实无牛黄。按张骥注雄黄当为牛黄，可参。《笺正》："竺黄清热，故曰治疳；牵牛荡涤，故曰消积。所服无多，尚不为峻，但必非常服之品，方后常服尤佳一句，胡可为训？"

【原文】

玉露散（又名甘露散）　治伤热吐泻，黄瘦。

寒水石（软而微青，黑中有细纹者是）　石膏（坚白而墙壁，手不可折者是好。各半两）　甘草（生，一钱）

上同为细末，每服一字，或半钱、一钱，食后，温汤调下。

【方解】

此方为脏腑内热而设，用寒水石、石膏各等分，合甘草而成。取石膏入阳明，寒水石入少阴，分解中下二焦之热，使下焦之热不上冲，中焦之热不旁流，而伤热之吐泻能解；合甘草者，甘以和之缓之，故能治伤热而致黄瘦之证。

寒水石、石膏本是二物，但二石下所称之形质，将软者为寒水石，坚者为石膏，阎氏误为一物二种，可参阅前泻黄散学海按。

【评议】

玉露散用寒水石、石膏、甘草清泻脾胃之热，药少而力专。薛铠在《保婴撮要·霍乱吐下》中说："若夏至后，吐泻身热，……用玉露散之类。"王肯堂在《幼科证治准绳·脾脏部·吐泻》中说："吐泻，昏睡不露睛者，胃实热，钱氏玉露散、河间益元散主之。"钱乙遵"盛即下之，久则补之""热者寒之""寒者温之"之治则，主张采用药物的四气五味，来调节机体的阴阳虚实，从而达到"阴平阳秘"的目的。钱乙认识到气候对小儿脾胃功能有不同程度的影响，随着季节气候的变化而施以不同剂量。如论《夏秋吐泻》，属九分热者，玉露散主之；六分热四分冷者，食前少服益黄散，食后多服玉露散；三分热七分冷者，食前多服益黄散，食后少服玉露散；纯冷无阳者，益黄散主之。这是钱乙深得《黄帝内经》"用热远热，用寒远寒"之原理，冬寒季节少用寒凉药物，夏热季节少用温热之剂的真实体现。这一因时因证制宜而灵活用药的做法是值得我们借鉴的。

【医案选录】

季某，男，9个月，2017年7月12日初诊。主诉：腹泻3天。患儿始起高热、大便质稀，在当地医院诊断为"急性肠炎"，经输液2天，热退，腹泻仍作，日行20余次，暴注下迫，状如蛋花汤，腹胀，烦躁不安，口渴多饮，小便量少色黄，口唇干红，舌质红、苔黄腻，指纹淡紫，隐于风关。大便镜检可见脓细胞、脂肪球。中医诊断为泄泻，证属暑热泻。治以清肠泄热、利湿止泻，方选经验方三石汤加减。处方：生石膏30g、寒水石30g、滑石（包煎）30g。1剂，煎水代茶频服。

2017年7月13日二诊：大便转调，日行3次，口渴好转，小便量多。处方：生石膏15g、寒水石15g、滑石（包煎）15g、炒白术10g、炒麦芽30g、焦山楂10g、焦神曲10g、煨葛根10g。2剂，1日1剂。服完药后，大便性状和大便常规检查均正常。

按语：夏日暑邪淫盛，由口鼻犯肺，肺热移于大肠，而成暴泻。《素问·至真要大论》云："暴注下迫，皆属于热。"此时治疗若徒进轻剂，延误时日，极易化火传营，引动肝风，或重阳必阴，而成虚寒险恶之候。需用清热重剂，切断病机，控制病势。此案中所用三石汤为李教授自创验方，源于钱乙《小儿药证直诀》中玉露散（寒水石、生石膏各半两，甘草一钱，共研细末，每服一钱）。李教授结合多年临床实践，将散剂改为汤剂，并以滑石易甘草，取名"三石汤"。方中生石膏性味甘寒，善走肺胃经，能清阳明实热，除烦止渴；寒水石性味咸寒，《黄帝内经》云"热淫于内，治以咸寒"，咸能降火，助生石膏清热，且寒水石善止吐泻，与生石膏同用，共奏清热止泻之功；滑石性味甘寒，善清暑除热、利尿止泻。三药相配，药力专攻，对暑邪湿热、胃经实火所致的暴泻疗效显著。李教授在实践中运用此方有三点体会：一是药量宜大；二是中病即止，不宜久服；三是泻止后，注意用异功散调理脾胃以善后。（顾国祥，杨丽霞，徐玲. 李乃庚教授辨治小儿泄泻验案浅析［J］. 中医儿科杂志，2019，15（05）：11-13.）

【原文】

百祥丸（一名南阳丸）　治疮疹倒靥黑陷。

用红牙大戟，不以多少，阴干，浆水软去骨，日中曝干，复内汁中煮，汁尽焙干为末，水丸如粟米大。每服一二十丸，研赤脂麻汤下，吐利止，无时。

【方解】

大戟苦寒有毒，为下毒之峻剂，能泻脏腑水湿，泄火利水，故在十枣汤中与甘遂、芫花同用而治悬饮。钱乙以治疮疹黑陷归肾之证，实为热甚液干而设，然性峻利，损真气，用之宜慎，并严格掌握剂量。三岁小儿每日可用1～1.5g，入丸散每次1g，泻后即停服，还需温补脾土以防变。

《本草纲目·草部·大戟》曰："钱仲阳谓肾为真水，有补无泻，而复云痘疮变黑归肾一证，用百祥膏下之以泻肾，非泻肾也，泻其腑则脏自不实。愚按百祥惟用大戟一味，大戟能行水，故曰泻其腑则脏自不实，腑者膀胱也。窃谓百祥非独泻腑，正实则泻其子也，肾邪实而泻其肝也。大戟味苦涩，浸水色青绿，肝胆之药也。故百祥丸又治嗽而吐青绿水。"

【评议】

万全认为："肾主液，痘中之血化为水，水化为脓，皆肾之津液所化也。若无肾水，则疮枯黑而死矣，岂可泻之。痘疹曰归肾者，盖疮疹之毒，内发于骨髓，外发于皮毛者为顺。变黑复陷入于骨髓之中，故为害。此非顺之为害也，乃火旺水衰之病。"(《育婴家秘·肾脏证治》)钱乙指出热毒犯肾可出现疮疹黑陷的危候："若疮黑陷，而耳尻反热者，为逆也""归肾而变黑，难治也"。"疮疹倒靥黑陷"实为热甚液干之证，法当下之以保液，"其候或寒战噤牙，或身黄肿紫，宜急以百祥丸下之"(《小儿药证直诀·疮疹候》)。百祥丸中只大戟一味，苦寒有毒，急下之以速去邪毒，以救未亡之肾水。疮疹缘于疫毒，惟泄毒化浊，其病方有转机。关于肾系病证，钱乙反复告诫"肾主虚，不受泻"。疮疹黑紫干陷实乃膀胱邪毒鸱张，以致热盛津枯，故可用百祥丸峻泻膀胱之腑。"腑若不实，脏自不盛也"(《小儿药证直诀·记尝所治病二十三证》)，其目的乃是泻除病邪，非特为泻肾而设。此外，百祥丸也可用以泻肺经热毒。

【原文】

牛李膏（一名必胜膏） 治同前方。

牛李子

上杵汁，石器内密封，每服皂子大，煎杏胶汤化下。

【方解】

牛李子，一名鼠李子，李之别种，甘美可食，性质功用与李同。李能去痼热，酸能收阴，而温以散之，其治疮疹倒陷之功，用意在此。

《笺正》："牛李即李子之一种。考李子气味虽曰微温，然《名医别录》明言其去痼热，则大寒可知。钱氏以治痘之黑陷，且名以必胜，清血解毒之功最巨，若非大热，何可轻投。"

【评议】

《小儿药证直诀·疮疹候》："疮疹始发之时，五脏证见，惟肾无候，但见平证耳，尻凉、耳凉是也。尻耳俱属于肾，其居北方，主冷也。若疮黑陷，而耳尻反热者，为逆也。若用百祥丸、牛李膏各三服不愈者，死病也。"对此，民国期间著名医家张寿颐在《笺正》中云："痘发之先，身必发热。耳凉尻凉，是肾不受热之征，庶为顺候。若痘疮黑陷，而耳尻皆热，则肾脏热炽，相火燔灼，故主以百祥丸之大戟一味，泻肾家相火实热。"钱乙认为，疮疹的治疗原则是以"惟用温凉药治之，不可妄下及妄攻发""宜解毒"，目的是使邪毒能从外疏散，从里清解，而不致于内陷。若热毒犯肾以致疮疹黑陷，则以牛李膏泻肾中之邪以救未亡之肾水，俾毒有去路，其病能转危为安。

【原文】

宣风散　治小儿慢惊。

槟榔（二个）　陈皮　甘草（各半两）　牵牛（四两，半生半熟）

上为细末，三二岁儿，蜜汤调下五分，以上一钱，食前服。

【方解】

此方祛风化痰以治虚中夹实之慢惊，是谓治标之剂。药用槟榔之苦温消食行痰，能泻胸中至高之气而使之下行；佐以苦寒善走逐水消痰之牵牛，以泻气分之热；随用甘草以缓之，陈皮以调之，以制槟榔、牵牛之猛烈，待痰食一去，即宜温补。

【评议】

"慢惊合温补"，对于小儿慢惊风，钱乙从虚、寒主论，并强调了脾虚在慢惊发病过程中的重要作用，采用培土宁风法治疗。《小儿药证直诀·慢惊》："风在脾胃，故大便不聚而为泻。当去脾间风，风退则利止，宣风散主之。"宣风散以甘草补中，陈皮、槟榔运脾，更以牵牛子逐痰湿以消积，蜜汤调服，俾泻下而不伤正。

【医案选录】

朱幼，二岁。初诊：先天禀赋不足，体质素弱，泄泻后遂致土虚木旺，虚风内动，频频抽搐，时作时止，目露项软，大便青黏，已成慢惊重候。急为缓肝理脾，息风化痰。别直参一钱半，炒白术三钱，全蝎三条去头足，制僵蚕三钱，天麻一钱，竹沥半夏一钱半，茯苓三钱，白芍一钱半，白蒺藜三钱，钩藤三钱。

复诊：抽搐已缓，睡中尚觉痉挛，两手蠕动，目露半开，面色苍白，舌淡无华，四肢时温时冷，大便青黏。正虚脾弱，虚风未熄。今晨略能进谷，胃气稍醒，似有一线生机，冀其不添枝节，自可转入佳境。别直参一钱，白术三钱，广皮一钱，半夏一钱半，茯苓三钱，炙甘草七分，制僵蚕三钱，蝎尾二条，白芍一钱半，天麻一钱。（奚伯初. 奚氏儿科医案（续）[J]. 江苏中医，1966（06）：35-37.）

【原文】

麝香丸　治小儿慢惊、疳等病。

草龙胆　胡黄连（各半两）　木香　蝉壳（去翅为末，干秤）芦荟（去砂秤）　熊胆　青黛（各一钱）　轻粉　脑麝　牛黄（各一钱，并别研）　瓜蒂（二十一个，为末）

上猪胆丸如桐子及绿豆大。惊疳脏腑，或秘或泻，清米饮或温水下，小丸五七粒至一二十粒。疳眼，猪肝汤下。疳渴，燖[1]猪汤下亦得，猪肉汤下亦得。惊风发搐，眼上，薄荷汤化下一丸，更水研一丸滴鼻中。牙疳疮、口疮，研贴。虫痛，苦楝子或白芜荑汤送下。百日内小儿，大小便不通，水研封脐中。虫候，加干漆、好麝香各少许，并入生油一两点，温水化下。大凡病急则研碎，缓则浸化。小儿虚极、慢惊者勿服。尤治急惊痰热。

学海按：聚珍本分脑麝为龙脑、麝香二味，无青黛、轻粉、芦荟、熊胆四味。

【校注】

[1] 燖（xún）：用开水烫后去毛。

【方解】

此方用龙胆草、芦荟、青黛清肝经之热；热则风生，故用蝉蜕以息之；风生则惊起，故用龙脑、麝香、牛黄、熊胆以定之；由惊而成疳，因疳而伤脾，则用轻粉、胡黄连、木香、瓜蒂以治疳而理脾。故本方适用于急惊痰热而夹疳者，非治慢惊之方。

【评议】

小儿久病，痰积内壅，逐渐化热，可变为惊、疳等病，钱乙运用麝香丸消痰化积清热治疗此种疾病。其又根据见证不同，采用同方不同饮的配伍方法，如出现疳眼症状，猪肝汤下；如出现疳渴症状，予猪肉汤下；如出现惊风发搐等症状，则选用薄荷汤化下。猪肝乃血肉有情之品，有养肝明目、补气健脾之效，可以增强疏肝清热、濡养睛目之力；猪肉味甘咸性微寒，有养血润燥之效，可改善患儿口渴、心烦等症状；薄荷汤是单味中药薄荷煎煮而成，具有发散风热、清利头目的作用，能有效缓解患儿惊风等症状。以不同汤饮送服药物的方法，可增强方药药效，值得后代医家借鉴。

【原文】

大惺惺丸　治惊痫百病及诸坏病，不可具述。

辰砂（研）　青礞石　金牙石[1]（各一钱半）　雄黄（一钱）　蟾灰（二钱）　牛黄　龙脑（各一字，别研）　麝香（半钱，别研）　蛇黄[2]（三钱，醋淬五次）

上研匀细，水煮，蒸饼为丸，朱砂为衣，如绿豆大。百日儿每服一丸，一岁儿二丸，薄荷温汤化下，食后。

【校注】

［1］金牙石：《本草纲目·石部》："崔昉《本草》云：金牙石，阳石也。生川、陕山中，似蜜栗子，有金点形者妙。《圣济经》治疬风大方中，用金牙石、银牙石。银牙恐即金牙石之白色者尔。"

［2］蛇黄：张骥注："蛇黄旧说出岭南，蛇腹中得之，如牛黄之类，丸重如锡，黄黑青杂色。今医所用是蛇冬蛰时所含土，到春发蛰，吐之而去，大如弹丸，坚如石，外黄内黑，二月采之。两说未知孰是。气味冷无毒，主治小儿惊疬痫疾。"

【方解】

此方用蛇黄、金牙石、朱砂（辰砂）、礞石、雄黄以治风而镇惊，配蟾灰、龙脑、麝香、牛黄血肉有情之品以治疬而清热，小儿疾病多起于风热、惊疬，故以百病概之。

此方与麝香丸相似，但苦寒减弱而攻痰消积之力较专，痰热而兼积滞者宜之。

【评议】

大惺惺丸、小惺惺丸含开窍醒神之意。方中牛黄、龙脑、麝香均为香药，有开窍醒神之功。因含朱砂、雄黄等刚烈、有毒之品，故食后服用，以避免损伤脾胃。

【原文】

小惺惺丸　解毒。治急惊，风痫，潮热及诸疾，虚烦，药毒上攻，躁渴。

腊月取东行母猪粪（烧灰存性）　辰砂（水研飞）　脑麝（各二钱）　牛黄（一钱。各别研）　蛇黄（西山者，烧赤，醋淬三次，水研飞，干用半两）

上以东流水作面糊丸，桐子大，朱砂为衣，每服二丸，钥匙研破[1]，温水化下。小儿才生，便宜服一丸，除胎中百疾，食后。

学海按：聚珍本脑麝分为二物，云：猪粪、辰砂各半两，龙脑、麝香各二钱。

【校注】

[1]钥匙研破：即用钥匙研破药丸，取其能开通之意，现已不用。

【方解】

猪粪秽浊，取其下行，能泄火而解毒，以治急惊；协牛黄、蛇黄以清热而除燥渴；合朱砂、龙脑、麝香以开窍，能治惊风及胎中百病。此方与大惺惺丸大同小异，故曰小。方后云："小儿才生，便宜服一丸，除胎中百疾。"故此方能泄导先天蕴热，以除胎毒。

【评议】

《小儿药证直诀·初生下吐》云："凡初生，急须拭掠口中令净，若啼声一发则咽下，多生诸病。"小惺惺丸后云："小儿才生，便宜服一丸，除胎中百疾。"即指出婴儿初生时，须及时清除口中秽物。卷中提及"俗以黄连汁压之"以清解胎毒，此法沿用至今，为未病先防以除胎中诸疾。

【原文】

银砂丸　治涎盛膈热实，痰嗽，惊风，积，潮热。

水银[1]（结砂子[2]，三皂子大）　辰砂（研，二钱）　蝎尾（去毒，为末）　硼砂　粉霜[1]（各研）　轻粉[1]　郁李仁（去皮，焙秤为末）　白牵牛　铁粉　好腊茶（各三钱）

上同为细末，熬梨汁为膏，丸如绿豆大。龙脑水化下一丸至三丸。亦名梨汁饼子，及治大人风涎，并食后。

学海按：聚珍本好腊茶作好蜡，恐误。又蝎尾、硼砂、郁李仁、粉霜、牵牛、轻粉作各一钱，铁粉、好蜡作各三钱。

【校注】

［1］水银、粉霜、轻粉：此三者同类而异名。轻粉即水银粉，系水银、白矾、食盐等用升华法制成的氯化亚汞的结晶粉末。粉霜即白粉霜，轻粉的精制品称"白粉霜"，功用与轻粉相同。

［2］结砂子：一说水银与黑铅同化，能结成砂粒，方能内服；一说指生水银。生水银出沙地，色青白；熟水银从朱砂中炼得，色白浊。

【方解】

此方水银、粉霜、轻粉下痰消积，同郁李、牵牛、腊茶、硼砂涤热，蝎尾息风，铁粉、辰砂镇痰嗽，故能治痰涎风热惊积诸症。但此方力峻，如非大实，不可轻投，而且一定要依法炮制，否则流弊不少。

【评议】

《笺正》："幼科惊痫，无非热盛生风，气火挟痰……是方汞铁粉霜，镇坠极重；而又以蝎尾、月石、牵牛、李仁，消导下行，荡涤积热，最是峻剂，苟非大实，未可轻投。"

【原文】

蛇黄丸　治惊痫。因震骇、恐怖、叫号、恍惚是也。

蛇黄（真者三个，火煅醋淬）　郁金（七分，一处为末）　麝香（一字）

上为末，饭丸桐子大。每服一二丸，煎金银磨刀水化下。

【方解】

此方用蛇黄镇风，麝香开窍，郁金通行气血，煎金银磨刀水以定惊，故能治惊痫。

《笺正》曰："此亦开痰降逆之法，用磨刀水送药者，取铁之重坠耳。"

【评议】

《本草纲目》谓磨刀水："（气味）咸，寒，无毒。（主治）利小便，消热肿。"

三圣丸　化痰涎宽膈，消乳癖，化惊风、食痫、诸疳。小儿一岁以内，常服极妙。

小青丸

青黛（一钱）　牵牛（末，三钱）　腻粉[1]（一钱）

并研匀，面糊丸，黍米大。

小红丸

天南星（末，一两，生）　朱砂（半两，研）　巴豆（一钱，取霜）

并研匀，姜汁面糊丸，黍米大。

小黄丸

半夏（生末，一分）　巴豆（霜，一字）　黄柏（末，一字）

并研匀，姜汁面糊丸，黍米大。

以上，百日者各一丸，一岁者各二丸，随乳下。

学海按：聚珍本，小青丸作青黛一分，牵牛末三分，腻粉二钱；小红丸巴豆作二钱；小黄丸黄柏作半钱。

【校注】

[1]腻粉：即轻粉之别名。轻粉又称水银粉、峭粉、腻粉。轻言其质，峭言其状，腻言其性。

【方解】

小青丸，腻粉治痰涎积滞；青黛以息肝风；牵牛以化乳癖而除疳。青黛色青，故名小青。

小红丸，南星以除痰；朱砂以镇惊；巴豆以除癖。因朱砂色红，故名小红。

小黄丸，半夏以化痰；黄柏以清热；巴豆以攻癖。因黄柏色黄，故名小黄。

三方皆攻痰实之剂，但小青丸攻下热痰，小红丸攻下寒湿之痰，小黄丸攻下湿中夹热之痰。每方药只三味而极灵验，故名三圣。

【评议】

三圣丸（小青丸、小红丸、小黄丸）均以三味药物组方，体现了药简力宏的特点。上述方剂中含轻粉、朱砂、巴豆、牵牛子等金石重坠、峻猛燥烈甚至毒性较大的药物，用于治疗乳癖、惊、痫、疳等疾病，在当时因历史条件所限，急则治其标，实属不得已而为之。以当今之认识，不仅小儿不宜使用，对成人也未必适合。关于这些方剂的临床应用价值，以及相关药物的炮制方法和用法用量，均有待进一步研究。

钱乙组方时时顾护脾胃，如需投药性峻烈者，多制成丸剂，以白面或蜂蜜糊丸以减少对脾胃的刺激或损伤，小青丸以面糊丸即属此种制法，以冀达到治病的同时，又不损伤后天功能。小红丸、小黄丸均以生姜汁面糊为丸，以止呕吐、化痰诞。《神农本草经》云巴豆"（治）留饮痰癖"。巴豆与化痰之品相配，下积涤痰两者兼顾。

【原文】

铁粉丸　治涎盛、潮搐、吐逆。

水银砂子（二分）　朱砂　铁粉（各一分）　轻粉（二分）　天南星（炮制，去皮脐，取末一分）

上同研，水银星尽为度，姜汁面糊丸，粟米大，煎生姜汤下，十九至十五丸、二三十丸，无时。

【方解】

此方水银砂子、铁粉止惊悸虚痫，朱砂、轻粉镇逆而息风，天南星化痰而止吐，姜面健胃而和中，故涎盛、潮搐、吐逆可愈。此方与前银砂丸大同小异，故方下主治亦同。

【评议】

小儿饮食过多，脾胃难消，发为食积，进而阻碍脾胃运化，脾为生痰之源，极易化生痰湿，痰与积合，发为抽搐。本方为有毒重镇之剂，现已不用。

【原文】

银液丸　治惊热，膈实呕吐，上盛涎热。

水银（半两）　天南星（二钱，炮）　白附子（一钱，炮）

上为末，用石脑油[1]为膏，每服一皂子大，薄荷汤下。

学海按：聚珍本有龙脑半钱，轻粉一钱，蝎尾二十一枚，炙去毒，上同研匀，石脑油丸如绿豆大，每服二三丸，乳香汤下，大者稍加，无时。

【校注】

[1] 石脑油：出自宋《嘉祐本草》，主治小儿惊风、化涎，可和诸药作丸散。又称石油。

【方解】

《本草纲目·石部》曰："石油气味与雄、硫同，故杀虫治疮。其性走窜，诸器皆渗，惟瓷器、琉璃不漏，故钱乙治小儿惊热膈实，呕吐痰涎。银液丸中，用和水银、轻粉、龙脑、蝎尾、白附子诸药为丸，不但取其化痰，亦取其能透经络走关窍也。"

【评议】

张寿颐讶异于本方水银未经炮制，且石脑油有毒，故在《笺正》中云"虽曰坠痰通络，实属好奇太过，断不可行"。

【原文】

镇心丸　治小儿惊痫，心热。

朱砂　龙齿　牛黄（各一钱）　铁粉　琥珀　人参　茯苓　防风（各二钱）　全蝎（七个，焙）

上末，炼蜜丸如桐子大，每服一丸，薄荷汤下。

【方解】

此方重坠清热，镇摄气血。朱砂、龙齿、铁粉、琥珀镇惊安神，人参、茯苓扶正益心，牛黄清热，防风、全蝎息风搜邪，散外安内，以治小儿惊痫。

【评议】

镇心丸以清心镇惊为功，故名镇心丸。动物药治疗小儿癫痫历史悠久，且常与植物药、矿物药联用，镇心丸即以虫（全蝎）、石（朱砂、铁粉、琥珀、龙齿）、草（人参、茯苓、防风）、牛黄清心配伍制剂而成。

【原文】

金箔丸　治急惊涎盛。

金箔（二十片）　天南星（铧炒）　白附子（炮）　防风（去芦须，焙）　半夏（汤浸七次，切焙，干秤。各半两）　雄黄　辰砂（各一分）　生犀末（半分）　牛黄　脑麝（各半分。以上六物研）

上为细末，姜汁面糊丸，麻子大，每服三五丸至一二十丸，人参汤下。如治慢惊，去龙脑，服无时。

学海按：聚珍本作牛黄、龙脑、麝香各半钱，雄黄、辰砂各二分，余同。

【方解】

此方清热开痰之剂，天南星、半夏、白附子皆化痰之品，龙脑、麝香醒神开闭，金箔、朱砂镇惊，雄黄解毒，牛黄、犀角清热，用人参汤以补其虚也。

张骥注："此治急惊涎盛之主方也，惊宜镇，故用金箔、雄黄、辰砂以镇之；风宜散，故用防风、白附、龙脑、麝香以散之；风生于热，有牛黄、犀角；涎出于痰，有半夏、南星。若治慢证，不可轻投也。"

【评议】

《笺正》云："此亦清热开痰之法。星、夏、白附，均为痰壅而设……方后谓治慢惊则去龙脑，盖以冰片大寒，非虚寒所宜。"

【原文】

辰砂丸　治惊风涎盛潮作，及胃热吐逆不止。

辰砂（别研）　水银砂子（各一分）　天麻　牛黄（五分）　脑麝（别研，五分）　生犀末　白僵蚕（酒炒）　蝉壳（去足）　干蝎（去毒，炒）　麻黄（去节）　天南星（汤浸七次，焙切，干秤。各一分）

上同为末，再研匀，熟蜜丸如绿豆大，朱砂为衣，每服一二丸或五七丸，食后服之，薄荷汤送下。

学海按：聚珍本天麻一分，龙脑、麝香、牛黄各五钱，余同。

【方解】

张骥注："风生于热，热入于心则惊，涎潮上逆，皆热证也。方用犀、黄、脑、麝所以清热，蚕、蝉、干蝎、二麻所以息风，辰砂、水银、南星所以镇惊痰而除胃逆，以治热极生风之证，无遗漏矣。"

【评议】

《笺正》谓："方与上方大同小异。天麻厚重，可息内风，治眩晕肝阳极效，非泄散外风，此症颇合。僵蚕亦能定风。"

【原文】

剪刀股丸　治一切惊风，久经宣利，虚而生惊者。

朱砂　天竺黄（各研）　白僵蚕（去头足，炒）　蝎（去毒，炒）　干蟾（去四足并肠，洗，炙焦黄为末）　蝉壳（去剑）　五灵脂（去黄者为末。各一分）　牛黄　龙脑（并研，各一字）　麝香（研，五分）　蛇黄（五钱，烧赤，醋淬三五次，放水研飞）

上药末共二两四钱，东流水煮，白面糊丸，桐子大。每服一丸，剪刀环头研[1]，食后薄荷汤化下。如治慢惊，即去龙脑。

【校注】

[1] 剪刀环头研：指用剪刀有环一头研药，与前用钥匙研药用意相似。

【方解】

此方亦清热化痰息风之意。五灵脂入肝最速，合干蟾、蝉蜕、白僵蚕、全蝎诸风药以息风，朱砂、蛇黄镇肝定惊，龙脑、麝香、牛黄、天竺黄开泄通窍，以治小儿惊风。方后谓治慢惊即去龙脑，与金箔丸同意。然仍非属治慢惊之剂，方中剂量也多不相称。

【评议】

《笺正》云："此亦清热化痰息风之意……剪刀股即蝎之别名，以蝎尾勾曲，有似于剪刀之股。此丸所以有此名者，其旨可见。"

【医案选录】

顾幼，五岁。九月三十日初诊：始由高热抽风，昏迷接踵而起，继则言语不清，左侧肢体瘫痪，右上肢有时抽掣、屈伸不利，喉间痰鸣，大便干燥，舌苔黄腻质红，脉滑数。恙经两旬，仍属痰热为患。治以开窍豁痰，辅以平肝通络。蝎尾四条，地龙二钱，制僵蚕三钱，钩藤四钱（后下），九节菖一钱，炙远志一钱，胡黄连五分，橘络一钱，竹沥半夏一钱半，枳实二钱，瓜蒌仁三钱，老竺黄二钱。

十月二日复诊：喉间痰声漉漉较平，言语稍清，但尚謇涩，神志已慧，右上肢拘急时现，苔黄腻质红，脉弦滑。仍以平肝息风化痰为治。老竺黄二钱，九节菖一钱，广郁金二钱，明天麻二钱，竹节白附子一钱半，钩藤四钱，白蒺藜三钱，制僵蚕三钱，地龙二钱，蝎尾二条，胡黄连一钱，焦山栀三钱，瓜蒌仁三钱，枳实二钱。（二帖）

十月五日三诊：左侧半身瘫痪较前好转，略能动弹，日来右侧又呈缓纵，呵欠又见转多，并有龂齿，言语謇涩，咳嗽不畅，喉间痰声未消，舌苔黄腻化薄，脉滑。证情又趋变幻，仍属风痰上扰，盘踞经络，慎防昏糊复辙。老竺黄钱半，石菖蒲二钱，广郁金二钱，橘络一钱，地龙一钱，制僵蚕三钱，枳壳、实各一钱，竹沥半夏一钱，陈胆星五分，珍珠母四钱（先煎），牡蛎四钱。（二帖）真马宝三分，琥珀抱龙丸二粒（二味同研末，分三次调服）。

按：药后一般情况尚好，惟肢体拘急如前，言语謇涩未已。因邪恋不解，深居络隧，络中之风，非易速痊。故嘱久服虫类搜风为主。止痉散加味：全蝎、蜈蚣、地龙、僵蚕、蕲蛇各等分混合，每次服八分，一日三次。此方连服两月余而愈。（奚伯初. 奚氏儿科医案（续）[J]. 江苏中医，1966（06）：35-37.）

【原文】

麝蟾丸 治惊涎潮搐。

大干蟾（秤二钱，烧，另研） 铁粉（三钱） 朱砂 青礞石末 雄黄（末） 蛇黄（烧，取末。各二钱匕） 龙脑（一字） 麝香（一钱匕）

上件研匀，水浸，蒸饼为丸，如桐子大，朱砂为衣。薄荷水下半丸至一丸。无时。

学海按：聚珍本铁粉作轻粉。

【方解】

张骥注："金石品化痰定惊，灵异品退潮止搐，儿科之圣药也。"

【评议】

本方有毒副作用，临床已不用。

【原文】

软金丹　治惊热痰盛，壅嗽膈实。

天竺黄　轻粉（各二两）　青黛（一钱）　黑牵牛（取头末）　半夏（用生姜三钱，同捣成曲，焙干，再为细末。各三分）

上同研匀，熟蜜剂为膏，薄荷水化下，半皂子大至一皂子大，量儿度多少用之。食后。

学海按：聚珍本竺黄、轻粉各半两，一作二两，青黛作一分，余同。

【方解】

此方轻粉重可镇惊，青黛入肝清热，半夏、天竺黄燥湿化痰，牵牛攻破壅实，以治惊热痰嗽之实证。

【评议】

本方有毒副作用，临床已不用。

【原文】

桃枝丸　疏取积热及结胸，又名桃符丸。

巴豆霜　川大黄　黄柏（末。各一钱一字）　轻粉　硇砂（各五分）

上为细末，面糊丸，粟米大。煎桃枝汤下。一岁儿，五七丸；五七岁，二三十丸。桃符[1]汤下亦得。未晬儿[2]，三二丸，临卧。

学海按：聚珍本黄柏下云：各一分一字。

【校注】

[1] 桃符：俗于门旁设二板，以桃木为之，而画门神或门神之名于其上，用以辟邪，亦曰桃人，是一种迷信做法。

[2] 未晬儿：未满一周岁的婴儿。

【方解】

此方硇砂苦辛温有毒，主积聚，破结血；合巴豆、大黄、轻粉以攻下；黄柏以清热，故能治积热在里、结胸痰实之证。

【评议】

本方苦寒泻下，轻粉有毒，临床已不用。

【原文】

蝉花散　治惊风，夜啼，咬牙，咳嗽，及疗咽喉壅痛。

蝉花（和壳）　白僵蚕（直者酒炒熟）　甘草（炙。各一分）　延胡索（半分）

上为末，一岁一字，四五岁半钱。蝉壳汤下。食后。

【方解】

蝉头上有一角如花冠状，名蝉花，又称冠蝉，功同蝉蜕。此方蝉花、白僵蚕祛风定惊，延胡索、甘草止咳消壅，故能治小儿因痰热而引起之惊风夜啼，咬牙、咳嗽及咽喉壅痛之症。

【评议】

蝉花甘寒，归肝经，具有良好的疏风散热、定惊安神的作用。钱乙以蝉花散治疗小儿惊风、夜啼、咬牙、咳嗽及咽喉壅痛，亦可用于肝经风热及破伤风证，为"清热以定内风之轻剂"。现代药理学研究也表明，蝉花及其人工培养品具有明显的镇痛、镇静、解热等作用，且毒性较低。蝉花还能透疹，《和汉药百科图鉴》记载，单味蝉花3～6g煎服，可治小儿麻疹及疹闭不出。

【医案选录】

赵某，男，8个月。患儿生后体健，其母怀抱，隔窗望景，突见犬窜而叫，患儿见状惊恐而啼，当夜夜啼突作，睡中惊悸，遇响则惊，醒后惊恐，抱母入怀。苔正常，脉来急数。辨证为暴受惊恐，心神受惊。治宜镇惊安神，清心定志。方用朱砂安神丸加减：生地10g，当归6g，黄连3g，甘草3g，钩藤8g，蝉蜕6g，僵蚕6g。水煎服。三剂后，夜啼止，诸症消失，病愈。

按：本病例因患儿神气怯弱，暴受惊恐而致夜啼。方中生地、当归养血宁心；黄连清心除烦；钩藤、蝉蜕、僵蚕清肝镇惊；甘草调和诸药。上药协同，共奏镇惊安神、清心定志之功，使其夜啼止而病愈。（佘继林．小儿夜啼症验案三则［J］．北京中医，1995（03）：61.）

【原文】

钩藤饮子　治吐利，脾胃气弱，虚风慢惊。

钩藤（三分）　蝉壳　防风（去芦头，切）　人参（去芦头，切）　麻黄（去节，秤）　白僵蚕（炒黄）　天麻　蝎尾（去毒，炒。各半两）　甘草（炙）　川芎（各一分）　麝香（一分，别研入）

上同为细末，每服二钱，水一盏，煎至六分，温服，量多少与之。寒多，加附子末半钱，无时。

学海按：聚珍本麝香作一钱，按上称三分，一分，分字皆读去声，今宜改作钱字。麝香一分，分字如字读乃合。方后加附子末半钱，加于二钱剂中也。

【方解】

本方有息风止惊、补脾益气的功效，是益气息风法的代表方剂。适用于小儿暴吐暴泄、久病或误用寒凉之法后损伤脾阳、气血亏虚、经脉失养而形成的慢惊风证。方中用人参、甘草既能补虚扶正使元气不至耗散，又能防他药辛散走窜耗气；僵蚕、蝉蜕、全蝎、钩藤、天麻大队风药息肝风，麻黄、防风、川芎以散外风。风散而正复，吐利虚风之慢惊可痊愈。

【评议】

惊风是小儿时期常见的急重病证，北宋初期医家王怀隐首先将其分为急、慢惊风。钱乙根据"阴阳动静"理论，将"阳动而速"的称为急惊，"阴静而缓"的称为慢惊，提出"急惊合凉泄，慢惊合温补"的治疗原则，至今仍有重要的临床指导意义。

脾虚肝旺是慢惊风的核心病机。万全《幼科发挥·急慢惊风》说："慢惊风，钱乙云：脾虚则吐泻生风，此脾土败而肝木乘之。肝属木而脾属土，从所不胜来者为贼邪，故慢惊为难也。"但临证时需注意，小儿脾虚慢惊发作时，也为急证，法当先息风止惊，待病情稳定后再调理脾胃。《幼幼新书》："《圣惠》论：夫小儿慢惊风者，由乳哺不调，脏腑壅滞，内有积热，为风邪所伤，入舍于心之所致也。其候乍静乍发，心神不安，呕吐痰涎，身体壮热，筋脉不利，睡卧多惊，风热不除，变化非一，进退不定，荏苒经时，故名慢惊风也，宜速疗之。"

【原文】

抱龙丸 治伤风瘟疫，身热昏睡，气粗风热，痰实壅嗽，惊风潮搐，及蛊毒中暑。沐浴后并可服。壮实小儿，宜时与服之。

天竺黄（一两） 雄黄（水飞，一钱） 辰砂 麝香（各别研，半两） 天南星（四两，腊月酿牛胆中，阴干百日，如无，只将生者去皮脐，锉，炒干用）

上为细末，煮甘草水和丸，皂子大，温水化下服之。百日小儿，每丸分作三四服；五岁一二丸；大人三五丸。亦治室女白带。伏暑，用盐少许，嚼一二丸，新水送下。腊月中，雪水煮甘草和药尤佳。一法用浆水或新水浸天南星三日，候透软，煮三五沸，取出，乘软切去皮，只取白软者，薄切，焙干，炒黄色，取末八两，以甘草二两半，拍破，用水二碗，浸一宿，慢火煮至半碗，去滓，旋旋洒入天南星末，慢研之，令甘草水尽，入余药。

【方解】

本方有清热化痰、解毒开窍的功效，适用于小儿痰热内壅、呼吸气粗、身热昏睡、四肢抽搐之急惊风实证。方中天竺黄、胆南星清热化痰，雄黄祛痰解毒能治惊风，麝香、朱砂芳香开窍而安心神，取腊月中雪水煮甘草寒凉解毒、调和诸药。

【评议】

肝应东方青龙，五行属木，木生火，肝为心之母，小儿急惊风多由内热炽盛所致，"抱龙"即清热平肝之意。明代万全《育婴秘诀·十三科·抱龙丸解》："抱者，养也，龙者，纯阳之物。……肝主风，小儿病则有热，热则生风，上医虑之，制此方以平肝木，防惊风，此抱龙之名义。"

后世琥珀抱龙丸、牛黄抱龙丸均从本方化裁而来。曾世荣《活幼心书》琥珀抱龙丸系本方去麝香、雄黄，加琥珀、人参、甘草、枳壳、枳实、茯苓、山药、金箔、檀香而成，能祛风化痰、镇心清热、和脾胃、益精神，对小儿体虚之痰热惊风颇为适合。明代王纶《明医杂著》

中牛黄抱龙丸系本方加牛黄组成，清热解毒之力较本方为优，用治痰热迷心、狂乱神昏者。现代临床对于辨证属于痰热内扰的急惊风、癫痫、抽动障碍、注意缺陷多动障碍等疾病的患儿可酌情使用。但本方中含朱砂，当中病即止，不可过用。明代《景岳全书·小儿则》说："即如抱龙丸之类，亦不宜轻易屡用……凡此克伐之剂，所以最当慎用。"

《笺正》："是方胆星、竺黄不过为痰热而设，然方下主治不少，皆为实热痰壅言之，以小儿伤寒温热，每多痰热壅塞，故可通治。方下瘟疫，即今之所谓温病。然麝香开泄太重，此方太多，宜大减之。又谓壮实小儿可以时服，则言之太过。方后谓亦治室女白带，则带下每多湿热凝滞，停积胞中所致，此能涤湿清热，所以可治。腊雪合药，清温甚佳。"

【医案选录】

崔某，男，4 岁，1981 年 1 月 7 日初诊。家属代诉，幼小时受惊吓，突然仆倒，昏不知人，口角流涎，头向左倾，频频抽掣。四肢搐搦，数秒钟即止。近一年半来，每月发作三十余次。经某医院检查，见异常脑电图，神经科诊为"小儿癫痫"，服药年余罔效。查其脉细弦而滑，舌质淡，苔白而滑。谢老诊为"惊痫"，治以定痫息风、化痰开窍、镇惊安神之法。拟方如下：制胆南星 6g，法半夏 9g，九节菖蒲 9g，远志 9g，僵蚕 6g，天麻 6g，川贝母 9g，钩藤 12g，石决明 18g，海浮石 9g，丹参 12g，连心麦冬 9g，怀牛膝 9g，琥珀粉（分冲）3g，朱砂（分冲）2g。另配琥珀抱龙丸，每日 1 丸，每日 2 次。药进 8 剂，三个月未发。

后又跌仆受惊，再度诱发癫痫。按上方先服汤剂 3 剂，再制成粉剂，每日二次，每次 1g。一料后，癫痫得控，八个月未发。家长唯恐再发，求方根治。遂拟化痰息风、健脾导滞之方善后调治：石菖蒲 9g，僵蚕 9g，琥珀粉（分冲）3g，朱砂（分冲）2g，钩藤 10g，石决明 20g，珍珠母 18g，鸡内金 6g，焦三仙 6g，6 剂，水煎服；并酌服山楂丸。6 剂药后自动停服，随访二年，癫痫未发。

按：癫痫一证，治疗颇为棘手，每治必中其的者，可谓少矣。谢老强调探明病机，精究方药，方可避免癫痫再发。他认为，癫痫病不外一个"痰"字，痰之生又与肝、脾、肾有关。痰浊蒙窍，窜扰神明，则是癫痫发作之直接因素。治疗时常用石菖蒲、远志肉、贝母、竹沥水、天竺黄、海浮石、礞石、陈皮、半夏、胆南星以化痰，钩藤、羚羊角、地龙、天麻、僵蚕、蜈蚣、全蝎、玳瑁、石决明以息风止惊，磁石、珍珠母、生铁落、琥珀、朱砂重镇安神，有时又随证伍以活血化瘀、滋补肝肾、健脾导滞之品。成药中常用琥珀抱龙丸、医痫无双丸、痫痓宁、蚕蛹片、天麻片、山楂丸等。（王俐芳. 疑难杂病从痰论治——徐季含、谢海洲验案选析 [J]. 湖北中医杂志，1990（1）: 2-3.）

【原文】

豆卷散　治小儿慢惊，多用性太温及热药治之。有惊未退，而别生热症者；有病愈而致热症者；有反为急惊者甚多。当问病者几日，因何得之，曾以何药疗之，可用解毒之药，无不效，宜此方。

大豆黄卷[1]（水浸黑豆，生芽是也，晒干）　板蓝根　贯众　甘草（炙。各一两）

上四物同为细末，每服半钱至一钱，水煎，去滓服。甚者三钱，浆水内入油数点，煎。又治吐虫，服无时。

【校注】

[1] 大豆黄卷：又名清水豆卷，采用黑大豆漫水浸润发芽，晒干而成，性平味甘，有透邪解表、清热利湿作用。

【方解】

本方有清热解毒、透邪除烦的功效，适用于治疗小儿慢惊过程中过服辛温热药，惊未平而又生热，甚则又生急惊者。方中大豆黄卷性味甘平，清热利湿，板蓝根、贯众性味苦寒清热解毒，甘草甘平解毒兼调和诸药，共奏清热解毒除烦之功。

【评议】

小儿慢惊风者属阳虚者多，医家临证时多以温补药治疗，但过用辛热之品则有化热弊端，可见心烦、口渴、咽痛、发热等现象，甚则出现急惊风、高热、神昏谵语等症，治疗当用清热解毒之品以祛除热邪。本方非治疗慢惊风之方，全方看似平淡，实则内涵深意。

《笺正》："此为慢惊过服温药而设，故以蓝根、贯众解毒为主，方下言之甚详，非治慢惊。"

【原文】

龙脑散　治急慢惊风。

大黄（蒸）　甘草　半夏（汤洗，薄切，用姜汁浸一宿，焙干，炒）　金星石[1]　禹余粮　不灰木[2]　青蛤粉　银星石[1]　寒水石

上各等分，同为细末，研入龙脑一字，再研匀，新水调一字至五分，量儿大小与之，通解诸毒。本旧方也，仲阳添入甘松三二枝，藿香叶末一钱，金芽石一分，减大黄一半，治药毒吐血，神妙。

【校注】

[1]金星石，银星石：《本草纲目·石部》："金星有数种。……金星、银星无毒，主涎热血病。"

[2]不灰木：张骥注："不灰木出上党，盖石类也，其色白如烂木，烧之不燃，以此得名。或云滑石之根，出滑石处皆有之，甘寒无毒，除烦热阳厥。"

【方解】

本方有镇惊除热、豁痰醒神的功效，适用于小儿急惊风实证，以及服热药太过而致药毒吐血之证。方中金星石、禹余粮、不灰木、银星石、寒水石重坠寒凉，镇惊除热；龙脑味辛微寒，开窍醒神、清热散毒；半夏温燥豁痰，配合龙脑有燥湿化痰祛风之功；蛤粉咸寒清热化痰；大黄苦寒清火泻下；甘草益气和中，兼调和诸药。

【评议】

本方重用金石重坠之品，为治疗急惊风、救药毒的方剂，而非慢惊风对证之方。

《笺正》："重用石药，惟急惊实证可用。方下乃有一慢字，岂不大误，方后并谓治药毒吐血，则热药太过之症，立方之旨，更为明了。"

【原文】

治虚风方　治小儿吐泻，或误服冷药，脾虚生风，因成慢惊。

大天南星（一个，重八九钱以上者良）

上用地坑子一个，深三寸许，用炭火五斤，烧通赤，入好酒半盏在内，然后入天南星，却用炭火三二条，盖却坑子，候南星微裂，取出锉碎，再炒匀熟，不可稍生。候冷为细末，每服五分或一字，量儿大小，浓煎生姜、防风汤，食前调下，无时。

【方解】

本方又名回生散，有祛风、燥湿化痰的功效，适用于小儿吐泻或误服冷药导致风寒内盛之证。方中独用天南星，性味温苦，有燥湿化痰、祛风止痉的作用，为误服冷药而至风寒内盛的救误之需，并非治疗慢惊风的方剂。

【评议】

本方以生姜、防风煎汤调下，可增强辛温散寒祛风的功效。《笺正》："方名既曰虚风，又谓脾虚生风而成慢惊，岂有一味南星可治之理。"

【原文】

虚风又方

半夏（一钱，汤洗七次，姜汁浸半日，晒干） 梓州[1]厚朴（一两，细锉）

上件米泔三升，同浸一百刻，水尽为度，如百刻水未尽，加火熬干，去厚朴，只将半夏研为细末，每服半字、一字，薄荷汤调下。无时。

【校注】

[1] 梓州：今四川省三台县一带。《图经本草》记载："梓州、龙州厚朴为上。"

【方解】

本方又名梓朴散，有化痰通气、去涎祛风的功效。同虚风方一样，适用于小儿吐泻或误服冷药导致风寒内盛之证。方中半夏苦温，燥湿化痰、消痞止呕；厚朴燥湿化痰、下气除满，两药合用，共奏化痰祛风之功。

【评议】

虚风方用祛风化痰的天南星，虚风又方用燥湿化痰的半夏、厚朴，均为误服冷药后的救误之剂。二者虽然方名虚风，但均不是治疗虚风之药，临床使用时需明确。本方以薄荷汤调下，借其辛凉之性增强疏肝清热、行气健脾之功。

张骥注："此与前方南星法同，但南星以降风寒之痰，半夏以治湿痰，厚朴以行气滞，微有不同。"

【原文】

裖银丸　治风涎膈实上热，及乳食不消，腹胀喘粗。

巴豆（去皮油心膜，研细）　水银（各半两）　黑铅（二钱半，同水银结砂子）　麝香（五分，别研）　好墨（八钱，研）

上将巴豆末并墨，再研匀，和入砂子、麝香，陈米粥和丸，如绿豆大，捏裖。一岁一丸，二三岁二三丸，五岁以上五六丸，煎薄荷汤放冷送下，不得化破。更量虚实增减，并食后。

【方解】

本方有重坠痰涎、开关通导的功效，适用于小儿风涎、膈实上热、腹胀喘粗等痰盛闭塞实证。水银辛寒有大毒、性滑重，黑铅甘寒有毒能镇逆，选取两者重坠之性导气下行；麝香性温，好墨性平，取两者芳香开关利窍功能；巴豆辛热大毒，能够温下荡涤痰涎；陈米粥以补脾和胃、滋养胃气而不伤正。诸药合用，共奏重坠通导、开关利窍之功。因本方中有水银，做成如绿豆大药丸后又捏裖，故名裖银丸。服此丸时不得化破，以防水银沉淀中毒。本方为治标之剂，中病即止，非喘满闭塞欲绝之实证，不可孟浪取用。

【评议】

脾为生痰之源，肺为贮痰之器，小儿肺脾常不足，痰热壅肺，则见咳嗽痰壅、身热唾黏、面赤渴饮等证。钱乙用裖银丸直下痰涎，其《小儿药证直诀·咳嗽》云，"若五七日间，其证身热、痰盛唾黏者，以裖银丸下之。……痰盛者，先实脾，后以裖银丸微下之，涎退即补肺。……咳而痰实，不甚，喘而面赤，时饮水者，可裖银丸下之。"钱乙善用毒药，如本方之巴豆具有泻下冷积、逐水退肿、祛痰、利咽等功能，大毒，药性猛烈。从时代背景看，本方为当时的急救之法，很难取代。现代临床对此类危急重病患儿已有安全有效的治疗手段，且小儿患病后往往虚实夹杂、寒热并现，对于金石重坠、毒性猛烈之品应尽量避免使用，以免损伤小儿正气，加重病情。

《笺正》："重镇痰涎，而引之下泄，好在所服不多，又是浑仑吞下，果是实痰，尚为可用。今京师有万应锭者，为幼科实热实痰普通之药，颇有捷验，方中重用佳墨，即本之仲阳是方。"

【原文】

又牛黄膏　治热，及伤风，痫热。

雄黄（研）　甘草（末）　川甜硝（各一分）　寒水石（生，飞研，一两）　脑子（一钱）　绿豆粉（半两）

上研匀，炼蜜和成膏，薄荷水化下，半皂子大，食后。

学海按：聚珍本寒水石作一分，一作一两，有郁金末一钱。此与前牛黄膏小异。聚珍本作生黄膏。

【方解】

本方有寒凉重镇、清热化痰的功效，适用于小儿气火俱盛之惊搐实证。方中雄黄外用为解毒治疮之要药，内服入肝经息风止惊，对肝风、惊痫等有良效；玄明粉入足阳明经以泻热结；寒水石入足少阴以泻火；郁金清心凉血；龙脑平肝开窍；绿豆解毒除热；甘草调中；温薄荷汤送下助清热平肝之性，诸药合用，从而治疗热极惊风之证。

【评议】

小儿惊热，必外受惊恐、内蕴痰热，故清热、化痰、镇惊是治疗惊热的主要方法。《笺正》："寒凉重镇，以治气火俱盛、血冲脑经之热痰风惊，恰如其分。龙脑芳香，虽能耗气，然清凉则能下降，此与麝香之走散，性情微有区别。"

【原文】

五福化毒丹　治疮疹余毒上攻口齿，躁烦，亦咽干，口舌生疮，及治蕴热积毒，热惊惕狂躁。

生熟地黄（焙秤，各五两）　玄参　天门冬（去心）　麦门冬（去心，焙秤。各三两）　甘草（炙）　甜硝（各二两）　青黛（一两半）

上八味为细末，后研入硝、黛，炼蜜丸如鸡头大。每服半丸或一丸，食后，水化下。

【方解】

本方有养阴生津、清热解毒之功效，适用于小儿疱疹后期阴虚津伤、毒火上乘之证，能治疗疱疹后余毒上攻的口舌生疮，以及阴虚火旺所致的口腔及咽喉疾患。方中熟地甘温，润燥滋阴；生地、玄参、天冬、麦冬皆甘寒之品，滋阴清热；甜硝、青黛苦寒清热解毒，以除未尽之实热；炙甘草调和诸药。

【评议】

临证时需注意，本方条文谓"治蕴热积毒"，以热不盛而耗液者为宜；若毒焰尚炽，痰涎未化者，则不可轻投。《笺正》："此痘后阴虚，毒火上乘，津液已耗者之治法，故用滋润养液为主。方下谓治蕴热积毒，必热盛耗液者为宜，若痰涎未化，不可妄投。"

【原文】

羌活膏　治脾胃虚，肝气热盛生风，或取转过，或吐泻后为慢惊者，亦治伤寒。

羌活（去芦头）　川芎　人参（去芦头）　赤茯苓（去皮）　白附子（炮。各半两）　天麻（一两）　白僵蚕（酒浸，炒黄）　干蝎（去毒，炒）　白花蛇（酒浸，取肉焙干。各一分）　川附子（炮去皮脐）　防风（去芦头，切焙）　麻黄（去节，秤。各三钱）　豆蔻肉　鸡舌香（即母丁香）　藿香叶　木香（各二钱）　轻粉（一钱）　珍珠　麝香　牛黄（各一钱）　龙脑（半字）　雄黄　辰砂（各一分。以上七味，各别研入）

上同为细末，熟蜜和剂旋丸，大豆大。每服一二丸，食前，薄荷汤或麦冬汤温化下。实热急惊勿服，性温故也。服无时。

学海按：聚珍本白花蛇下云各一两，木香上有沉香一味。后附辨鸡舌香文云：古今论鸡舌香同异纷纷，或以为番枣核，或以为母丁香，互相排抵，竟无定说。季忠以为最为易辨。所以久无定说者，惑于其名耳。古人名药，多以其形似者名之，如乌头、狗脊、鹤虱之类是。番枣核、母丁香本是二物，皆以形似鸡舌故名，适同凡药，同名异实，故金樱、地锦之类，不足怪也。如鸡舌二类，各有主疗。番枣核者，得于乳香中，今治伤折药多用之。母丁香即丁香之老者，极芳烈，古人含鸡舌香，乃此类也，今治气温中药多用之。所谓最易辨者如此。

【方解】

本方寒温并用、扶正祛邪，适用于治疗小儿脾虚吐泻后慢惊、肝热生风等证。方中人参、茯苓补气扶正；羌活、川芎、防风、麻黄辛温疏风散邪；天麻、僵蚕、全蝎、白花蛇皆入肝经，通络息风；白附子、川附子温化寒痰；取丁香、豆蔻、木香、藿香之芳香行气醒脾；轻粉、珍珠、麝香、牛黄、龙脑、雄黄、朱砂诸药有清热解毒、化痰燥湿、芳香开窍的作用。诸药合用，共奏其功。

【评议】

本方所治脾虚、吐泻后慢惊为虚证，肝气热盛生风是实证，同一方下主治有虚有实，且所用药物极多，貌似全面，但针对性不强，临床使用时要谨慎对待。

张骥注："蚕、蝎、花蛇、珍珠、脑、麝、牛黄，皆虫豸磷介有情之品也，所以祛风；辰砂、雄黄、轻粉石药也，所以镇怯；二麻、二附、防风息风散寒；三香、豆蔻醒脾健胃；再加羌、芎以活血，参、苓以辅正，以治慢证而脾虚肝热，吐泻之患无不除矣。"

《笺正》："是方庞杂太甚，方下主治，又复自相矛盾……观方后实热勿服一层，知方下热盛生风一句，盖言本是热盛，而已用寒凉太过之变证，故主温补，然珠、黄、轻粉又非虚证所宜，不可囫囵吞枣。"

【原文】

郁李仁丸　治褓褓小儿，大小便不通，惊热痰实，欲得溏动者。

郁李仁（去皮）　川大黄（去粗皮，取实者，锉，酒浸半日，控干，炒为末。各一两）　滑石（半两，研细）

上先将郁李仁研成膏，和大黄、滑石，丸如黍米大。量大小与之，以乳汁或薄荷汤下，食前。

【方解】

本方有通腑开闭、通利二便的功效，适用于小儿大小便不通、痰热惊风闭塞实证。方中郁李仁性平润肠通便，大黄苦寒清火通便，滑石甘寒清利小便，三药合用一润一泻一利水，从而达到通腑开闭的功效，使痰热之邪从二便而出，腑气得通，则惊搐可定。

【评议】

从本方药物组成看，为通利大小便使邪有出路而设，若临床单用于治疗痰热壅滞之证，恐难奏效。《笺正》："此方专为实热闭塞者，通府之用，若曰治痰，尚难有效。"

【原文】

犀角丸　治风热痰实面赤，大小便秘涩，三焦邪热，腑脏蕴毒，疏导极稳方。

生犀角末（一分）　人参（去芦头，切）　枳实（去瓤炙）　槟榔（各半两）[1]　黄连（一两）　大黄（二两，酒浸切片，以巴豆去皮一百个，贴在大黄上，纸裹，饭上蒸三次，切，炒令黄焦，去巴豆不用）

上为细末，炼蜜和丸，如麻子大。每服一二十丸，临卧熟水下。未动，加丸。亦治大人，孕妇不损。

【校注】

[1]各半两：原文无"各"字，今据聚珍本补。

【方解】

本方有清热泻火、攻下解毒的功效，适用于治疗小儿风热痰实证。方中生犀角咸寒，黄连苦寒，两者清热凉血；大黄、枳实、槟榔攻下热结以开痰闭；巴豆去皮贴大黄上，炮制后弃之不用，但取其攻下邪实之性，不用其温热之质；人参补益扶助正气，使邪祛而不伤正。诸药合用，既能清热疏导又不伤正气，组方极为稳妥。

【评议】

本方治疗痰热实证，组方严密，疗效确切，特别是巴豆一味去性存用，体现了钱乙制方的深厚功底。犀牛现已不用，用水牛角代替。

《笺正》："此治实热实痰，双管齐下，其力甚峻，但丸子既小，巴豆又但取其气，不用其质，犹为峻剂中之轻剂。盖痰热实结，仅用军兵，必非少数可以有功，乃借巴豆极厉之气作为向导，方能冲锋陷阵，直捣中坚，制方自有深意。"

【原文】

异功散　温中和气。治吐泻，不思乳食。凡小儿虚冷病，先与数服，以助其气。

人参（切去顶）　茯苓（去皮）　白术　陈皮（锉）　甘草（各等分。炒）

上为细末，每服二钱，水一盏，生姜五片，枣两个，同煎至七分，食前，温服，量多少与之。

【方解】

本方有健脾益气、行气化滞的功效，适用于小儿虚冷、吐泻不思饮食等证。方中人参甘温，益气补中为君；白术燥湿健脾，陈皮行气健脾，使中焦气滞得除，二药行气健脾合而为臣；茯苓渗湿健脾为佐；炙甘草甘缓和中为使；加姜、枣同煎能温补中焦。诸药合用，温而不燥，补而不滞，脾胃强健，中焦气滞得行，诸症悉除。

【评议】

本方是在《局方》四君子汤基础上加入一味陈皮而成，功在健脾、益气、和胃，故有"异功"之名，为钱乙温运中宫、补脾益气之要剂。钱乙提出了以"五脏为纲"的辨证方法和以"柔润为要、补泻同施"的治疗原则，强调不能拘泥于古法，须善于化裁创新。异功散较四君子汤而言，更增加行气和胃之功，补气而不滞气，健脾和胃之力更强，特别适用于脾胃气虚而兼气滞征象者。

《笺正》："此补脾而能流动不滞，陈皮一味，果有异功，以视《局方》四君子，未免呆笨不灵者，洵是放一异彩，仲阳灵敏，即此可见一斑。"

【医案选录】

医案一

患儿，女，4岁。2000年5月3日初诊。1年前，因进食生冷，脾胃受损，即发胃脘胀痛。经治疗而痛止胀消，尔后口流涎水（张口即出，闭口即止），白天加重，夜间减轻，持续不止，伴面色萎白，语气轻微，吐逆，舌质淡、苔白略腻，指纹色淡。诊为脾胃虚弱，气不摄津。治以补益脾气，摄津敛液。给予五味异功散加减方10剂，口流涎水消失。1年后随访未再复发。

按语：脾主运化，生津液，口为脾之外窍，涎出于口，脾气摄津使津液渗灌口窍，发挥濡润助消化的作用，使之不致外溢。若饮食不振，损伤脾气，致化源不足，不能为胃行其津液灌溉四旁，则津液反溢于脾窍之口，于是口涎随之而出；久而久之，四肢筋骨肌肉受津液濡养不足，出现萎弱不用以及饮食不振等病理现象。对其治疗，贺哲注重脾胃，认为脾为湿土，赖中阳温运；胃为阳土，得阴而自安。只有脾气充足，才能统摄津液，使之不致溢出口窍之外，故采用补而不滞、收而不伤脾胃之品。据其流涎之由来，常用五味异功散加减，或补益健脾，或清泻脾热。（孙晓洁，郭彩霞. 五味异功散治疗小儿流涎［J］. 中国社区医师，2003（3）：35）

医案二

寿某，男，8个月，2010年8月9日初诊。平素体虚易感，曾突发高热惊厥3次。今复又咳嗽作喘，痰鸣，纳谷不香，大便溏薄不化，舌红苔薄净。诊为小儿咳喘。证属肺虚痰阻，脾失运化。治以益肺止咳，运脾化痰。处方：南沙参10g、百合10g、款冬花6g、怀山药10g、茯苓10g、生扁豆10g、石斛10g、陈皮3g、生甘草3g。水煎服，7剂，煎120ml，分3次口服。忌肥甘之品，避风寒之邪。

2010年8月12日二诊时，咳嗽明显好转，喘息不见，听诊痰鸣音明显减少，大便尚调，纳谷一般，但复又伴有腹痛不适，舌红苔净。治以健脾益肺，行气止痛。处方：党参6g、茯苓10g、白术6g、甘草6g、柴胡6g、枳壳5g、生白芍6g、石斛10g、天花粉6g。水煎服，同上服药，7剂。

2010年8月26日三诊时，咳嗽已瘥，腹痛不见，纳食好转，大便尚调。遂再予异功散，加黄芪6g、怀山药10g、生扁豆10g、石斛10g、百合10g。续服7剂，此后随访，未见咳喘。

按语：该患儿系平素易感，又见小儿咳喘，喉中痰鸣反复发作，多见于急、慢性支气管炎等呼吸道疾病恢复期。临床常见2岁以下婴幼儿。多伴有形体肥胖，面色不华，纳谷不香，大便不化，唇舌俱淡。根据小儿"脏腑娇嫩""脾常不足"的生理特点，这类小儿多为先天脾胃虚弱，后天喂养失当，或过食生冷，损伤脾胃阳气，脾虚失运，聚湿酿痰，上贮于肺；加之"肺常不足"，肺司呼吸功能失调，故喉中痰鸣，病发咳喘。所以董氏在一诊缓解咳喘痰鸣等病症之后，二诊、三诊皆用异功散加减诊治，效果明显。正所谓"脾为生痰之源""肺为贮痰之器"。《医宗必读》中有"治痰不理脾胃，非其治也"之说，故在临床上治疗小儿咳喘等肺系疾病时多予健脾燥湿之剂。（沈达. 董幼祺运用培土生金法治小儿咳喘缓解期经验［J］. 江西中医药，2013，44（11）：17-18）

医案三

刘某，男，10岁。2017年3月28日初诊。平素偏食，食肉多。近期身患荨麻疹，洗澡后即起，甚则红肿。舌淡苔薄白，脉滑。处方：小儿异功散加味。党参9g，炒白术9g，茯苓12g，炙甘草6g，陈皮6g，苏子9g，款冬花9g。10剂，一日一剂，早晚分服。5日后患者家属通过微信告知，患儿已愈。嘱继续服完剩余药健脾化湿巩固。

按语：异功散加苏子、款冬花，是门九章教授二十年临床经验总结出来的经典配伍，异功散健脾，苏子、款冬花补肺，而且全方相较于同样培土生金的参苓白术散来说，药性更加平和，适合久服强身，更适合年幼与年长的患者。"肺在体合皮毛"，门氏常用培土生金的异功散加味治疗皮肤病，疗效显著。（门学民，宁飞，韩娅雅，等. 门氏小儿异功散方证经验研究［J］. 黑龙江中医药，2020，49（2）：346-348.）

【原文】

藿香散　治脾胃虚有热，面赤，呕吐涎嗽，及转过度[1]者。

麦门冬（去心，焙）　半夏曲（炒）　石膏　甘草（炙。各半两）　藿香叶（一两）

上为末，每服五分至一钱，水一盏半，煎七分，食前温服。

【校注】

[1] 转过度：转，《说文》"运也"。转过度，即转下过度，也即攻下或泄泻过度。"睦亲宅一大王病疮疹案"有："若非转下，则为逆病。"

【方解】

本方有益胃生津、清热止呕的功效，适用于小儿胃虚有热呕吐之证。方中麦冬益胃生津；半夏降逆止呕；石膏清泄胃热；重用藿香借其芳香之气化湿止呕，以振中州之气滞；甘草益气调和。诸药合用，共奏益胃止呕、清热生津的功效。

【评议】

本方为钱乙根据张仲景《金匮要略》麦门冬汤（麦冬、半夏、人参、甘草、粳米、大枣）化裁而来，润燥相济，无偏颇之患。全方以养阴为旨，又不失清消之意，是体现钱乙脾胃思想的代表方剂之一。本方与白术散两相比较，白术散治脾胃虚寒之便泻、热渴，病因泄利以至气陷，故用干葛升清，木香调中，四君补气；藿香散治疗胃虚有热呕吐，用甘草、麦冬养胃阴，石膏清胃热，半夏降胃逆，藿香醒脾化浊。

《笺正》："此治胃虚有热之吐，故以甘麦养胃阴，较之七味白术散，治脾胃虚寒便泻者，正是两相对照。彼以泄利则气陷，故用干葛升清。此以呕吐则气逆，故用半夏泄降，而皆用藿香芬芳，藉以振动中州气滞，又是殊途同归。"

【原文】

如圣丸　治冷热疳泻。

胡黄连　白芜荑（去扇，炒）　川黄连（各二两）　使君子（一两）　麝香（另研，五分）　干虾蟆（五枚，锉，酒熬膏）[1]

上为末，用膏丸如麻子大，每服人参汤下。二三岁者，五七九；

以上者，十九至十五丸，无时。

【校注】

［1］仿宋本无川黄连、使君子、麝香三味，药物分量如下：有胡黄连、白芜荑各二两，干虾蟆五枚。

【方解】

本方有治疳杀虫的功效，适用于小儿冷热疳泻证。钱乙认为疳必有虫，治疳必先杀虫；积久必热，去积亦需清热。方中用川黄连、胡黄连清除疳热；使君子、芜荑杀虫消积；虾蟆具有解毒散结、消积利水、杀虫消疳的功效，是治疗小儿疳积臌胀的主药；佐以芳香通络化滞之麝香，则疳泻可愈。

【评议】

本方使君子、白芜荑为温性杀虫消积药，与胡黄连丸纯用苦寒杀虫消积相比药性更为温和。疳为儿科要证之一，不离脾胃但又不限于脾胃，包含了多种小儿脾胃虚损为主的以形体虚弱羸瘦为特征的疾病。钱乙对疳证的论述极为精辟，将疳证分为脾疳、肝疳、心疳、肺疳、肾疳、筋疳、骨疳七种，其中以脾疳最为常见。他认为疳证的辨证要点在于辨别其冷热、肥瘦、新久，大抵新属肥热，久属瘦冷。冷者用木香丸，热者用胡黄连丸，冷热夹杂用如圣丸。病初胃中津液少者，服七味白术散。五脏诸疳，可依本脏补其母给与治疳药，鼻下绕耳生疮者可外用兰香散、白粉散。

古代医家认为疳证有如下两种含义：一从病因言，"疳"者"甘"也，指小儿过食肥甘厚腻，损伤脾胃积久成疳。如《医学正传·疳病论》："盖其病因肥甘所致，故命名曰疳。"二从病机症状言，"疳"者"干"也，指疳证患儿因津液干枯至形体羸瘦、肌体干瘪。如《保婴撮要·疳》："疳者，干也，因脾胃津液干涸而患。"但临床上有一些以"疳"命名的疾病，如"牙疳""下疳"，与小儿疳证迥异，需注意鉴别。

【原文】

白附子香连丸　治肠胃气虚，暴伤乳哺，冷热相杂，泻痢赤白，里急后重，腹痛扭撮，昼夜频并，乳食减少。

黄连　木香（各一分）　白附子（大二个）

上为末，粟米饭丸，绿豆大或黍米大，或服十九至二三十丸，食前，清米饮下，日夜各四五服。

【方解】

本方寒热并用、行气消滞，适用于小儿寒热夹杂、泻下赤白、气滞腹痛之痢疾。方中黄连苦寒清热泻火燥湿，白附子辛温燥湿祛寒，木香辛温理气止痛。本方黄连、木香、白附子三者寒热并用，共奏清热行气导滞之功，治疗痢疾冷热相杂、气滞腹痛。

【评议】

古制香连丸（《兵部手集方》）以黄连苦降清热，木香芳烈行滞，主治湿热痢疾脓血相兼、腹痛、里急后重等症。钱乙非常重视方随证变的用药法度，治小儿腹痛泄泻，以香连丸为基础方，加豆蔻温涩止泻，名豆蔻香连丸，寒热并投，通涩兼施，适用于里热气滞并久利滑脱之证；加诃子苦温涩肠，名小香连丸，取诃子苦温燥烈，用于寒湿泻下；加白附子祛寒，名白附子香连丸，用于寒热夹杂之泻痢；加豆蔻、诃子、没石子，名没石子丸，其收涩之力更强，适用于滑脱久泻之证。各方均治疗小儿腹痛泄泻，但其寒热通涩有别，适应证也各不相同，或散中有收，或攻补兼施，或寒热并投，体现了钱乙用药构思巧妙，细致灵活。

《笺正》："此治滞下之主药。证是冷热相杂，积滞不行，故药亦寒温并用，而以木香宣通气分，滞下之方药最多，然用意皆不过如此，今人每以炮姜、黄连同进，再加气分之药，治腹痛积滞者极效，亦此旨也。"

【医案选录】

吴某，女，42天，因抽搐4天伴泄泻入院。入院时神清，面色无华，肢末抽搐频作，时有撮合，泄泻稀水，舌淡红苔中白腻，指纹达气关色青。西医检查无明显阳性体征，血白细胞总数及分类正常，血钙、血镁及脑脊液检查结果亦正常，脑电图检查示阵发出现高幅δ波，提示小儿异常脑电图。辨证为小儿脾胃薄弱、痰湿困中、肝木乘之。

治疗健脾平肝化痰调中，仿钱乙白附子香连丸加味，并予以西药治疗。中药处方如下：木香、川黄连各1.5g，太子参、明天麻各5g，白附子、炒白术各3g，双钩藤（后下）6g。治疗2天，抽搐未作，泄泻渐停止，白腻舌苔渐化。原方调治10天，复查脑电图示高幅δ波消失，治愈出院。

按语：钱乙于香连丸加白附子一味而成此方。盖小儿易寒易热，故用方不可偏执，寒则易伤阳气，热则易耗津液，必寒热兼顾，阴阳并调，方为万全。本方以黄连清热燥湿；木香行脾、胃、大肠气滞；白附子温化痰湿，《小儿卫生总微论方》谓"治小儿吐逆不定，虚风喘急"。因而本方具有温化痰湿、清热调中之功效，治疗寒热错杂而以寒证为主之病证。（徐尔山. 钱乙加味香连丸诸方临床应用体会［J］. 南京中医学院学报，1992（4）：243-244.）

【原文】

豆蔻香连丸　治泄泻，不拘寒热赤白，阴阳不调，腹痛肠鸣切痛，可用如圣。

黄连（炒，三分）　肉豆蔻　南木香（各一分）

上为细末，粟米饭丸，米粒大，每服米饮汤下，十九至二三十丸，日夜各四五服，食前。

【方解】

本方寒热并投、通涩兼施，适用于小儿一切泻利，但尤其适用于里热气滞而兼久利滑脱之证。方中黄连苦寒清热燥湿，木香辛温芳香理气行滞，肉豆蔻温中行气、涩肠止泻。三药合用，则泻利可止。

【评议】

本方虽称通治小儿一切泻利，但若因湿热瘀积所致里急后重之滞下，应通而不应涩，本方中肉豆蔻温涩，不宜早投。豆蔻香连丸与小香连丸（木香、黄连、诃子肉）是和中止利法的代表方剂，二方都以香连丸加味，均有调和肠胃、理气导滞、和中止痛的作用，适用于肠胃不和、肠癖滞下等证，临床可根据病情互参使用。

【医案选录】

周某，女，1 岁半，不思纳食 3 个月，形体消瘦，时有腹痛，大便溏薄，烦躁不宁，腹胀而软，舌淡红苔腻微黄，指纹风关色紫。患儿曾服用"硫酸锌、多酶片、复合维生素 B、保和丸"等中西药物治疗，症状无改善。辨证属痰湿停滞，致脾胃虚弱、运化不健，有成疳证之虞。治以清胃热、消积滞、化痰湿，方选钱乙豆蔻香连丸加味。处方如下：广陈皮、炙鸡内金、肉豆蔻各 5g，川黄连、木香各 1.5g。服药 4 剂，纳食渐增，大便溏薄亦止，精神爽利。又以前方加白术 5g，调治半月，诸症消失。

按语：豆蔻香连丸为香连丸加肉豆蔻而成，钱乙用其治"泄泻，不拘寒热赤白，阴阳不调，腹痛肠鸣"。盖肉豆蔻一味，能温中下气，消食固肠，《药性论》云"能主小儿吐逆不下乳，腹痛，治宿食不消、痰饮"，《日华子本草》云"调中下气，止泻痢"。故本方除具清热燥湿、行气止痛功效外，还有化痰调中、涩肠止泻作用。作者常用此方加味治疗小儿新久泄泻、腹痛疳证及厌食症等，收效颇著。（徐尔山. 钱乙加味香连丸诸方临床应用体会［J］. 南京中医学院学报，1992（4）：243-244.）

【原方】

小香连丸　治冷热腹痛，水谷利，滑肠方。

木香　诃子肉（各一分）　黄连（半两，炒）

上为细末，饭和丸绿豆大，米饮下十九至三五十九，频服之，食前。

【方解】

本方有温涩止泻的功效，适用于小儿久泻或滑肠水泻之证。方中黄连清热，木香理气行滞，诃子涩肠止泻。三药合用，温涩和中止利。

【评议】

本方立意与豆蔻香连丸相同，仅肉豆蔻易为诃子肉。但肉豆蔻辛温燥烈，寒湿者宜之；诃子苦温，肠滑水泄者宜之。同一涩法，涩中亦有不同。

《笺正》："诃子亦涩滑止泻之法，与上方肉果、香连，同工异曲，惟肠滑水泄者宜之。"

【原文】

二圣丸　治小儿脏腑或好或泻，久不愈，羸瘦成疳，宜常服。

川黄连（去须）　黄柏（去粗皮。各一两）

上为细末，将药末入猪胆内，汤煮熟，丸如绿豆大。每服二三十丸，米饮下。量儿大小加减，频服，无时。

【方解】

本方有清热燥湿、厚肠止泻的功效，适用于小儿腹泻内有湿热证。川黄连、黄柏均有清热燥湿之功，但本方以黄连为君，对肠胃因湿热壅滞之泄泻、痢疾疗效最佳，但对黄疸、淋证、痿证、湿疹等证属湿热的亦有较好疗效。

【评议】

小儿疳泻者，多因乳食不节，生冷过度，伤于脾胃，冷热相搏，脏腑不调，水谷不化，变为下利。历代医家治疗泄泻多用黄连，如与木香同用的香连丸，可调气滞而除里急后重；治疗痢疾、泄泻有身热者，常配伍葛根、黄芩等，如葛根芩连汤。黄柏在治疗痢疾方面功效类似于黄连，如配伍黄连、白头翁的白头翁汤等。小儿脏腑娇嫩，若调养失宜至泄泻经久不愈，中焦脾胃运化失司，气血化生乏源，脏腑功能紊乱必成疳积。小儿疳泻者多因里热，故用黄连、黄柏苦寒燥湿且清里热，泄泻能止，疳瘦可愈。但对久病体弱者宜结合病情审慎使用，不能一概而论。

《笺正》："小儿疳泻，多是里热，故主以连、柏之清。然在久病羸瘦，亦宜量之，非可一概施也。"

【原文】

没石子丸　治泄泻白浊，及疳痢、滑肠、腹痛者方。

木香　黄连（各一分）　没石子[1]（一个）　豆蔻仁（二个）　诃子肉（三个）

上为细末，饭和丸麻子大，米饭下。量儿大小加减，食前。

【校注】

［1］没石子：即没食子，为没食子蜂的幼虫寄生于没食子树幼枝上所产生的虫瘿。功能固气，涩精，敛肺，止血。

【方解】

本方有涩肠止泻的功效，适用于小儿滑脱久泻之证。方中木香行气导滞，黄连清热燥湿，为痢证治疗必需之品；肉豆蔻、诃子、没食子涩肠止泻。从药物组成看，本方为豆蔻香连丸、小香连丸复方中再投入没食子，故收涩之力更甚。

【评议】

本方条文治下有"疳痢"，临证运用时，当与里急后重、便下赤白脓血之滞下痢疾相鉴别，两者不可混淆。《笺正》："此亦泄泻之治法。方下所谓疳痢，即古人所谓利下自利之利，本以滑利取义。"

【医案选录】

陈某，男，8个月，泄泻兼旬，夹有白冻及不消化物，腹满肠鸣，但形体肥胖，能食不吐，肛门微赤，舌淡红苔薄腻。辨证痰湿蕴中，积滞内停，久蕴化热。治宜运脾化痰、清热消积。仿钱乙没石子丸化载：苍术3g，木香、黄连各1.5g，肉豆蔻、没食子（杵）各5g，车前草10g。服药4剂，泄泻即止，肠鸣亦减。

按语：没石子丸为豆蔻香连丸、小香连丸复方中再投入没食子而成。其方中肉豆蔻、诃子、没食子均为温性而固涩，具有化痰行水调中的功效，配木香而能理气消积，黄连清胃及大肠之热。温而不刚燥，寒而勿伐脾，涩而不恋邪。作者常用此方化裁，治疗各种新久泄泻，特别是秋季腹泻，收效显著。（徐尔山．钱乙加味香连丸诸方临床应用体会［J］．南京中医学院学报，1992（4）：243-244.）

【原文】

当归散　治变蒸有寒无热。

当归（二钱）　木香　官桂　甘草（炙）　人参（各一钱）

上㕮咀，每服二钱，水七分盏，姜三片，枣一枚去核，同煎服。

【方解】

本方有温阳补中、益气养血的功效，适用于小儿变蒸无热但寒、阳气不足之证。方中人参益气补中，肉桂温阳，当归养血，木香理气醒脾，生姜、大枣调中和营，炙甘草益气调和诸药。从本方组成看，对阳虚中馁的小儿颇为适宜。

【评议】

《笺正》："变蒸而仅仅有寒无热，此儿之元气不足可知，故制是方，与参芪甘桂之保元汤同意，皆是小儿元阳素虚之圣药。"

清代陈复正用本方治疗小儿腹痛有寒无热，《幼幼集成·腹痛证治》："挟冷痛者，面色或青或白，冷甚者，面色暗淡，唇口爪甲皆青。此脾气虚寒之极，轻者当归散。"

【原文】

温白丸　治小儿脾气虚困，泄泻瘦弱，冷疳洞痢，及因吐泻，或久病后慢惊，身冷瘈疭。

天麻（生，半两）　白僵蚕（炮）　白附子（生）　干蝎（去毒）　天南星（锉，汤浸七次，焙。各一分）

上同为末，汤浸，寒食面[1]和丸，如绿豆大。丸了，仍与寒食面内，养七日取出。每服五七丸至二三十丸，空心煎生姜米饮，渐加丸数，多与服。

【校注】

[1] 寒食面：张骥注曰："寒食面制法，用白面一斤，外再以面八两，水调稠厚，制成薄饼两块，将前面包含于内，周围捏紧，于清明日蒸熟，挂透风处，阴干，同面包藏，愈久愈效，故仲阳用之健脾。"

【方解】

本方有温阳止泻、息风止痉的功效，适用于小儿脾虚吐泻、久病不愈而为慢惊风、瘈疭等证。方中白附子辛温补火助阳、散寒化痰，天麻、僵蚕、全蝎皆入肝经息风止痉，天南星燥湿化痰、祛风止痉，寒食面健脾扶正。全方诸药合用，风祛痰化则健脾，脾健则疳瘦可愈。

【评议】

慢惊风，又名"慢脾风"，大多发于重病或久病之后，或过用寒凉攻伐吐泻的药物至脾阳损伤，脾虚肝旺，以致泄泻惊厥。钱乙认为慢惊风总的病机是"无阳"。"脾虚生风"是一种虚寒性的脾胃病，可与疳证互参。

张寿颐认为慢惊风身冷瘈疭，本条文症重药轻，当重用温补之剂。《笺正》："此条治脾虚泄泻及吐泻久病而为慢惊，身冷瘈疭，其症甚重，非温补不可，方药太嫌轻薄，必不足恃，宜用保元汤及附子理中汤。"

清代庄一夔《福幼编》中用温补脾肾的逐寒荡惊汤（胡椒、炮姜、肉桂、丁香、灶心土）、加味理中地黄汤（熟地、当归、萸肉、枸杞子、白术、炮姜、党参、枣仁、肉桂、附子、炙甘草，以生姜、大枣、核桃肉为引，用灶心土煮水煎药）治疗"慢脾风"，临床可供参考。

【原文】

豆蔻散　治吐泻烦渴，腹胀，小便少。

豆蔻　丁香（各半分）　舶上硫黄（一分）　桂府白滑石（三分）

上为细末，每服一字至半钱，米饮下，无时。

【方解】

本方有温补脾肾、理气化湿的功效，适用于小儿脾肾寒湿所致的吐泻、腹胀等证。阳不化津故见烦渴、小便少，脾阳不振故见腹胀。方中硫磺温热补脾肾之阳，滑石甘淡分利小便，肉豆蔻、丁香芳香理气消胀。阴虚津伤、内热阳亢之证不能轻投。

【评议】

本方与白术散均能治疗吐泻烦渴，但白术散益胃生津、升阳降火，治脾阳虚陷、阳不化津之烦渴；豆蔻散温阳散寒、理气化湿，治脾肾阳虚、阳不化津之烦渴。两者病机不同，临证当须明辨。

【原文】

温中丸　治小儿胃寒泻白，腹痛肠鸣，吐酸水，不思食，及霍乱吐泻。

人参（切去顶焙）　甘草（锉，焙）　白术（各一两，为末）

上姜汁面和丸，绿豆大，米饮下一二十丸，无时。

【方解】

本方有温中祛寒、健脾止泻的功效，适用于小儿中焦虚寒而致的腹痛、泄泻、肠鸣等证。方中人参补气健脾、生津止渴为君，白术补气健脾、燥湿利水为臣，生姜祛寒温中为佐，甘草补气兼调和诸药为使。诸药合用祛中焦虚寒，清阳升、浊阴降则诸症可除。

【评议】

脾胃为后天之本，气血生化之源，脾气不足，临床可见倦怠乏力、食欲不振、痞满、腹痛、腹泻等症。小儿生理上脾常不足，脾胃功能与小儿的生长发育息息相关。钱乙认为小儿虚羸、疳积、伤食、夜啼、慢惊等均与脾胃功能失调有关，《小儿药证直诀》用药处处体现眷顾脾胃的特点。

本方与调中丸大同小异，均为温补脾胃之剂。但调中丸用干姜，且量较重，温中力雄；温中丸用生姜汁面和丸，性较和缓。当视小儿病情及中寒程度而选，勿太过，勿不及，从中可见钱乙立方审慎达于毫厘之间。

【医案选录】

李某，男，6个月，2016年8月16日就诊。主诉：腹泻伴发热20天。20天前腹泻，病初每日大便3～4次，伴低热，于当地门诊治疗，腹泻时重时轻，每日低热。4天来高热，热峰39℃，每日1～2个热峰，于当地医院住院4天，仍有发热，每日腹泻4～5次，晨起腹泻为重，呕吐1～2次，来我院治疗，入住我科。查血常规等感染指标正常。诊见：精神欠佳，面白少华，手足凉，吃奶量减，不喜饮水，腹部稍胀，舌淡，苔白润，脉沉，无力。西医诊断：腹泻；中枢神经系统感染？中医诊断：泄泻。西医暂予补液治疗，必要时行腰椎穿刺术。中医辨证：脾肾虚寒、阳虚发热。治则：温补脾肾。处方：附子理中汤。方药：附片3g，人参5g，干姜3g，炒白术6g，炙甘草3g。中药颗粒剂1剂，分2日服，每日服2次。服后第2日，患儿精神好转，吃奶增加，手足温，大便每日 4 次，体温下降，呈低热。守上方，1 剂。服后体温正常，大便每日 2 次，成形。3 剂服完，痊愈。予参苓白术散 2 剂，出院带药调理。

按语：《素问·调经论》云："有所劳倦，形气衰少，谷气不盛，上焦不行，下脘不通，胃气热，热气熏胸中，故内热。"李杲《内外伤辨惑论》云："既脾胃虚衰，元气不足，而心火独盛。心火者，阴火也……心不主令，相火代之。相火，下焦胞络之火，元气之贼也。"小儿脾常不足，而感受风寒，服用凉药、攻伐之品，均易伤脾。《伤寒论》273 条："太阴之为病，腹满而吐，食不下，自利益甚。"患儿吃奶少，不喜饮水，时有吐奶、腹胀、舌淡、苔白，为脾胃虚寒之象；发热为阳气虚弱、土不制火；子病及母，肾阳受损，见手足凉、神倦，而火不生土，致腹泻缠绵。郑寿全有伏火之论，所著《医理真传》云："世多不识伏火之义，即不达古人用药之妙也。余试为之喻焉。如今之人，将火煽红，而不覆之以灰，虽焰，不久即灭；覆之以灰，火得伏，即可久存。"附子理中丸源出《阎氏小儿方论》，由仲景理中汤演变而来，为先后天并补之方，以理中汤健脾温中，附子温肾阳助脾阳，使阳气振奋，土厚火伏，阴霾自散，对脾肾阳气不足虚寒泄泻、腹痛、发热等疾病有良效。（葛国岚. 温法治疗小儿长期发热疾病临证举隅［J］. 浙江中医药大学学报，2017，41（7）：605-608.）

【原文】

胡黄连麝香丸　治疳气羸瘦，白虫作方。

胡黄连　白芜荑（去扇。各一两半）　木香　黄连（各半两）辰砂（另研，一分）　麝香（锉研，一钱）

上为细末，面糊丸绿豆大。米饮下五七丸至十丸；三五岁以上者，可十五丸、二十丸。无时。

【方解】

本方有杀虫去积、理气消滞的功效，适用于小儿疳积腹膨、虫祟羸瘦之证。方中胡黄连、黄连清除疳热，白芜荑杀虫消积，木香理气消滞，麝香芳香通窍，朱砂甘寒清心镇怯。诸药合用，共起杀虫去积、消疳理脾的作用。

【评议】

本方与如圣丸、使君子丸均为消疳理脾法的代表方剂，如圣丸治疗"冷热疳泻"，胡黄连麝香丸治"疳气羸瘦"，使君子丸疗"疳瘦下利，腹胁胀满"。后世治疗疳证多宗此法，如《医宗金鉴·幼科杂病心法要诀》用芦荟肥儿丸治疗肝疳、消疳理脾汤治疗脾疳，均是在上方的基础上加减而成。

张寿颐认为本方驱虫力量轻薄，"大胡黄连丸"和"大芦荟丸"治疳杀虫功效更强，临证时可参考。《笺正》："疳积腹膨，多是食停郁热而生诸虫，治宜清热消导而兼杀虫，然此方稍嫌轻薄，必不足恃。"

【原文】

大胡黄连丸　治一切惊疳，腹胀，虫动，好吃泥土生米，不思饮食，多睡，吼㗋[1]，脏腑或秘或泻，肌肤黄瘦，毛焦发黄，饮水，五心烦热。能杀虫，消胀进食，兼治疮癣。常服不泻痢方。

胡黄连　黄连　苦楝子（各一两）　白芜荑（去扇，半两，秋初，三分）　芦荟（另研）　干蟾（头烧存性，另研。各一分）　麝香（一钱，另研）　青黛（一两半，另研）

上先将前四味为细末，猪胆汁和为剂，每一胡桃大，入巴豆仁一枚，置其中，用油单一重裹之，蒸熟，去巴豆，用米一升许蒸米熟为度，入后四味为丸。如难丸，少入面糊丸，麻子大。每服十丸、十五丸，清米饮下，食后、临卧、日进三两服。

【校注】

[1] 吼㗋（hǒu ái）：《幼科证治准绳·疳·大胡黄连丸》："㗋，泥如切，饮呕声。"《笺正》本无吼㗋二字。

【方解】

本方有清热消疳、杀虫消积的功效，适用于小儿疳瘦虫积、里有热结之证。方中胡黄连、黄连清疳热，苦楝子杀虫行气，白芜荑杀虫消积，芦荟清热杀虫通便，青黛清热，干蟾头杀虫治疳消积，麝香芳香通络化滞，巴豆去性存用攻下积滞，猪胆汁增液润燥。诸药合用，治疗小儿疳证虫积。

【评议】

本方系钱乙从《太平圣惠方》治疗小儿疳证的雄黄丸、五蟾丸化裁而来，能够清疳热杀虫消积，方名下主治各证皆小儿疳证虫积之患。但方中诸药，以清疳热为主，消疳杀虫之力稍嫌不足，临床使用时可酌情增加使君子、南瓜子等药物增强疗效。干蟾有杀虫消疳作用，而方用干蟾头，头字可能有误。

【原文】

榆仁丸　治疳热瘦悴，有虫，久服充肥。

榆仁[1]（去皮）　黄连（去头。各一两）

上为细末，用猪胆七个，破开取汁，与二药同和入碗内，甑上蒸九日，每日一次，候日数足，研麝香五分，汤浸一宿，蒸饼，同和成剂，丸如绿豆大。每服五七丸至一二十丸，米饮下，无时。

【校注】

[1]榆仁：李时珍《本草纲目·木部·榆》："荚仁，气味微辛，平，无毒。……似芜荑，能助肺，杀诸虫下气，令人能食，消心腹间恶气，卒心痛。"

【方解】

本方有杀虫除疳、清热消积的作用，适用于小儿虫积疳热之证。方中榆仁辛平杀虫疗疳积，黄连苦寒燥湿清疳热，麝香芳香通滞，猪胆汁润燥增液。

【评议】

本方与橘连丸比较，以榆仁易橘皮，故榆仁丸兼杀虫，橘连丸可调气，二方微有不同。

【原文】

大芦荟丸　治疳杀虫，和胃止泻。

芦荟（研）　木香　青橘皮　胡黄连　黄连　白芜荑（去扇，秤）　雷丸（破研，白者佳，赤者杀人，勿用[1]）　鹤虱（微炒。各半两）　麝香（二钱，另研）

上为细末，粟米饮丸绿豆大。米饮下二十九，无时。

【校注】

[1] 破研，白者佳，赤者杀人，勿用：仿宋本无此段文字。

【方解】

本方有杀虫定痛、和胃止泻的功效，适用于小儿虫积腹痛证。方中芦荟、胡黄连、黄连苦寒清热消疳，白芜荑、雷丸、鹤虱杀虫消积，木香、青皮行气和胃，麝香芳香通滞。诸药合用，杀疳虫、清里热、和胃气、复津液，甚为合拍。

【评议】

本方杀虫清热、健脾益气双管齐下，是杀虫健脾法的代表方剂，针对小儿虫积腹痛，或经久不愈转而成疳所设。疳证患儿往往兼具脾虚，可配合四君子汤之类消补兼施，温中寓清，疗效更佳。

《笺正》："此方杀虫清热，双管齐下。尚嫌消积之力不足，可加干蟾、鸡内金等。又使君子肉除虫甚效，且无峻厉太过，克剥元阴之弊，威而不猛，可为疳虫必用之品。"

【原文】

龙骨散　治疳、口疮、走马疳。

砒霜　蟾酥（各一字）　粉霜（五分）　龙骨（一钱）　定粉（一钱五分）　龙脑（半字）

上先研砒粉极细，次入龙骨再研，次入定粉等，同研，每用少许傅之。

【方解】

本方有蚀疮去腐、清胃泻火的功效，适用于小儿口疮、走马疳证。方中定粉、粉霜辛寒有毒，清泄胃中毒火；砒石有大毒，外用蚀疮去腐，为治走马疳之圣药；蟾酥解毒消肿止痛；龙脑通络解毒消肿；龙骨敛疮收口。诸药共用，起到清热解毒、蚀疮去腐的功效。本方为外用方，方中砒霜、定粉、粉霜皆有大毒，现代临床已经很少使用。

【评议】

走马疳因疾病进展迅速、病势急迫如走马而命名。是以牙龈肿烂，口

卷下　诸方

253

气臭秽，潮热，进食困难，齿缝出血，牙齿松动，齿色紫黑，甚则下痢脓血，阴部湿痒生疮为主要表现的疳证。中医认为为胃中毒火上灼所致。

牙疳与疳积均与恣食肥甘厚味有关，故虽同为"疳"名，但临床表现显著有别。牙疳以牙龈红疼痛，溃烂疼痛，流腐臭脓血为主要表现。因风热而致牙疳者，为风热牙疳；患牙疳而兼见青色肿块者，为青腿牙疳；发病急，病势险者，为走马牙疳，多见于小儿。《小儿药证直诀》对牙疳无专门论述，仅列龙骨散一方，但在附方中收集了八首治疗牙疳方剂。

《笺正》："牙疳而名走马，其症之急可知，顷刻蔓延，腐烂极速，穿唇溃腮，即不可救，此胃中一团毒火，非大清胃热或急下不可。外治药单方，则砒枣散可用，一味信石，打小块如枣核许，以大枣去核，每核嵌入信石一块，入炭火煅炭，俟烟尽取出（此烟即是砒霜，人需避之），加梅花冰片十分之三，同研细，掺之颇效。"

【原文】

橘连丸　治疳瘦，久服消食和气，长肌肉。

陈橘皮（一两）　黄连（一两五钱，去须，米泔浸一日）

上为细末，研入麝香五分，用猪胆七个，分药入在胆内，浆水煮，候临熟，以针微扎破，以熟为度。取出，以粟米粥和丸，绿豆大。每服十九至二三十九，米饮下。量儿大小与之，无时。

【方解】

本方有清热燥湿、行气消积的功效，是调气和胃的代表方剂，适用于小儿疳瘦不思饮食、消化呆滞、形体消瘦等证。方中橘皮辛温理气调中、燥湿化积，用于脾胃气滞、痰湿中阻的脘腹胀满、嗳气纳呆、恶心呕吐、倦怠便溏等症，李时珍谓其"同补药则补，同泻药则泻，同升则升，同降则降"；黄连苦寒清热燥湿，二者一君一臣辛苦相济，治疗胃气不和，运化失司；佐以麝香芳香通滞；猪胆汁润燥增液。诸药合用，对疳证轻者颇为适宜。

【评议】

小儿疳瘦皆气血虚惫、肠胃受伤所致。小儿脏腑娇嫩，饮食不节易至食积，久积为疳。脾主肌肉四肢，脾运失健则肌体消瘦。临证单纯补脾则积滞不易除。故钱乙用橘皮调畅中焦，黄连祛湿除热，加之饮食调养中焦，水谷得以运化，气血生化有源，制为丸剂，缓慢图之，则疳瘦可除。

【原文】

龙粉丸　治疳渴，口疮。

草龙胆　定粉（微炒）　乌梅肉（焙，秤）　黄连（各二分）

上为细末，炼蜜丸，如麻子大，米饮下一二十丸，无时。

【方解】

本方有清热杀虫的功效，适用于小儿疳渴、口疮诸证。方中定粉杀疳虫；乌梅甘酸生津杀虫；草龙胆、黄连清疳热。诸药合用，则虫去热解，津回渴止，故能治疳渴、口疮。

【评议】

本方为清热生津之剂，但方内定粉为有毒之品，不宜内服。本方中草龙胆一味，据《中国药学大辞典》记载为龙胆草别名，但龙胆草苦寒清泄肝胆实火，无清热生津的功效，宋代药物名称与当代可能有异，实际情形有待进一步考证。

《笺正》："清热生津，意亦可法。定粉即是铅粉，质重有毒，内服殊非所宜，可去之。"

【原文】

香银丸　治吐。

丁香　干葛（各一两）　半夏（汤浸十次，切焙）　水银（各半两）

上三味，同为细末，将水银与药同研匀，生姜汁丸，如麻子大。每服一二丸至五七丸，煎金银汤下，无时。

【方解】

本方有降逆止呕的功效，适用于小儿胃气上逆之呕吐证。方中半夏降逆止呕，为治疗呕吐圣药；丁香芳香暖脾止呕；水银性沉，镇上逆之胃气；干葛生津止呕。

【评议】

临床引起小儿呕吐的病因有寒热虚实之不同，本方用药属性庞杂，针对性不强，且水银为有毒之汞剂，入丸容易导致中毒，临证时可易之以黄连。

《笺正》："吐有虚实寒热不同，治各不同，是方丁香、干葛，已嫌庞杂，而以生汞入丸之子，流弊滋多，何可为训。"

【原文】

金华散　治干湿疮癣。

黄丹（煅，一两）　轻粉（一钱）　黄柏　黄连　麝香（一字）

上为末，先洗，次干掺之。如干癣疮，用腊月猪脂和敷。如无，用麻油亦可，加黄芩、大黄。

【方解】

本方有清热解毒，祛湿杀虫的功效，适用于小儿皮肤干湿疮癣诸证。方中黄连、黄柏清热解毒燥湿；黄丹外用杀虫止痒、拔毒生肌；轻粉外用杀虫、攻毒、敛疮；麝香芳香活络，对于小儿皮肤痒疮湿疹都可以应用。

【评议】

本方为治疗小儿皮肤病之外用药，干湿疮癣皆可用。《笺正》："此皮肤病之外用药，能燥湿杀虫，诸痒疮流水者宜之。"

【原文】

安虫丸　治上中二焦虚，或胃寒虫动及痛。又名苦楝丸方。

干漆（三分，杵碎，炒烟尽）　雄黄　巴豆霜（各[1]一钱）

上为细末，面糊丸，黍米大。量儿大小与服，取东行石榴根[2]煎汤下，痛者煎苦楝根汤下。或芜荑汤下五七丸至三二十丸，发时服。

【校注】

［1］各：原文漏"各"字。

［2］石榴根：主收敛固涩，作用类似于石榴皮，而以杀虫擅长，但根皮有毒，故不可混淆。

【方解】

本方有温中止痛、杀虫的功效，适用于小儿上、中二焦虚寒，或胃寒虫动，或痛而体壮者。方中干漆杀虫消积，雄黄解毒杀虫燥湿，巴豆霜攻积，以上三种药物性温热，均有温中祛寒止痛的功效；苦楝根皮、石榴根皮杀虫。

【评议】

本方中所用各药大都有很强的杀虫作用，方名安虫丸，实为杀虫峻剂。方中干漆有大毒，必不可用。雄黄、巴豆亦为有毒之品，也需谨慎使用。临床上目前有很多安全有效的杀虫西药供选用，若用中药安蛔，兼热者可选用"连梅安蛔汤"加减（胡黄连、花椒、雷丸、乌梅、黄柏、槟榔等），兼脾胃虚寒者可选用"理中安蛔汤"加减（党参、白术、茯苓、花椒、乌梅、干姜等）。

《笺正》："干漆大毒，必不可尝，宜以使君子之类易之，苦楝根、芜黄皆杀虫捷药，不嫌其猛。惟脾胃虚者，必须补脾以善其后。"

【原文】

芜荑散　治胃寒虫痛。

白芜荑（去扇，秤）　干漆（炒。各等分）

上为细末，每服一字，五分或一钱，米饮调下，发时服。杜壬《养生必用方》同。杜亦治胃寒虫上。

【方解】

本方有杀虫止痛的功效，适用于小儿胃寒虫痛证。方中白芜荑、干漆杀虫消积，且都有温中散寒功效。两药合用，共奏杀虫消积、散寒止痛之功。

【评议】

本方为杀虫专剂，但干漆有大毒，如上述安虫丸方一样必不可用。《笺正》："此亦杀虫之方，干漆必有以易之，乃佳。"

【原文】

胆矾丸　治癖，消癖进食，止泻和胃，遣虫。

胆矾（真者一钱，为粗末）　绿矾（真者，二两）　大枣（十四

个，去核）　好醋（一升）

以上四物同煎，熬令枣烂，和后药：

使君子（二两，去壳）　枳实（去穰炒，三两）　黄连　诃黎勒（去核。各一两，并为粗末）　巴豆（二七枚，去皮，破之）

以上五物同炒令黑，约三分干，入后药：

夜明砂（一两）　虾蟆灰（存性，一两）　苦楝根皮（末，半两）

以上三物，再同炒，候干，同前四物杵罗为末，却同前膏和入臼中，扞千下。如未成，更入熟枣肉，亦不可多，恐服之难化。太稠，即入温水，可丸，即丸如绿豆大。每服二三十丸，米饮温水下，不拘时。

【方解】

本方有消积杀虫、和中止泻的功效，适用于小儿疳证、痞积及虫积等。方中胆矾、绿矾燥湿杀虫；枳实、巴豆破气攻邪；使君子、苦楝根皮杀虫；黄连、夜明砂、虾蟆清疳热消疳胀，诃子、好醋收敛止泻，大枣和胃。

【评议】

本方药力峻猛，体弱羸瘦小儿慎用，且攻下之后当培补中土方为妥当。《笺正》："胆矾、皂矾，杀虫消癖之力皆猛，再加巴霜下积，药力甚峻，故以大枣和之，此除虫积之主方……但峻攻之后，必宜培补。"

【原文】

真珠丸　取小儿虚中一切积聚、惊涎、宿食、乳癖。治大小便涩滞，疗腹胀，行滞气。

木香　白丁香[1]（真者）　丁香（末。各半钱）　巴豆仁（十四个，水浸一宿，研极腻）　轻粉（各五分。留少许为衣）　白滑石（二钱）

上为末，研匀，湿纸裹烧，粟米饭丸，麻子大。一岁一丸，八九岁以上至十五岁服八丸，炮皂子煎汤放冷下。夹风热难动者，先服凉药一服；乳癖者，减丸数，隔日临卧一服。

[1] 白丁香：即麻雀屎，用治癥瘕久痼诸病，取雀食诸谷易至消烂之义。《雷公炮炙论》："凡采之，先去两畔有附子生者，勿用，然后于钵中研如粉，煎甘草汤浸一宿，倾上清甘草水尽，焙干任用。"

【方解】

本方有行气祛痰、化积杀虫的作用，适用于小儿积聚、惊痫、腹胀、乳癖等证。方中三香（木香、白丁香、丁香）理气行滞；轻粉祛痰消积，逐水通便；巴豆祛痰泻下攻积；滑石渗湿利窍。诸药合用，行气攻痰与杀虫消积相辅而行。

【评议】

本方中轻粉、巴豆均为有毒之品，中病即止，非体质壮实患儿不可妄用，防损伤正气。《笺正》："是方以行气攻痰为法，与杀虫消积诸方相辅而行，巴豆不去油，终嫌太毒，还是用霜，稍为和缓，服法甚佳，不可多也。但药味如是，而方名乃曰真珠，最不可解。"

【原文】

消坚丸　消乳癖及下交奶[1]，又治痰热膈实，取积。

硇[2]砂末　巴豆霜　轻粉（各一钱）　水银砂子（两皂子大）细墨（少许）　黄明胶（末，五钱）

上同研匀，入面糊丸，如麻子大。倒流水下，一岁一丸，食后。

【校注】

[1] 交奶：指交媾后之乳汁。古人认为此乳不可哺儿，哺之则病，故应下之。万全《幼科发挥》："何谓交奶？予曰：父母交感之后，以乳哺儿，此淫火之邪，忤儿脾胃正气也，不治之必成癖矣。"

[2] 硇：原文作"碙"，今从《笺正》本改作"硇"。

【方解】

本方有消积散结、攻下积滞的功效，适用于小儿乳癖、痰热膈实积聚等证。方中硇砂消积软坚散结；轻粉、水银砂子杀虫消积；巴豆霜攻下积滞；细墨、黄明胶降火滋阴以平血分之炎热。诸药合用，共奏消积去癖之功。

【评议】

本方同样为消癖所设，张寿颐认为《小儿药证直诀》一书中消导之方已经很多，且方中有水银、轻粉、巴豆等毒性较强药物，可以弃用，临证可供参考。

【原文】

百部丸　治肺寒壅嗽，微喘。

百部（炒）　麻黄[1]（去节。各二分）　杏仁（四十个，去皮尖，微炒，煮三五沸）

上为末，炼蜜丸如芡实大，热水化下三二丸，无时，日三四服。此本方也。仲阳加松子仁肉五十粒，糖丸之，含化大妙。

【校注】

[1]麻黄：按麻黄汤用量折算，此处当为二两。

【方解】

本方有宣肺散寒、温润止咳的功效，适用于小儿肺感外寒而致痰饮咳嗽之证。方中麻黄辛温散寒宣肺平喘；杏仁降气化痰，止咳平喘；百部润肺降逆定嗽；加入味甘润肺的松子仁，用糖做成丸药含化服用，尤为适宜小儿。

【评议】

本方可以治疗小儿感受风寒，肺郁咳嗽，表证较轻者。小儿病理变化"易寒易热"，肺为娇脏畏寒喜温、畏火喜清，过寒伤阳、过热损阴，故在选择辛甘发散之品时应注意调节药性，考虑寒热虚实变化方较妥帖，不可过于峻猛。后世医家宗钱乙组方旨意以杏苏散、金沸草散、三拗汤等加减化裁治疗肺寒壅嗽，亦能取得良效。

《笺正》："此为肺受外寒，痰饮咳嗽之方。麻杏开肺，疏散外邪；百部温润，降逆定嗽，选药颇佳。"

【医案选录】

徐某，男，1岁半，顿咳逾月，其势尚剧，痉挛呛咳，日夜阵发多次，舌苔薄白，浊痰内阻，肺失清肃。治以宣肺化痰，顺气止咳。方药如下：麻黄3g，杏仁9g，生甘草2.4g，紫菀6g，桑白皮9g，橘红

3g，百部 9g，川贝 3g，姜半夏 9g，鸬鹚丸 1 粒。

服药 3 剂，顿咳初瘥，阵咳次数较减，喘急尚有，痰仍不活，二便正常，舌苔淡薄。再以原法：炙麻黄 2.4g，杏仁 9g，苏子 4.5g，桑白皮 9g，紫菀 6g，百部 9g，款冬花 9g，川贝 3g，竹茹 6g，鸬鹚丸 1 粒。4 剂而愈。

按语：百日咳以阵发性痉挛性咳嗽为主证，中医学称顿咳，临床分为初期、痉咳期和恢复期。初起类似感冒症状，阵发性痉挛性咳嗽不显，家长多不引起注意。待痉挛性咳嗽阵作，已经为疾病中期，临床所见病例多为这一阶段。痉挛性咳嗽常常以夜间明显，阵咳时痛苦万状，咳至哽不成声，颜面浮肿，甚则呕吐。该患儿痉挛性咳嗽，痰阻不畅，乃时行病邪侵肺，肺失清肃，痰浊阻滞所致。治以麻黄、杏仁、紫菀、桑皮清宣肺气，橘红、半夏、百部、川贝化痰止咳，使肺气通畅，痰浊得清，则顿咳自瘥。（董廷瑶，刘韵远，肖正安，等. 百日咳证治［J］. 中医杂志，1988（12）：884-891.）

【原文】

紫草散　发斑疹。

钩藤钩子　紫草茸（各等分）

上为细末，每服一字，或五分一钱，温酒调下，无时。

【方解】

本方有凉血解毒、透发斑疹的功效，适用于小儿皮肤发斑疹之证。方中紫草清热解毒，凉血消斑；钩藤开泄散风透疹；用酒调服以助斑疹透散，为扶正达邪之方。

【评议】

对于麻、痧、疹之类出疹性发热性疾病，初起时总的治疗原则是清热解毒、疏风透泄。现代儿科临床运用连翘、金银花、栀子、赤芍、生地、牛蒡子、蝉蜕、荆芥等治疗麻疹、风疹、幼儿急疹等出疹性发热疾病，大体遵循上述规律。

《笺正》："仲阳之所谓斑疹，即痘疮及瘄子。钩藤开泄，紫草清血解毒，以酒调服，助其透泄，能发能清，不卑不亢，是扶正达邪稳妥之法。"

【原文】

秦艽散　治潮热，减食，蒸瘦方。

秦艽（去芦头，切焙）　甘草（炙。各一两）　干薄荷（半两，勿焙）

上为粗末，每服一二钱，水一中盏，煎至八分，食后温服。

【方解】

本方有退虚热、散风热的功效，适用于小儿潮热、减食、蒸瘦等证。方中秦艽退虚热，祛风通络；薄荷辛凉疏解，散风热；炙甘草和中，为治疗虚热的中正和平之方。

【评议】

本方与《太平圣惠方》中的秦艽散相比较，增加干薄荷是因薄荷轻清凉散，入肺、肝二经，善解风热之邪，清代黄宫绣《本草求真》谓其能治疗"惊热骨蒸"。于秦艽、甘草二药中配伍薄荷，则全方解热除蒸功效更为显著。

《笺正》："此变蒸发热和平中正之药。变蒸本非大病，惟既发热减食，不可无以治之，故立是方。秦艽通络活血，薄荷清泄散热，药性冲和，不伤正气。"

【原文】

地骨皮散　治虚热潮作，亦治伤寒壮热，及余热方。

地骨皮（自采佳）　知母　银州柴胡（去芦）　甘草（炙）　半夏（汤洗十次，切焙）　人参（切去顶，焙）　赤茯苓（各等分）

上为细末，每服二钱，姜五片，水一盏，煎至八分，食后温服，量大小加减。

【方解】

本方有退热除蒸、益气扶正的功效，适用于小儿虚热证，亦可治疗小儿热病后阴虚中馁之证。方中地骨皮滋阴退热；银柴胡清热除蒸；知母壮水清火；人参、茯苓、半夏、甘草益气扶正，调和脾胃，脾胃和、营卫调则虚热退；入生姜作引发散。诸药合用，退虚热扶正气。

【评议】

本方清热养阴与补虚扶正共用，为钱乙退虚热之良方。临证多用于疳积发热及骨蒸潮热等。热病之后容易伤气伤阴，影响中焦运化导致阴虚中馁，此亦为本方的适应证。本方虽然用生姜发散，且方下有治疗"伤寒壮热"条文，但方中主药地骨皮、银柴胡为退热除蒸之剂，用于实热恐非对证，临证当知。

《笺正》："此以退热为主，而兼养正，虚热固宜，病后阴虚余热亦佳。若曰伤寒壮热，似嫌太泛。然小儿阴阳俱薄，虽是伤寒，亦非大病，以生姜作引，正是发散妙法，固未尝不可通用也。"

【原文】

人参生犀散　解小儿时气，寒壅咳嗽，痰逆喘满，心忪[1]惊悸，脏腑或秘或泄。调胃进食。又主一切风热，服寻常凉药即泻而减食者。

人参（切去芦，三钱）　前胡（去芦，七钱）　甘草（炙黄，二钱）　桔梗　杏仁（去皮尖，略爆干为末，秤。各五钱）

上将前四味为末，后入杏仁，再粗罗罗过。每服二钱，水一盏，煎至八分，去滓温服，食后。

【校注】

[1] 心忪（zhōng）：惊恐的样子。

【方解】

本方有祛风化痰、补虚扶正的功效，适用于小儿体虚而外感风寒咳嗽有痰之证。方中前胡祛风宣肺，下气降痰；桔梗宣肺开闭祛痰，两者一升一降，是宣肺祛痰的主药；杏仁降气平喘祛痰；人参、甘草益气补虚扶正。

【评议】

本方针对体虚小儿外感风寒咳喘所设，可与百部丸配合使用，增加疗效。但方名人参生犀散而药物组成中无犀角，存在错简脱漏的可能。

《笺正》："此方选药五味，是治风寒轻感，咳嗽有痰，疏泄感邪，降逆止嗽之法，与前百部丸可以相辅而行。"

【原文】

三黄丸　治诸热。

黄芩（半两，去心）　大黄（去皮，湿纸裹煨）　黄连（去须。各一钱）

上同为细末，面糊丸绿豆大，或麻子大，每服五七丸至十五丸、二十丸，食后，米饮送下。

【方解】

本方有清热泻火的功效，适用于小儿热毒诸证。方中三黄均为苦寒清热泻火之剂，黄连退上焦之热，大黄退中焦之热，黄芩退三焦之热，用于治疗三焦火毒证兼大便秘结者，亦用于疮、痈、疔、疖等热毒壅盛疾病。

【评议】

本方由《伤寒论》大黄泻心汤化裁而来，药味虽然与张仲景原方没有区别，但在药量及剂型上有更改。方中重用黄芩，用量为大黄、黄连的五倍，目的在于清泄三焦实热，而非专事攻下。小儿稚阴未充，阳易偏旺，易患热结之证。但小儿脾常不足，三黄清泄之力较峻，故丸以缓之，剂型用面丸为糊，送服用米饮，可顾护胃气，制约三黄苦寒之性，从而达到泄热而不伤正的目的。李杲用本方治疗小儿三焦积热、口舌生疮、目赤肿痛、烦躁便秘等，颇有心得，而收入《脾胃论》一书。

【医案选录】

老棚下茶肆小儿初生十日，两内股及褶衣缝小便红肿去皮，日夜啼哭，不能吮乳。先生曰："此胎火也，与徽毒猢狲疳有别。但芽童不禁受此痛楚，殊为可虑。"先生用大黄、川连、银花汤煎服，另以外科解毒丹加西黄渗之。未满一时，小儿安卧如常，且能吮乳，两日痊愈。

按语：本案辑自《三三医书·沈鲌翁医验随笔》。沈奉江（1862—1925），号鲌翁，祖籍浙江湖州，后迁至江苏无锡，为晚清及民国初期江南名医。江南一带，小儿初生，未乳之前，民间服此黄芩、黄连、大黄三味，名曰"三黄汤"，以大便黑粪转黄为止，可解胎毒，免生疮疖。（罗和古. 儿科医案［M］. 北京：中国医药科技出版社，2015：278.）

【原文】

天南星散[1]　治囟开不合、鼻塞不通方。

天南星大者，微炮去皮，为细末，淡醋调，涂绯帛[2]上，贴囟上，火炙手频熨之。

【校注】

［1］天南星散：底本无此方名，今另加。

［2］绯帛：红色的丝织品。

【方解】

本方独用一味天南星外敷，适用于小儿解颅、鼻塞不通证。天南星苦温有毒，内服燥湿化痰、祛风止痉，外用散结消肿，但本方外用治疗小儿解颅其义不甚明确，供参。

【评议】

解颅一证，中医学认为是先天气血不足、肾气虚衰所致，现代临床大抵运用温补肾阳、益气养血的方法治疗。天南星外敷治疗本病，疗效有待临床验证。本方乃治疗解颅囟开外敷之方，与涂囟法大体相同，但药味有所差别，可互相参考。

《笺正》："解颅乃先天气血俱虚，真阳亦衰，治宜温补，保元汤或可有效，外用敷药，只可参用温煦……天南星有大毒，乃作外敷末药，岂是幼孩柔嫩肌肤所能胜任，况其为囟解不合者乎？果用此方，必有大害。"

【原文】

黄芪散　治虚热盗汗。

牡蛎（煅）　黄芪　生地黄（各等分）

上为末，煎服，无时。

【方解】

本方有滋阴清热、固涩止汗的功效，适用于小儿虚热盗汗证。方中煅牡蛎味咸微寒，有收敛固涩、平肝潜阳的作用；黄芪味甘微温，有补气升阳、益气固表的作用，既可用于表虚自汗，亦可用于阴虚盗汗；生地甘寒质润，苦寒清热，有养阴生津、清热凉血的作用。三药合用清虚热，固表止汗。

【功效】

盗汗为睡卧时汗出，醒则汗止；自汗为动辄汗出，但两者在临床上很难截然分开。本方可以作为小儿盗汗或者自汗的基础方，可与浮小麦、麻黄根、碧桃干、煅龙骨、地骨皮、白术等收敛固涩、养阴益气药配伍使用，增加疗效。

《笺正》："养阴涵阳，兼以实表，方虽三物，立法已备。但牡蛎可以滋阴，宜以涩敛浮阳，生用较为有力。"

【原文】

虎杖散　治实热盗汗。

上用虎杖锉，水煎服。量多少与之，无时。

【方解】

本方有清热活血止汗的功效，适用于小儿实热盗汗证。虎杖味微苦性平，功能清热活血，血热得清，气血得畅，则实热盗汗可止。

【评议】

成人盗汗多见于阴虚，但在小儿也有实热所致者，但虎杖为利湿退黄、活血通经之品，本方用于治疗实热盗汗证，临床疗效有待验证。

《笺正》："既曰实热，自宜清热为主，此是单方体裁，未必可恃。"

【原文】

捻头散　治小便不通方。

延胡索　川苦楝（各等分）

上同为细末，每服五分或一钱，捻头[1]汤调下，量多少与之。如无捻头汤，即汤中滴油数点，食前。

【校注】

[1] 捻头：又名寒具。其制法是以糯米粉和面，搓成细绳，盘曲如环形，入油煎之，可以久藏，功能温中益气、润肠利便。捻头汤即用捻头煮成的汤。

【方解】

本方有行气、通利小便的功效，适用于小儿小便不通证。方中延胡索行气活血疏肝；川楝疏肝气，泄肝火；用捻头汤调下，取其温中益气之功。诸药合用，膀胱气机得畅，则小便可通。

【评议】

小便不通与膀胱的气化功能失调相关，临床辨证有属于湿、热、瘀血、气结之不同。延胡索、川楝均有疏肝理气的功效，肝气调达、膀胱气化功能健全则小便通利，本方偏向于气结于下之小便不通。《保命集》金铃子散与此方药味相同，不用捻头汤而用酒调下，功能清热疏肝、行气止痛，为治疗心腹胁肋诸痛之方，扩大了本方的使用范围，为后世医家所效仿。

【原文】

羊肝散　治疮疹入眼成翳。

上用蝉蜕末，水煎，羊子肝汤调服二三钱。凡痘疮才欲着痂，即用酥或面油不住润之，可揭即揭去，若不润及迟揭，疮硬即隐成瘢痕。

【方解】

本方有明目退翳、疏风退热的功效，适用于小儿疮疹入眼成翳证。方中羊肝明目退翳兼养肝血，蝉蜕轻清而疏风清热退翳，两药合用而达邪热除、目翳退之效。

【评议】

本方虽为痘疮目翳所设，从药物组成看，对风热循肝经上扰之目赤翳膜痒痛亦可使用。但方后所说之痘疮可揭，后世医家有不同看法。

《笺正》："羊肝明目退翳，古皆称之。此虽为痘疮目翳而设，然即非痘疮，凡眼赤翳膜，皆可用之。方后谓痘痂可揭，殊为不妥。"

【原文】

蝉蜕散　治斑疮入眼，半年以内者，一月取效。

蝉蜕（去土，取末，一两）　猪悬蹄甲（二两，罐子内盐泥固济，烧存性）

上二味研，入羚羊角细末一分拌匀。每服一字；百日外儿，五分；三岁以上，一二钱。温水或新水调下，日三四，夜一二，食后服。一年以外难治。

【方解】

本方有清热明目、息风退翳的功效，适用于小儿毒火炽盛，肝热上亢，斑疮入眼证。方中羚羊角清肝息风退热，为凉肝上品；蝉蜕疏风清热，退翳透疹；猪蹄甘平，滋阴润燥生津。

【评议】

本方与羊肝散均有清热明目退翳的功效，但本方有羚羊角，凉肝退热之力更雄，临证时可互参使用。

张骥注："猪蹄甲一名猪退。李时珍曰：古方有用左蹄甲者，又有用后蹄甲者，未详其义也。主治痘疮入目生翳，今合蝉蜕用之，其退翳之功更大矣，而又得羚羊角引之以入肝，与上羊肝散同法，然一轻一重，可临时选用也。"

《笺正》："此方虽为痘疮入目而设，然羚羊角清肝上将，凡肝火盛、目赤肿痛、星翳胬肉重症，羚角、蝉蜕皆是必需之品，惟羚角难研，须水磨浓汁，方可有效。"

【原文】

乌药散　治乳母冷热不和及心腹时痛，或水泻，或乳不好。

天台乌药　香附子（破，用白者）　高良姜　赤芍药

上各等分为末，每服一钱，水一盏，同煎六分，温服。如心腹疼痛，入酒煎。水泻，米饮调下。无时。

【方解】

本方有温中散寒、理气和血的功效，适用于乳母中寒气滞、腹痛泄泻之证。方中乌药辛温，能行气止痛，温肾散寒；香附善于疏肝理气，调经止痛；高良姜温散寒邪，止痛止呕；赤芍清热凉血，祛瘀止痛，与辛温的乌药、香附、高良姜起反佐作用。本方寒温并用，各循其经，行气疏肝，温中止痛，气血共调，为治疗冷热不和之良方。

【评议】

乳汁为乳母脾胃化生的精微，随冲脉及阳明经气上行化生。气血调畅则乳汁充足，气血不畅则影响乳汁分泌。清代傅山云："夫乳乃气血之所化而成也，无血固不能生乳汁，无气亦不能生乳汁。"若乳母冷热不调，脾胃受损，气血失于调畅，或心腹疼痛，或水泻，必定影响乳汁质量，妨碍乳儿健康。乌药散中诸药归肝、脾、胃经，功能疏肝、散寒、和血，乳母服用，有利恢复健康，则哺儿无恙。

《太平圣惠方》："凡为乳母，皆有节度，如不禁忌，即令孩子百病并生，如是自晓摄调，可致孩子无疾长寿。"

【原文】

二气散　治冷热惊吐反胃，一切吐利，诸治不效者。

硫黄（半两，研）　水银（二钱半，研，不见星）

上每服一字至五分，生姜水调下。或同炒，结砂为丸。

【方解】

本方有温阳补火、散寒降逆的功效，适用于小儿真阳虚衰、阴寒之气上逆之呕吐诸证。方中硫磺大热，有补火助阳的作用，入命门以补火；水银大寒，有攻毒泻下利尿的作用，入心包而降阴。两者寒热并用，阴阳共举治疗小儿真阳虚衰、阴寒上逆之危重症。

【评议】

本方为治疗小儿真阳虚衰、阴寒上逆之危重症所设，但所用硫磺、水银均有毒，现代临床外敷适当，不得内服。

张骥注："此寒热并用之重剂也。硫磺大热，入命门以补火；水银大寒，入心包而降阴。道家所以有汞铅龙虎之喻也。阴阳亏损，真有回生起死之功。然非监制得宜，认证不差，未可轻投。"

《笺正》："此为真阳无权、阴寒上逆之主药，然生汞入药，究嫌不妥，宜以二物同炒结砂，即古方之灵砂丹也，许叔微《本事方》黑锡丹最佳。"

【原文】

葶苈丸　治乳食冲肺，咳嗽、面赤痰喘。

甜葶苈（隔纸炒）　黑牵牛（炒）　汉防己　杏仁（炒，去皮尖。各一钱）

上为末，入杏仁泥，取蒸陈枣肉，和捣为丸，如麻子大，每服五九至七九，生姜汤送下。

【方解】

本方有泻肺平喘、利水消肿的功效，适用于小儿痰喘实证。方中葶苈子辛苦大寒，泻肺平喘，利水消肿，为主药，《伤寒论》之葶苈大枣泻肺汤，即本品配伍大枣治疗咳逆痰多、喘息不得平卧、一身面目浮肿等症；黑牵牛泻下逐水、去积，用于水饮停蓄、水肿、腹胀等，既能泻水，又能利尿，使水湿从二便而解，但本品有毒，易伤元气，虚弱患儿慎用；汉防己利水消肿、消积；杏仁下气止咳平喘，三者共为臣药；佐以生姜、大枣，既能调和药性防苦寒败胃，又能调和营卫防泄而伤阴。诸药合用，达到泻肺实、平咳喘、逐寒饮的功效。

【评议】

钱乙论咳嗽证中云："夫嗽者，肺感微寒。八九月间，肺气大旺，病嗽者，其病必实，非久病也。其证面赤、痰盛、身热，法当以葶苈丸下之……若伤风咳嗽五七日，无热证而但嗽者，亦葶苈丸下之，后用化痰药。"肺主气司呼吸，主宣发肃降，通调水道。肺的宣发肃降功能失司，则见咳喘；水液停聚则成痰饮，甚者水泛为肿；若水饮凌心，则成心悸喘满重症。八九月为金令，肺应于秋且旺于秋，此时病痰嗽者，多为实证，痰壅于肺，肺气不降，故钱乙用葶苈丸下之。值得一提的是，本方中黑牵牛药性峻猛，但直驱病源，足见钱乙用药辨证精准，胆大心细。

张骥注："此手足太阴之药也，痰食乳积，上冲于肺，肺气不能通调而成咳嗽痰喘之证。方用葶苈、杏仁以泻肺而化痰湿；牵牛、防己以利脾而消乳积；未免推行过峻而丸以枣肉，则峻中有缓。此本仲景葶苈大枣泻肺汤之法变化而出也，平妥极矣。"

《笺正》："肺有停饮，气闭痰喘面赤者，肺有郁热之征，是宜泻肺涤饮。枣肉捣丸，亦良法也。"

【医案选录】

病者：李伯壎子，年四岁，住泰兴王垄。病名：马脾风。原因：赤痢延久，未节饮食，致痰滞内蕴，风寒犯肺。证候：先咳嗽数日，喘生倏忽，声嘎鼻煽，身热，面淡白。诊断：指纹隐伏，舌苔厚腻。病因风寒而痰闭于肺。经曰："诸气膹郁，皆属于肺。"肺合皮毛，为气之主，风寒既然外束，肺气焉得舒展，所以内蕴之痰，合邪而愈壅，气道愈塞，塞甚则危矣。疗法：急用葶苈之苦大泻肺气，大枣之甘以保胃气，麻黄辛开，杏仁苦降，甘草甘缓，使肺受之邪，无可逗留其中，陈皮、茯苓以利其气，萝卜汁、姜汁以豁其痰。惟恐药不瞑眩，不足以救危疴于顷刻，按本草牵牛子主治马脾风症，故加牵牛子之猛，助诸药之力，俾可从大便而下也。处方：水炙麻黄八分，葶苈子二钱（炒），广皮钱半，光杏仁三钱，姜汁三滴（冲），黑白丑二钱（炒），赤茯苓三钱，炙甘草八分，萝卜汁一小匙（冲），大枣五枚。效果：一剂，大便下白黏如痰，痰喘声嘎顿平。三四日后，痢亦随清。

何廉臣按：万密斋曰：午属马，为少阴君火。心主热，脾主虚，心火乘肺，脾之痰升，故肺胀而暴喘，谓之马脾风。马脾风者，肺胀也，上气喘急，两胁煽动，鼻张闷乱，喘喝声嘎，痰涎壅塞，其症危急，宜急攻之。此案外因风寒，内因痰滞，故用麻黄汤去桂枝开肺气以散风寒，用苈、枣、陈、苓、卜姜二汁降肺气以豁痰滞，又佐以黑丑之气味猛烈，使痰浊从大便而下，较之但用牛黄夺命散尤为周到。与万氏以葶苈丸去防己加大黄除肺之热，合小陷胸汤除肺之痰，一治风寒夹痰而暴喘，一治风热夹痰而暴喘，临危取胜，异曲同工。（何廉臣. 重印全国名医验案类编［M］. 上海：上海科学技术出版社，1991：54-55.）

【原文】

麻黄汤　治伤风发热，无汗，咳嗽喘急。

麻黄（去节三钱，水煮去沫，滤出晒干）　肉桂（二钱）　甘草（炙，一钱）　杏仁（七个，去皮尖，麸炒黄，研膏）

每服一钱，水煎服。以汗出为度，自汗者不宜服。

【方解】

本方有发汗解表、止咳平喘的功效，适用于小儿风寒表实证，症见发热无汗、咳嗽喘急等。方中麻黄辛温发汗开腠、宣肺达邪为君；肉桂辛温解肌发汗、透达营卫为臣，与麻黄相合则能增强发汗解表的作用；佐以杏仁降肺气、平喘逆；使以甘草调和诸药，达到散寒解表、平喘止咳的功效。

【评议】

钱乙师古而不泥古，麻黄汤原是张仲景《伤寒论》治疗太阳病风寒表实证方，证见发热、恶寒、头痛、骨节烦痛、无汗而喘、脉浮紧等。但其为发汗之峻剂，用于小儿稍嫌药力峻猛。钱乙将桂枝异为偏于走里、发表之力较弱之肉桂；同时将麻黄先煮水去沫，然后漉出晒干，使其发表之力减弱，散寒而不致过汗；杏仁用 7 个（麻黄汤原方 70 个），降逆而不至于伤肺气。如此，更加符合小儿生理特点。此方去桂加石膏即麻杏石甘汤，治疗小儿表寒里热之咳喘甚佳。由于麻黄汤发汗力强，用于儿科，医生多有顾虑，但临床上遇有风寒闭表的情形，掌握好麻黄与桂枝剂量，使汗出适度不伤正，往往可收良效。

《笺正》："寒邪袭肺，闭塞不通，咳喘气急，非此方不能捷效。若肺郁有热，则去桂而加石膏，又即仲师之麻杏石甘汤也。"

【医案选录】

马某，男，12 岁，1995 年 7 月 5 日初诊。家人诉其患遗尿逾 3 年，曾多处求医，或补肾，或健脾，并佐以固精涩尿之品，疗效欠佳。观患儿发育尚正常，炎炎夏日却厚衣重裘，亦不觉热，平素极少出汗，有时但觉身痒，纳食、睡眠可，大便偏干，舌质淡润，苔薄白略干，脉沉紧。证属寒束太阳，卫气不布。遂投麻黄汤：麻黄 12g，桂枝 8g，杏仁 10g，炙甘草 6g。3 剂，日 1 剂，水煎服。嘱汗出为度，不必尽剂。

2 天后复诊，言 2 剂时自觉身大痒，继而遍身汗出而沉睡，当夜未遗尿，起效之速，出乎意料。继以小剂量桂枝汤 2 剂调和营卫，以巩固疗效。

按语：本案病程较久，辨证容易落入俗套，但吴老却出奇地辨为寒束太阳之麻黄汤证。盖寒束太阳经脉，卫气运行受阻，则外不能温煦经脉，故于盛夏亦不觉热；内不能行气化之职，以致水精不能四布而积存于膀胱，夜间卫气入于阴，失去对膀胱的固摄，故而遗尿。麻黄汤借麻黄之力宣达卫气，以解在经之寒邪；桂枝、甘草辛甘化阳，补益卫阳；辅以杏仁肃肺，与麻黄相配一升一降，借肺之宣肃之力助卫司职，俟卫气宣布，遗尿自除。或曰观其病机本属膀胱蓄水证，何以不用五苓散？盖五苓散虽能温阳化水，但本案病机却重在卫阳不宣，故宜选用功擅宣达卫阳之麻黄汤，卫阳布则水自化而遗尿自止。（张广梅. 吴延忠运用经方治疗杂病验案 3 则［J］. 国医论坛，2004（5）：8.）

【原文】

生犀磨汁　治疮疹不快，吐血衄血。

生犀（磨汁）

学海按：聚珍本有生犀散云：消毒气，解内热。用生犀磨浓汁用，微温，饮一茶脚许，乳食后，更量大小加减之。与此方同而治异。

【方解】

本方有清热解毒、凉血止血的功效，临床适用于血分热盛证致疮疹不快、吐血衄血等证。本方单用生犀牛角磨汁用，犀角咸寒，具有清热解毒、泻火安神、凉血止血的功效。犀角现已禁用，多用水牛角替代。

【评议】

血分热毒炽盛，迫血妄行，发于肌肤见疮疹、肌衄，发于脏腑则吐血、鼻衄、齿衄、便血、尿血、崩漏等，临床上皆可用水牛角治疗。

《笺正》："此热甚而痘不能透，火焰上涌，致为血溢，故以清心泄热为主。聚珍本谓消毒气，固亦指痘疹热毒言之，其意可通。"

【原文】

大黄丸　治诸热。

大黄　黄芩（各一两）

上为末，炼蜜丸如绿豆大。每服五九至十九，温蜜水下。量儿加减。

【方解】

本方有清热泻火的功效，适用于小儿热毒炽盛、内脏实热积滞于中之证。方中大黄能清泻阳明之热，黄芩能清肺胃之火。本方为内疏之峻剂，结合小儿生理特点，故制蜜丸以缓之，防过用苦寒伤正。

【评议】

钱乙精研伤寒之学，方剂多从经方化裁。在治疗诸热证方面，泻心汤用一味黄连治疗小儿心气实、喜仰卧，深谙《伤寒论》五泻心汤方之要旨。大黄丸和前方三黄丸一样也是从张仲景大黄黄连泻心汤化裁而来。大黄丸去黄连，仅用大黄、黄芩二味，且大黄用量减半，意在既能泄阳明之实热，更可清金而制木。炼蜜为丸，蜜水送下，取"丸者缓也""蜜以润之"之意，使该方泻下之力微缓，但清热之功又可充分发挥。

【原文】

使君子丸　治脏腑虚滑及疳瘦下利，腹胁胀满，不思乳食。常服，安虫补胃，消疳肥肌。

厚朴（去粗皮，姜汁涂）　甘草（炙）　诃子肉（半生半煨）　青黛（各半两。如是兼惊及带热泻，入此味，如则变疳不调，不用此味）　陈皮（去白，一分）　使君子（去壳，一两，面裹煨熟，去面不用）

上为末，炼蜜丸，如小鸡头大，每服一丸，米饮化下。百日以上，一岁以下，服半丸。乳汁化下。

【方解】

本方有消积杀虫、益气运脾的功效，适用于小儿虫积疳瘦证。方中使君子杀虫消积，陈皮、厚朴运脾理气而助运化，青黛清除疳热，诃子涩肠止泻，甘草益气兼调和诸药，以蜂蜜为丸、以米饮助下均能扶正养胃。诸药合用达到消疳杀虫、去积健脾的作用。

【评议】

本方药味较平和，疳证中疳气、疳积病轻者可用；若疳肿胀、干疳或疳热内盛小儿，则力不能逮。

《笺正》："此亦消积清热杀虫之法，与前大胡连、大芦荟、胆矾丸诸方，互为用。而是方较为平和，轻症宜此，而热盛者，尚非此丸所能胜任。"

【原文】

青金丹　疏风利痰。

芦荟　牙硝　青黛（各一钱）　使君子（三枚）　硼砂　轻粉（各五分）　蝎梢（十四枚）

上末，磨香墨拌，丸麻子大，每三丸，薄荷汤下。

【方解】

本方有清热涤痰、消癖的功效，适用于小儿热痰实积证。方中青黛清肝热，蝎梢息肝风，芦荟杀虫疗疳兼清肝热，牙硝清火消积，硼砂清热化痰，使君子杀虫消积，轻粉杀虫消癖，丸以缓之。诸药合用，共起清热化痰、消积去癖的作用。

【评议】

本方为祛除风痰、消癖清热所设，所用蝎尾，为息内动虚风，非外受风邪。若单以祛除风痰而言，去杀虫之轻粉、使君子，加胆南星、川贝母之类可能更为适宜。

《笺正》："此方为清热涤痰而设，热痰实积宜之。方下所谓疏风者，古以蝎梢为风药也，然蝎仅用尾，实是泄导下行，非能泄外风者。"

【原文】

烧青丸　治乳癖。

轻粉　粉霜　硇砂（各一钱）　白面（二钱）　玄精石（一分）白丁香（一字）　定粉（一钱）　龙脑（半字）

上同一处研，令极细，滴水和为一饼，以文武火烧熟勿焦，再为末，研如粉面，滴水和丸如黄米大。每服七丸，浆水化下。三岁以下服五丸。量儿大小，加减服之。此古方也。

【方解】

本方有重镇攻癖、通窍消疳的作用，适用于小儿乳癖证。本方用轻粉、粉霜、硇砂、玄精石、定粉重镇而攻乳癖，白丁香、龙脑芳香通窍而疗疳疾，白面和胃顾护中焦。由于所服药量不大，又按小儿年龄大小增减，故本方力量虽峻猛但作用尚属和缓。

【评议】

小儿乳癖多因脾胃气弱、三焦不调，乳饮不化，聚而成痰，流于胁下，经久不消，横连少腹，上至心下，而成癖聚。本方治疗乳癖，所用轻粉、粉霜、硇砂、定粉均是金石类攻积逐下有毒之品，治疗小儿乳癖过于峻猛。后世医家多选用干蟾、砂仁、木香、槟榔、鸡内金、焦三仙等和平中正的药物，亦能取得较好的临床疗效。

【原文】

败毒散　治伤风、瘟疫、风湿，头目昏暗，四肢作痛，憎寒壮热，项强睛疼，或恶寒咳嗽，鼻塞声重。

柴胡（洗，去芦）　前胡　川芎　枳壳　羌活　独活　茯苓　桔梗（炒）　人参（各一两）　甘草（半两）

上为末，每服二钱。入生姜、薄荷煎，加地骨皮、天麻。或㕮咀，加蝉蜕、防风。治惊热可加芍药、干葛、黄芩。无汗加麻黄。

学海按：聚珍本方末无地骨皮。以下有云：此古方也，钱氏加甜葶苈半两，薄荷叶半两，名羌活散。盖阎氏注也。

【方解】

败毒散又名人参败毒散，有益气解表、散风寒祛湿的功效，为扶正祛邪之剂，适用于小儿正气不足感受外邪及时疫、疟、痢等证。方中羌活、独活散风祛湿，合川芎能行气祛风止痛；柴胡、前胡、薄荷疏表解热，配以枳壳、桔梗、茯苓化痰行气；甘草调中；生姜散寒；尤其妙在大量解表药中，用人参一味以扶正气，小儿因虚故也。正气充足，则邪随汗出，病可痊愈。无汗可加麻黄解表散寒；小儿热惊加芍药、干葛、黄芩以柔筋解肌清热，临床还可加蝉蜕、防风以疏风解热；咳嗽者加葶苈子泻肺宁嗽。由于此方能够培正气、败邪毒，故曰败毒。

【评议】

本方中羌活、独活等药在宋代应用很广，认为能芳香辟秽以解毒，可以通治四时外感及瘟疫等证。喻昌常以本方治疗时疫，每获良效，并用以治疗下痢而有表证者。喻氏认为邪本从表而陷里，仍使由里而出表，即所谓"逆流挽舟"之法。但本方药性偏于辛温香燥，惟外感风寒湿之证，方为适宜；若湿不兼风而兼热，或温热津伤之证，即非所宜。

清代汪昂《医方集解·发表之剂》："此足太阳、少阳、手太阴药也。羌活入太阳而理游风；独活入少阴而理伏风，兼能去湿除痛；柴胡散热升清，协川芎和血平肝，以治头痛目昏；前胡、枳壳降气行痰，协桔梗、茯苓以泄肺热而除湿消肿；甘草和里而发表；人参辅正以匡邪。疏导经络，表散邪滞，故曰败毒。"

清代徐大椿《医略六书·杂病证治》："时疫之发，入伤中土，土主阳明而湿热蕴蓄，故发热、昏迷、下利不止焉。羌活散太阳之邪，独活散少阴之邪，柴胡疏少阳之邪，前胡疏太阴之邪，则阳明之蕴蓄，不攻而自解。枳、桔开提肺气，芎、草活血和中，茯苓渗湿气治痢下也。加生姜以温胃散邪，用人参以养胃扶元，力助诸药分解之势，则邪尽去而经腑清和，胃气自化，发热下痢有不止者乎！此调内解外之剂，为疫邪发热下痢之专方。"

熊注："予尝治急惊，用败毒散加天麻、地骨皮，热盛者更加黄芩，痰盛者加天南星各等分，甚效甚速。"

附　方

【原文】

学海按：聚珍本较此本少凉惊丸（名同方异）、粉红丸、阿胶散、涂囟法、浴体法、甘桔汤、利惊丸、消积丸、花火膏、百祥丸、牛李膏、宣风散、蛇黄丸、镇心丸（名同方异）、抱龙丸、五福化毒丹、当归散、安虫丸、芜荑散、人参生犀散、羊肝散、葶苈丸、生犀磨汁、使君子丸、青金丹（名同方异）、烧青丸，共二十六方。而别有木瓜丸、青金丹、生犀散（与生犀磨汁，方同治异）、龙脑膏、栀豉饮子、白虎汤、大黄丸（名同方异）、镇心丸、钩藤膏、魏香散、凉惊丸、独活饮子、三黄散、人参散、槟榔散、黄芪散（名同方异）、地骨皮散（名同方异）、兰香散、傅齿立效散、蚵皮丸，共二十方。其间龙脑膏、栀豉饮子[1]、白虎汤、钩藤膏、魏香散五方，已见阎氏书中。余十五方，未知何出，附录与此，以备习是业者有所采焉。

木瓜丸　止吐

木瓜末　麝香　腻粉　木香（末）　槟榔（末。各一字）

上同研，面糊丸，如小黄米大，每服一二丸，甘草水下，无时服。

【校注】

[1] 龙脑膏、栀豉饮子：即指龙脑散、栀子饮子。

【方解】

本方有降气宣通、化湿和胃的功效，适用于小儿湿邪犯胃之呕吐证。方中木瓜味酸，有泄木安土之功，并能化湿和胃；木香、槟榔行气消积；麝香芳香化湿；腻粉降气止呕。诸药合用，共起降气止呕、和胃化湿的作用。

【评议】

本方为止呕方剂，但腻粉有毒，不可妄用，临床可易之以黄连、半夏等。《笺正》："此方能降气宣通，故可止吐。"

【原文】

青金丹

青黛（研）　雄黄（飞研）　胡黄连（各半两）　白附子（炮制，二钱）　水银（一钱，与腻粉同研）　腻粉（水银同研）　熊胆（用温水化入）　芦荟（研）　蟾酥（研入。各一分）　麝香（半分）　龙脑（研）　朱砂（飞研）　铅霜（研。各一字）

上为细末，令匀，用熬过猪胆汁浸，蒸饼和丸，如黄米大。退惊治风，化虫杀疳，除百病，进乳食，治一切惊风天钓，目睛上视，手足搐搦，状候多端。用药一丸，温水化，滴鼻中，令喷嚏三五次，更用薄荷汤下二丸，即愈。如久患五疳，腹胀头大，四肢瘦小，好吃泥土，不思饮食，爱咬指甲，时捋眉毛，头发稀疏，肚上青筋，及又患泻痢，并用米饮下二丸。如鼻下赤烂，口齿疳虫并口疮等，用乳汁研二丸，涂在患处。疳眼雀目，白羊肝一枚，以竹刀子批开，入药二丸在内，以麻缕缠定，用淘米泔煮熟，空腹食之。仍令乳母常忌鱼腥、大蒜、鸡、鸭、猪肉等。此药若隔二三日一服，永无百疾，不染横天之疾。此古方也。钱氏独麝香比此加倍。

【方解】

本方有清热平肝、镇惊祛痰、杀虫消积的功效，适用于小儿内热疳积、天钓内风之证。方中青黛、芦荟清肝息风，黄连清热解毒，熊胆清热解毒、平肝杀虫，蟾蜍杀虫消积，雄黄温脾杀虫消积，水银、腻粉、铅霜重坠攻下去积，朱砂镇怯安神，龙脑、麝香芳香通窍活络，白附子散寒燥湿化痰。

【评议】

本方条文下主治颇多，针对性不强，且所选药物多大毒之品，临床应谨慎使用。

【原文】

生犀散　消毒气，解内热。

生犀（凡盛物者皆经蒸煮，不堪用，须生者为佳）

上一物，不拘多少，于涩器物中，用新水磨浓汁，微温，饮一茶脚许[1]，乳食后，更量大小加减之。

【校注】

[1] 饮一茶脚许：一杯茶喝完后，杯底剩下的一点茶水，称茶脚。饮一茶脚许，意指喝茶杯底下所剩的一点点水即可。许，表示大约的数量。

【方解】

犀牛角有清热解毒、凉血止血的功效，临床适用于血分热盛者。本方与生犀磨汁方药味、用法、作用均相同。犀角现已不用，多用水牛角代替。

【评议】

本方条文云"消毒气、解内热"，生犀磨汁方条文云"治疮疹不快、吐血衄血"，实则病机均为血分热毒、迫血妄行，故选用相同药物治疗。

【原文】

大黄丸　治风热里实，口中气热，大小便闭赤，饮水不止，有下证者宜服之。

大黄（一两，酒洗过，米下煮熟，切片暴干）　川芎（一两，剉）甘草（一分，剉，炙）　黑牵牛（半两，半生熟炒）

上为细末，稀糊和丸如麻子大，二岁每服十丸，温蜜水下，乳后服，以溏利为度，未利加丸数再服，量大小虚实用之。

【方解】

本方有泻下热结、疏风解表的功效，适用于小儿外感风热、里有热结之证，症见大便闭结、小便短赤、口渴饮水等。方中大黄、黑牵牛苦寒攻涤，泻下清热；川芎辛温疏散；甘草和缓，相辅而行，使攻邪而有所制约。服后大便溏利即止；不利，可略加大剂量，但避免损伤小儿正气。

【评议】

本方与前大黄丸名同而药物及功效大异，临证当明，不可混淆。

【原文】

镇心丸　凉心经，治惊热痰盛。

甜硝（白者）　人参（切去芦，末）　甘草（炙，取末）　寒水石（烧。各一两）　干山药（白者）　白茯苓（各二两）　朱砂（一两）　龙脑　麝香（各一钱。三味并研碎）

上为末，熟蜜丸鸡头大，如要红，入坯子胭脂二钱，即染胭脂是也，温水化下半丸至一二丸，食后。

【方解】

本方有重镇清热、化痰定惊的功效，适用于小儿脾胃素虚之痰热急惊证。方中朱砂、龙脑、麝香镇心定惊，开窍醒神；甜硝、寒水石清热化痰；人参、茯苓、山药、甘草既能健脾益气，又能顾护中焦使祛邪而不伤正。

【评议】

本方与前镇心丸方名一致，功效相仿，但药物有异，临证时两方可互参使用。

【原文】

凉惊丸

硼砂（研）　粉霜（研）　郁李仁（去皮，焙干为末）　轻粉　铁粉（研）　白牵牛（末。各一钱）　好蜡茶[1]（三钱）

上同为细末，熬梨为膏，丸绿豆大，龙脑水化下一丸至三丸，亦名梨汁饼子。及治大人风涎，并食后服（一本无白牵牛末）。

【校注】

[1]蜡茶：即腊茶，茶的一种。腊取早春之义。因其汁泛乳色，

与溶蜡相似，故也称蜡茶。

【方解】

本方具有涤痰通腑、息风定惊的功效，适用于小儿惊风、大人风涎证。方中硼砂甘咸性凉清热消痰，粉霜、轻粉攻毒利水通便，铁粉重镇平肝镇心，郁李仁、白牵牛通腑泄热，龙脑开窍醒神，腊茶清利醒神兼解药毒，梨汁甘寒养阴生津。

【评议】

本方与前凉惊丸名同而药物迥异，重在镇堕涤痰、泄降通腑，使痰热下泄，心神镇宁，惊搐乃定。

【原文】

独活饮子　治肾疳臭息候良方。

天麻　木香　独活　防风（各一钱）　麝香（少许，研细末和入）

上每服一钱匕，小者半钱匕[1]，麦冬熟水调下。

【校注】

[1]半钱匕：原文为半钱，无"匕"字，今据上文加。

【方解】

本方有疏散风邪、解表清里的功效，适用于小儿牙疳初发时口气秽臭，尚未龈肿之臭息候。方中独活、防风、天麻疏散风邪，木香理气和中，麝香入络搜邪，麦冬养胃阴，诸药合用，以治初起有风寒表证而内热未盛之牙疳臭息候。

【评议】

本方是治疗牙疳初起之方，临床仅见口气臭秽，未见齿龈腐烂。牙疳实为胃中毒火上炎燔灼齿龈所致，证候变化迅疾，严重者三五天内可见穿腮齿落、鼻腐唇缺症状，初起即宜大量使用清热解毒之品以缓病势。但本方使用独活、防风等辛散之品有风火相煽之嫌，临床宜谨慎使用。本方与以下五方称肾疳五候，由浅入深。

陈复正《幼幼集成·诸疳证治》："齿属肾，肾主虚，才受热邪，直奔上焦，初起口臭，名曰臭息。次则齿黑，名曰崩砂。甚则龈烂，名曰溃槽。有血迸出，名曰宣露。甚则齿皆脱落，名曰腐根，纵得全活，齿不复生。"

《笺正》："此治初发之时，口气秽臭，尚未龈肿，故谓之臭息候。方用独活、防风者，制方之意，盖谓风热入胃，故用药如此。然此症实有胃中毒火，蕴结不宣，上蒸齿龈，其病最暴，甚者不三五日即已穿腮落齿、腐鼻缺唇，惨不可治。燎原之祸，非大剂凉解直决西江之水不能稍杀其炎上之威，断非风药所可妄试。宜鲜生地、鲜石斛、鲜大青（皆捣汁），真金汁等频灌，庶可挽救三四，而马乳外洗内服，尤有奇功。大便不行者，更必承气汤先通地道，釜底抽薪，亟不可缓。"

【原文】

三黄散　治肾疳崩砂候良方。

牛黄　大黄　生地黄　木香　青黛（各等分为末）

上每服一钱匕，熟水调服。

【方解】

本方有清热解毒泻火的功效，适用于小儿齿龈已肿、色黑而将腐溃之牙疳崩砂候。方中大黄泻下解毒、釜底抽薪，牛黄、青黛清泄肝胆实火，生地黄滋阴壮水以制火炎，木香理气和中，诸药合用，以治牙疳崩砂候。

【评议】

本方可与李杲《脾胃论》治疗胃火上盛牙痛的清胃散方互参，临证酌情加用黄连、生石膏、怀牛膝、知母等以增加疗效。

《笺正》："此治齿龈已肿已腐之方。药用大黄，固为釜底抽薪之计。生地黄即今之鲜生地，古用干者，只称地黄，不加生字，凡曰生地者，皆鲜生地也。"

【原文】

人参散　治肾疳溃槽候良方。

肉豆蔻（炮）　胡黄连　人参　杏仁（炒）　甘草（炙。各等份为末）

上每服一钱匕，小者半钱匕[1]，温熟水调服。

【校注】

［1］半钱匕：原文为半钱，无"匕"字，今据上文加。

【方解】

本方有清热解毒、扶正祛邪的功效，适用于小儿龈腐已甚、溃至齿根等之牙疳溃槽候。方中胡黄连清热解毒，肉豆蔻温涩，杏仁润利，人参、甘草扶正托邪，共治邪盛正虚之牙疳溃槽候。

【评议】

后世有医家认为本方中使用温补之品恐非所宜，临证可供参考。《笺正》："溃槽者，盖腐烂已盛，溃至齿根，其症已亟，故用胡连之大苦大寒。然此是一团毒火，顷刻燎原，必不当用参之补，而肉蔻温涩，更非所宜。"

【原文】

槟榔散　治肾疳宣露候良方。

木香　槟榔　人参　黄连　甘草（炙。各等份为末）

上每服一钱，小者半钱，熟水调服。

【方解】

本方有清火解毒、行气降泄的功效，适用于小儿正气亏虚、邪毒未尽之牙疳宣露候，症见齿龈尽腐、牙根露出。方中槟榔泄降，黄连清火，木香调中，人参、甘草益气扶正。

【评议】

宣露是齿龈尽腐，露出牙根，其证凶险，临床使用本方时可酌情加入水牛角、生石膏、生地黄、板蓝根等凉解之品。

【医案选录】

徐某，女，11岁，久患牙龈溃烂，形体消瘦，纳食不香，语音低微，大便偏干，曾予以多种中西药物治疗，罔效。即予槟榔散加藿香、荷叶，5剂后牙龈溃烂好转，纳食增多。继则以前方加白术调治旬余而愈。

按语：本方为香连丸中加人参、槟榔、甘草而成，钱乙用本方治疗"肾疳宣露候"。钱乙云"肾疳，极瘦，身有疮疥"。宣露候，指牙龈溃烂而露根脚，此病多为正气虚弱、脾胃气滞、积热上攻而致，故用人参、甘草扶补正气，黄连清脾胃之热，木香、槟榔行脾胃之滞。（徐尔山. 钱乙加味香连丸诸方临床应用体会［J］. 南京中医学院学报，1992（4）: 243-244.）

【原文】

黄芪散　治肾疳腐根候良方。

黄芪（蜜炙）　牛黄　人参　天麻　蝎（去毒）　杏仁（炒）　白茯苓　川当归　生地黄（洗）　熟干地黄（洗。各等份为末）

上每服小者半匕，煎天冬熟水调服，麦冬亦得。

【方解】

本方有扶正益气、托里排毒的功效，适用于小儿正气亏虚、邪毒仍炽之牙疳腐根候，症见齿龈腐烂至牙根，已近穿腮脱齿等。方中人参、黄芪、茯苓、当归补益气血扶助正气，地黄、天（麦）冬滋养阴液，牛黄清热解毒，全蝎、天麻驱风，杏仁降气，诸药合用，共治牙疳腐根候。

【评议】

本方所治牙疳正气亏虚，而邪毒尚炽，所选药物中，清热解毒力量偏弱，临床上仍需选生石膏、大青叶、黄连等清热解毒之品加强疗效。

【原文】

地骨皮散　治肾疳龈、腭、牙齿肉烂腐臭，鲜血常出良方。

生干地黄（半两）　真地骨皮　细辛（各一分）　五倍子（炒令焦，二钱）

上为末，每用少许傅之，频与，功效多，不妨。议曰：《本经》所载，疳证有五，谓五脏所受，故得其名，今述肾疳一脏，有五证候者，最为急要，不可同常，此疾具陈有五种候传迅疾可畏，乃知走马之号不诬。初发之时，儿孩口臭，上干胃口，气息臭郁；渐进损筋，龈肉生疮，或肿或烂，其齿焦黑；又进，从牙槽内发作疮疱，破溃脓烂；又进，热逼入脉，常血出，其热注久，牙龈腐坏，槽宽齿脱，六七岁孩落尽不复更生，岂可治疗。今以妙方，宜速与，随其传变而理，不待疾作而后药也。

【方解】

本方有养阴清热、凉血敛肌的功效，适用于小儿牙疳之龈腭腐臭、鲜血直流，诸症由虚火上炎、血络损伤导致。方中地骨皮、生地黄养阴凉血、滋填下元，佐以细辛入肾散寒，五倍子涩疮敛肌，使虚火得降，疮疳得愈。

【评议】

本方可与《景岳全书》治疗胃热阴虚牙痛的玉女煎方互参，临证时酌情加用熟地、生石膏、怀牛膝、知母等药物口服以增加疗效。

【原文】

兰香散　治小儿走马牙疳，牙齿溃烂，以至崩砂[1]出血齿落者。

轻粉　兰香（末，各一钱）　密陀僧（半两，醋淬为末）

上研如粉，傅齿及龈上，立效。议曰：婴孩受病，证候多疳，良由气郁三焦，疳分五脏，内有肾经，常虚得疳，名之曰急，以走为喻，治疗颇难。此等证，初作口气，名曰臭急；次第齿黑，名曰崩砂；盛则龈烂，名曰溃槽；又盛血出，名曰宣露；重则齿自脱落，名曰腐根；其根既腐，何由理之。嗟乎！豪家育子，哺以甘肥，肾堂受之虚热，或因母在难月[2]，恣食厚味，令儿所招，俱非偶然而作，今将秘方述于后。

【校注】

[1]崩砂：阳明火毒上攻牙齿导致牙缝疼痛、臭烂出血的病证。

[2]难月：指产后一月。

【方解】

本方有清热解毒、杀虫止痒的功效，为治疗小儿走马疳急证外用之方。方中轻粉、密陀僧杀虫解毒，兰香清热止痒。

【评议】

小儿走马疳急证，除用本方外用治疗外，尤须内服大量清热解毒、泄热救焚的药物，酌情选用水牛角、生石膏、黄连、栀子、知母、大青叶、生地等。

《笺正》："此亦病重药轻，必无小效。方后数行，文义尤其不堪。"

【原文】

傅齿立效散

鸭嘴胆矾（一钱匕，煅红研）　麝香（少许）

上研匀，每以少许傅牙齿龈上。又一方用蟾酥一字，加麝香和匀傅之。议曰：血之流行者营也，气之循环者卫也，变蒸足后，饮食之间，深恐有伤于营卫而作众疾，其或气伤于毒，血伤于热，热毒攻之，虚脏所受。何脏为虚，盖小儿肾之一脏，常主虚，不可令受热毒。攻及肾脏，伤乎筋骨，惟齿受骨之余气，故先作疾，名曰走马，非徐徐而作。所宜服药，甘露饮、地黄膏、化毒丹、消毒散，其外证以前件立效散及麝酥膏傅之，切忌与食热毒之物。此疳不同常证，医宜深究保全为上，若用常方，难于痊愈。

【方解】

本方有燥湿杀虫、解毒搜络的功效，可以作为小儿一般牙疳的外用药。方中胆矾燥湿杀虫，麝香开窍解毒、入络搜邪，能治恶疮，以敷牙疳。

【评议】

本方外敷用于走马疳急证，同上方兰香散一样恐药力未逮，仍需内服清热泻火解毒药。

《笺正》："胆矾燥湿杀虫，以敷牙疳，或可以治寻常轻症，若是走马急病，必非此等方药能应手。"

【原文】

蚵皮[1]丸　治小儿五疳八痢，乳食不节，寒温调适乖违，毛发焦黄，皮肤枯悴，脚细肚大，颅解胸陷，渐觉尪羸[2]，时发寒热，盗汗，咳嗽，脑后核起，腹内块生，小便泔浊，脓痢瀺青，抒眉咬指，吃土甘酸，吐食不化，烦渴并频，心神昏瞀，鼻赤唇燥，小虫既出，蛔虫咬心，疳眼雀目，名曰丁奚[3]。此药效验如神。

蚵皮（酒浸，去骨焙） 白芜荑（去皮） 黄连（去须） 胡黄连（各一两半） 青黛（半两，为衣）

上件研为细末，猪胆汁面和丸如粟米大，每服三十丸，用饭饮吞下，食后临卧，日进三服。

【校注】

[1] 蚵皮：即蟾皮，也作可皮、蚵蚾。

[2] 尪（wāng）羸：尪，骨骼弯曲之症，或孱弱、瘦小。尪羸，瘦弱。苏轼《上皇帝书》："世有尪羸而寿考，亦有盛壮而暴亡。"

[3] 丁奚：此处指丁奚疳，系小儿疳疾之一，症见骨瘦如柴，其形如"丁"。

【方解】

本方有解毒杀虫、消疳去积的作用，适用于小儿疳热虫积证。蚵皮即蟾皮的别名，蟾皮功能解毒杀虫，并治疗疳积之腹膨胀满，是儿科疳热虫积的治疗要药；白芜荑杀虫消积；黄连、胡黄连清热疗疳；青黛为衣，平肝和脾。

【评议】

本方为治疗小儿疳热虫积的通用良方，条文中所列诸症，皆为疳证所出现的各种症状。

《笺正》："蚵皮宜作蚵蚾，《频湖》音可皮，蟾蜍之别名，李谓其皮可垒也。按《集韵》，蚾，读补火切，音播。蟾蜍辛凉，解虫杀毒，乃儿科疳热虫积最要灵药，是方合以二连、芜荑，尤为疳热虫积通用良方。"

值得一提的是，《小儿药证直诀》中载有不少由金石重坠及峻攻香窜之品组成的方剂，如银砂丸中加水银、轻粉，龙骨散中加砒霜，白饼子、消积丸、紫霜丸、小红丸等方中皆有巴豆，这不能不使人怀疑这类方剂是否是钱乙所定。因为钱乙认为小儿脏腑柔弱，易虚易实，治法上虚则补其母，实则泻其子，用药力求柔润。如五脏补泻方、异功散、调中丸、白术散，制方法度严谨，泻不伤正，补不恋邪。在论《诸疳》时明确指出："治癖之法，当渐消磨，医反以巴豆、硇砂辈下之。小儿易虚易实，下之既过，胃中津液耗损，渐令疳瘦。"可见钱乙是反对用峻泻药的，时时处处注意顾护娇嫩之脏腑，因此张寿颐、熊宗立等怀疑这类方剂并非钱乙所定，系时弊所混而误集于《小儿药证直诀》之中，是有可能的。这一类方剂由于毒副作用明显，已为现代所不取。诚如张寿颐在《笺正》所说："是以全帙中可疑之点不少，凡属疑窦，皆当是正。方不致贻误后人，反为仲阳之累。"确是心得之言。

附录

阎氏小儿方论

宋・大梁阎季忠著

编者注：

阎季忠，字资钦，北宋许昌（今河南许昌）人。大观初（1107—1110年），曾去汝海做官。后又在大梁（今开封）任宣教郎。幼年多病（惊风、疳积），蒙钱乙治愈，对钱乙颇为尊崇。在编集过程中，发现钱乙有不够完善、不够全面的地方，为此作了些补充，写成《阎氏小儿方论》。书中分治法和方药两部分，治法部分重点论述急慢惊风，对腹泻也作了论述。药方约40首，大多出于钱乙或与钱乙方雷同。为广其传，附于《小儿药证直诀》书后。

【原文】

余家幼稚多疾，率用《钱氏方诀》[1]，取效如神。因复研究诸法，有得于心，如惊、疳等。钱仲阳之未悉[2]者，今见于下，并以仲阳传附卷末。

【校注】

[1]《钱氏方诀》：指钱乙所著之《小儿药证直诀》。

[2]未悉：不够完善、不够全面的地方。

【评议】

阎季忠对钱氏学术的崇拜与追求、整理与继承使《小儿药证直诀》得以传世。从序言中可以看出，阎季忠整理、增删后的《小儿药证直诀》可谓青出于蓝而胜于蓝，而《阎氏小儿方论》虽说是阎季忠之作，实际上是钱乙方论之拾遗或重复，并非原创。

治 法

【原文】

小儿急慢惊，古书无之，惟曰阴阳痫。所谓急慢惊者，后世名之耳。正如赤白痢之类是也。阳动而速，故阳病曰急惊；阴静而缓，故阴病曰慢惊。此阴阳虚实寒热之别，治之不可误也。急惊由有热，热即生风，又或因惊而发，则目上目扎，涎潮搐搦，身体与口中气皆热，及其发定或睡起，即了了如故[1]，此急惊证也。当其搐势渐减时，与镇心治热药一二服（《直诀》中麝香丸、镇心丸、抱龙丸、辰砂丸及至宝丹、紫雪丹之类）。候惊势已定，须史以药下其痰热（《直诀》中利惊丸、软金丹、桃枝丸之类，或用大黄、朴硝等药）。利下痰热，心神安宁即愈。慢惊得于大病之余，吐泻之后，或误取转，致脾胃虚损，风邪乘之（凡小儿吐泻不止，必成慢惊，宜速治）。似搐而不甚搐（此名瘛疭），似睡而精神慢[2]，四肢与口中气皆冷，睡露睛，或胃痛而啼哭如鸦声。此证已危，盖脾胃虚损故也。

凡小儿吐泻，当温补之。余每用理中丸以温其中，以五苓散导其逆（五苓散最治小儿吐），连与数服，兼用异功散等温药调理之，往往便愈。若已虚损，当速生其胃气，宜与附子理中丸，研金液丹末，煎生姜米饮调灌之。惟多服乃效（服至二三两无害）。候胃气已生，手足渐暖，阴退阳回，然犹瘛疭，即减金液丹一二分，增青州白丸子一二分，同研如上服。以意详之。渐减金液丹，加白丸子，兼用异功散、羌活膏、温白丸、钩藤饮子之类，调理至安。依此治之，仍频与粥，虽至危者，往往死中得生，十救八九。

【校注】

［1］了了如故：了了，明白，清楚；如故，和以往一样。即清醒后与往常一样。

［2］慢：指精神迟钝。

【评议】

这是阎季忠对钱乙小儿急慢惊、小儿吐泻治法与方药运用的总结与概括。言简意赅，是钱乙学术的传承。

泄泻而烦渴是津伤液脱之症，不论何种泄泻，此时宜服七味白术散，当茶饮，能饮则饮，可以纠正轻度脱水。古代在没有液体疗法、不可能静脉输液时，就用此法来纠正轻度脱水，维持水与电解质的平衡。

【原文】

金液丹治小儿吐泻虚极最妙。沈存中《良方》论金液丹云：亲见小儿吐利剧，气已绝，服之复活者数人，真不妄也。须多服方验。

惊风或泄泻等诸病，烦渴者，皆津液内耗也。不问阴阳，宜煎钱氏白术散，使满意取足饮之，弥多弥好。

凡小儿急惊方搐，不用惊扰，此不足畏。慢惊虽静，乃危病也。急惊方搐，但扶持不可擒捉。盖风气方盛，恐流入筋脉，或致手足拘挛。

治急慢惊，世人多用一药。有性温性凉，不可泛用，宜审别之。又治慢惊药，宜去龙脑，纵须合用，必以温药为佐，或少用之。

凡小儿实热，疏转后[1]如无虚证，不可妄温补，热必随生。

【校注】

[1] 疏转后：指疏表或泻下后。

【评议】

此与钱乙所创一脉相承，所以后世认为钱乙是寒凉派的代表。钱乙认为小儿阳常有余，病后易从阳化热，无虚之人不可妄温补，恐补则热必随生。阎季忠是钱乙寒凉派的传承者。

【原文】

治小儿惊风，痰热坚癖，能不用水银、轻粉甚便，如不得已用之，仅去疾即止。盖肠胃易伤，亦损口齿。

【评议】

水银、轻粉（铅）均为重金属，有毒副作用，用之宜慎宜忌，当今已不内服。

【原文】

治小儿壮热昏睡，伤风风热，疮疹伤食，皆相似。未能辨认，间服升麻葛根汤、惺惺散、小柴胡汤甚验。盖此数药通治之，不致误也。惟伤食则大便酸臭，不消化，畏食或吐食，宜以药下之。

小儿耳冷尻冷，手足乍冷乍热，面赤，时嗽嚏，惊悸，此疮疹欲发也。未能辨认，间服升麻葛根汤、消毒散。已发、未发皆宜服，仍用胡荽酒、黄柏膏。暑月烦躁，食后与白虎汤、玉露散。热盛与紫雪。咽痛或生疮，与甘桔汤、甘露饮子。余依钱氏说。大人同。

【评议】

发疹性疾病宜宣透，疹尽则病愈。治法与钱乙相同，即按钱乙法治之即可。

【原文】

小儿多因爱惜过当，往往三两岁未与饮食，致脾胃虚弱，平生多病。自半年以后，宜煎陈米稀粥，取粥面时时与之。十月以后，渐与稠粥烂饭，以助中气，自然易养少病。惟忌生冷、油腻、甜物等。

【评议】

小儿应及时增加辅食。6月龄后可吃陈米粥、烂面条；10月龄后可吃稠粥烂饭。忌生冷、油腻、甜食。与今大致相同。

方　药

【原文】

小儿治法，大概与大人同，惟剂料小耳。如升麻葛根汤、惺惺散等，虽人皆知之，仓卒亦难检，今并载于下。钱氏已有方者，今不复录。

升麻葛根汤　治伤寒、温疫、风热壮热，头痛肢体痛，疮疹已发未发，并宜服之。

干葛（细锉）　升麻　芍药　甘草（锉，炙。各等分）

上同为粗末，每服四钱，水一盏半，煎至一盏，量大小与之，温服，无时。

惺惺散　治伤寒时气，风热痰涌咳嗽，及气不和。

桔梗　细辛（去叶）　人参（切去顶，焙）　甘草（锉，炒）　白术　白茯苓（去皮）　瓜蒌根（各一两）

上同为细末，每服二钱，水一盏，入薄荷五叶，煎至七分，温服，不拘时。如要和气，入生姜五片同煎。一法用防风一分，用川芎一分。

消毒散　治疮疹未出，或已出未能匀遍。又治一切疮。凉膈去痰，治咽痛。

牛蒡子（二两，炒）　甘草（半两，锉，炒）　荆芥穗（一分）

上同为粗末，每服三钱，水一盏半，煎至一盏，温服，不拘时。

黄柏膏　治疮疹已出，用此涂面，次用胡荽酒。

黄柏（去粗皮，一两）　甘草（四两）　新绿豆（一两半）

上同为细末，生油调，从耳前至眼轮，并厚涂之，日三二次。如早用，疮不上面，纵有亦少。

胡荽酒

胡荽（细切，四两，以好酒二盏，煎一两，沸，入胡荽再煎，少时用物合定，放冷）

上每吸一二口，微喷，从项至足匀遍，勿喷头面。病人左右常令有胡荽，即能辟去汗气，疮疹出快。

疮疹忌外人及秽触之物，虽不可受风冷，然亦不可拥遏。常令衣服得中，并虚凉处坐卧。

治疮疹出不快及倒靥，四圣散。

紫草茸　木通（锉）　甘草（锉，炒）　枳壳（麸炒，去穰，秤）　黄芪（切，焙。等分）

上同为粗末，每服一钱，水一中盏，煎八分，温服，无时。

又方，蓝根散

板蓝根（一两） 甘草（三分，锉，炒）

上同细末，每服半钱或一钱。取雄鸡冠血三二点，同温酒少许，食后同调下。二方无证勿服。

治疮疹倒靥黑陷

人牙（烧存性，研入麝香少许）

上每服三钱，温酒少许调下，无时。

又方

小猪儿尾尖（取血三五点，研入生龙脑少许）

上新水调下，食后。

治伏热在心，昏瞀不省，或误服热药，搐热冒昧不知人，及疮疹倒靥黑陷。

生梅花脑子[1]（研，半字或一字）

上取新杀猪心一个，取心中血同研作大丸，用新汲水少许化下。未省再服。如疮疹陷伏者，温酒化下。

【校注】

[1] 生梅花脑子：即冰片。冰片又称梅花冰片、梅片、龙脑香、片脑。

【原文】

甘露饮子 治心胃热，咽痛，口舌生疮，并疮疹已发未发，并可服。又治热气上攻，牙龈肿，牙齿动摇。

生干地黄（焙，秤） 熟干地黄（焙，秤） 天门冬 麦门冬（各去心，焙，秤） 枇杷叶（去毛） 黄芩（去心） 石斛（去苗） 枳壳（麸炒，去瓤） 甘草（锉，炒） 山茵陈叶

上各等分，为粗末，每服二钱，水一盏，煎八分，食后温服。牙齿动摇，牙龈腥热，含嗽渫，并服。

白虎汤 解暑毒烦躁，身热痰盛，头痛，口燥大渴。

知母（一两半，焙干，秤） 甘草（半两，锉，炒） 石膏（四两） 白粳米（八钱）

上同为粗末，每服三钱，水一盏，煎至八分，食后，温冷随意

服。气虚人，加人参少许同煎。

疮疹太盛，宜服此调肝散。令不入眼。

生犀（锉，取末，一分） 草龙胆（半钱） 黄芪（半两，切）大黄（去皮，二钱） 石膏（半两） 桑白皮（自采，焙干） 钩藤钩子 麻黄（去节。各一分） 栝蒌（去皮） 甘草（炙。各等分）

上为粗末，每服二钱，水一盏，煎半盏，食后，时时温服少许。

治疮疹入眼

马屁勃[1]（半两） 皂角子（十四个） 蛇皮（半两）

上入小罐子内，盐泥固济，烧存性，研细，温酒调下一二钱，食后服。

【校注】

[1] 马屁勃：即马勃。

【原文】

又方　治疮疹入眼成翳

栝蒌根（半两） 蛇皮（二钱）

上同为细末，用羊子肝一个，批开入药末二钱，麻缠定，米泔煮熟，频与食之。未能食肝，令乳母多食。

又方

蝉壳末

上用水煎，羊子肝汤，调服二三钱。

凡豆疮[1]才欲着痂，即用酥或面油，不住润之，可揭即揭去。若不润及迟揭，疮痂硬，即隐成瘢痕。

【校注】

[1] 豆疮：指天花。

【原文】

治口疮

大天南星（去皮，只取中心如龙眼大，为细末）

上用醋调，涂脚心。

治脓耳

白矾（火飞，一钱） 麝香（一字） 坯子胭脂（染烟脂也，一钱）

上同研匀，每用少许。先用绵裹杖子，搵净掺之。

治蓄热在中，身热狂躁，昏迷不食。

豆豉（半两） 大栀子仁（七个，槌破）

上共用水三盏，煎至二盏，看多少服之，无时。或吐或不吐，立效。

【评议】

此钱乙方，名"栀子饮子"，组成与《伤寒论》"栀子豉汤"同。服后或吐或不吐。《伤寒论》栀子豉汤剂量：栀子十四个，擘；香豉四合，绵裹。

【原文】

治虫咬心痛欲绝

五灵脂（末，二钱匕） 白矾（火飞，半钱匕）

上同研，每服一二钱，水一盏，煎五分，温服，无时。当吐出虫。

治脾胃虚寒，吐泻等病，及治冷痰。

齐州半夏（汤浸七次，切焙，一两） 陈粟米（三分，陈粳米亦得）

上咬咀，每服三钱，水一大盏半，生姜十片，同煎至八分，食前，温热服。

治外肾肿硬成疝

干蚯蚓（为细末）

上用唾调涂，常避风冷湿地。

小儿腹中极痛，干啼后偃，名盘肠内吊[1]。钩藤膏。

没药（研） 好乳香（水中坐乳钵，研细，秤） 木香 姜黄（各四钱） 木鳖子仁[2]（十二个）

上先将下三味同为细末，次研入上二味，炼蜜和成剂收之。每一岁儿，可服半皂子大。余以意加减，煎钩藤汤化下，无时。次用魏香散。

【校注】

［1］盘肠内吊：盘肠指肠道，内吊指痉挛。多指因肠套所致的剧烈腹痛。

［2］木鳖子仁：此药有毒，现仅作外用。

【原文】

魏香散

蓬莪术（半两）　真阿魏（一钱）

上先用温水化阿魏，浸蓬莪术一昼夜，焙干为细末，每服一字或半钱，煎紫苏米饮，空心调下。

地黄散　治心肝壅热，目赤肿痛，生赤脉，或白膜遍睛，四边散漫者，犹易治。若暴遮黑睛，多致失明，宜速用此方。亦治疮疹入眼。

生干地黄（切，焙，秤）　熟干地黄（切，焙，秤）　当归（去芦头，切焙秤。各一分）　黄连（去须，一钱）　木通（一钱半）玄参（半钱）　甘草（一钱半，锉，炒）　防风（去芦头，焙）　羌活　生犀末　蝉壳（去土）　木贼　谷精草　白蒺藜（去尖）　沙苑蒺藜（各一钱）　大黄（去皮，取实者，锉，略炒，一钱）

上为细末，每服一字或半钱，量大小加减。煎羊肝汤，食后调下，日三夜一。忌口将息。亦治大人。

治热痢下血

黄柏（去皮，半两）　赤芍药（四钱）

上同为细末，饭和丸，麻子大，每服一二十丸，食前，米饮下，大者加丸数。

治心气不足，五六岁不可言。菖蒲丸

石菖蒲（二钱）　丹参（二钱）　人参（切去顶，焙，半两）　赤石脂（三钱）　天门冬（去心，焙，秤）　麦门冬（去心，焙，秤。各一两）

上同为细末，炼蜜丸绿豆大或麻子大，温水下五七丸至一二十丸，不计时，日三四服。久服取效。又有病后肾虚不语者，宜兼服钱氏地黄丸。

鸡头丸　治诸病后不语。

雄鸡头（一个，炙）　鸣蝉（三个，炙）　大黄（一两，取实处，湿纸裹，煨熟）　甘草（一两，锉，炒）　木通（半两）　当归（去芦头，切焙，三分）　黄芪（切，焙）　川芎　远志（去心）　麦门冬（去心，焙。各三分）　人参（切去顶，焙，半两）

上同为细末，炼蜜丸小豆大。平旦，米饮下五丸，空心，日三四，儿大者加之。久服取效。鸡、蝉二物，宜求死者用之，不可旋杀。孙真人所谓“杀生求生，去生更远”不可不知也。

治肾虚或病后筋骨弱，五六岁不能行，宜补益肝肾，羚羊角丸。

羚羊角（尖细而节密者是，锉，取末）　生干地黄（焙，秤）　虎胫骨（敲破，涂酥炙黄）　酸枣仁（去皮，秤，炒）　白茯苓（各半两）　桂（去皮，取有味处，不见火）　防风（去芦头，切，焙）　当归（同上）　黄芪（切，焙。各一分）

上同为细末，炼蜜和成剂，每服一皂子大，儿大者加之，食前，温水化下，日三四服，取效。

治惊风，中风，口眼㖞斜，语不正，手足偏废不举，全蝎散。

全蝎（去毒，炒）　僵蚕（直者，炒）　甘草　赤芍药　桂枝（不见火）　麻黄（去节）　川芎　黄芩（去心。各三钱）　天麻（六钱）　大天南星（汤浸七次，去皮脐，切，焙，三钱）

上为粗末，每服三钱，水一盏半，姜七片，煎七分，温服，无时，量大小与之。日三四服。忌羊肉。

和中散　和胃气，止吐泻，定烦渴。治腹痛，思食。

人参（切去顶，焙）　白茯苓　白术　甘草（锉，炒）　干葛（锉）　黄芪（切，焙）　白扁豆（炒）　藿香叶（各等分）

上为细末，每服三钱，水一盏，干枣二个去核，姜五片，煎八分，食前温服。

【评议】

和中散系白术散去木香，加黄芪、扁豆。

【原文】

紫苏子散　治咳逆上气，因乳哺无度，内挟风冷，伤于肺气；或呵气未定，与乳饮之，乳与气相逆，气不得下。

紫苏子　诃子（去核，秤）　萝卜子　杏仁（去皮尖，麸炒）　木香　人参（切去须。各三两）　青橘皮　甘草（锉，炒。各一两半）

上为细末，每服一钱，水一小盏，入生姜三片，煎至五分，去滓，不计时候，温服，量大小加减。

【评议】

萝卜子与人参同用，有待商榷，一般不宜同用。

【原文】

赤石脂散　治痢后䐆气下，推出肛门不入。

真赤石脂（拣去土）　伏龙肝（各等分）

上为细末，每用半钱，傅肠头上，频用。

柏墨散　治断脐后为水湿所伤，或褓袍[1]湿气伤于脐中，或解脱风冷所乘，故令小儿四肢不和，脐肿多啼，不能乳哺，宜速疗之。

黄柏（炒）　釜下墨　乱发（烧。各等分）

上为细末，每用少许敷之。

【校注】

[1] 褓（běng）袍：褓，绷的异体字。绷袍，即婴儿的包被。

【原文】

至宝丹　治诸痫，急惊心热，卒中客忤，不得眠睡，烦躁，风涎搐搦，及伤寒狂语，伏热呕吐，并宜服之。

生乌犀（屑）　生玳瑁（屑）　琥珀（研）　朱砂（细研，水飞）　雄黄（以上各一两。细研，水飞）　金箔（五十片，一半为衣）　银箔（五十片，研）　龙脑（一分，研）　麝香（一分，研）　牛黄（半两，研）　安息香（一两半，为末，以无灰酒飞过，滤净，去砂石，约取一两，慢火熬成膏）

上生犀、玳瑁，捣罗为细末，研入余药令匀，将安息香膏以重汤煮，凝成，和搜为剂。如干，即入少熟蜜，盛不津器中，旋丸如桐子大。二岁儿服二丸，人参汤化下，大小以意加减。又治大人卒中不语，中恶气绝，中诸物毒，中热暗风，产后血运[1]，死胎不下。并用童子小便一合，生姜自然汁三五滴，同温过，化下五丸，立效。

【校注】

[1]产后血运：即产后血晕。《圣济总录》："其候目旋转，精神昏愦，甚者沉默不知人。"

【评议】

此方与《温病条辨》至宝丹方基本相同（无雄黄、金箔、银箔、龙脑），制作方法多有不同。紫雪与至宝丹是当时救治热病神昏惊厥的专方专药。宋代已有，清代已成为温病热入营血的救治法宝。

【原文】

紫雪　治惊痫百病，烦热涎厥，及伤寒，胃热发斑，一切热毒，喉痹肿痛。又治疮疹，毒气上攻咽喉，水浆不下。

黄金（十两）　寒水石　磁石　滑石　石膏（各四两八钱，并捣碎）

以上用水五升，煮至四升，去滓，入下项药：

玄参（一两六钱，捣碎）　木香（捣碎）　羚羊角（屑）　犀角（屑）　沉香（各半两，捣碎）　升麻（一两六钱，捣碎）　丁香（一钱，捣碎）　甘草（八钱，炙，锉）

以上八味，入前药汁中，再煮，取一升五合，去滓，入下项药：

硝石（三两一钱，芒硝亦得）　朴硝（一斤，精者）

以上二味，入前汁中，微火上煎，柳木篦搅不住手，候有七合，投在木盆中半日，欲凝，入下项药：

朱砂（三钱，飞研）　麝香当门子[1]（一钱一字，研）

以上二味，入前药中搅匀，寒之两日。

上件成紫色霜雪，每服一字至半钱，冷水调下，大小以意加减。咽喉危急病，捻少许于咽立效。又治大人脚气，毒遍内外，烦热不解，口中生疮，狂易叫走，瘴疫毒厉，卒死。温疟，五尸[2]，五疰[3]，大能解诸药毒。每服一钱至二钱，冷水调下，并食后服。

【校注】

［1］当门子：麝香的别称。

［2］五尸：五尸者，飞尸、遁尸、风尸、沉尸、尸疰也。

［3］五疰：疰，多指慢性传染性疾病。《金匮翼·尸疰·诸疰》："疰者，住也，邪气停住而为病也。……其因风邪所触者，则为风疰。临丧哭泣，死气所感者，则为尸疰。鬼邪所击者，为鬼疰。其风疰之去来击痛，游走无常者，又谓之走疰。其他又有气血温凉劳泄等疰之名，病各不同，其为停住不去则一也。详见《千金》《外台》《圣济》诸书。"

【评议】

本方与《温病条辨》之紫雪丹方剂量与制作方法有所不同。用于温病邪入营血，神昏高热之惊厥的救治。

【原文】

理中丸　治吐利不渴，米谷不化，手足厥冷。

人参（去芦，锉）　白术（锉）　干姜（炮）　甘草（炙，锉。各一两）

上为末，炼蜜和丸鸡黄大，每服一丸，水一大盏化开，煎及七分，连滓放温服。小儿分为三服，大小以意加减，食前。

五苓散　治霍乱吐泻，躁渴饮水，小便不利。

泽泻（二两半，锉）　木猪苓（去皮，锉，一两半）　官桂（去皮，一两）　白茯苓（一两半，锉）　白术（一两半，锉）

上为细末，每服一钱，温汤调下，渴躁，新水调服。大小以意加减，不以时候。

附子理中丸　治脾胃寒弱，风冷相乘，心痛，霍乱吐利转筋。

人参（去芦，锉）　白术（锉）　干姜（炮）　甘草（炙，锉）　黑附子（炮，去皮脐。各一两）

上为细末，炼蜜和一两作十丸，每服一丸，水一中盏化开，煎及七分，稍热服，食前。小儿分作三二服，大小以意加减。

金液丹　治吐利日久，脾胃虚损，手足厥逆，精神昏塞，多睡露睛，口鼻气凉，欲成慢惊风者。又治大人阳虚阴盛，身冷脉微，自汗吐利，小便不禁。

舶上硫黄（十两，先飞炼去砂石，秤，研为细末，用砂合子盛，令八分满，水和赤石脂封缝，盐泥固济，晒干。露地先埋一水罐子，盛水满，坐合子在上，又以泥固济讫，常以三斤火，养三日三夜足，加顶火一煅成，候冷取药）

上以柳木槌，乳钵内研为细末，每服二钱，生姜米饮调下。大小以意加减，多服取效。大人药末一两，蒸饼一两，水浸，去水，和丸，桐子大，晒干，每服五十九至百丸，米饮下。并空心，连并服。

又方　范文正宅

硫黄（不以多少，淡黄通明者为上。飞炼去砂石，研为细末，用有盖砂罐子一个，取水中田字草或益母草，捣淤土成泥，更入纸筋同捣，固济，罐子贵不破。晒干，盛硫黄末在内，可不满二指，于露地，深画十字放罐子在中心，使底下通透，四面用炭约四五斤，匀火簇，不盖罐子顶，时时揭觑，候化为汁，速去四面火，用湿土埋一宿，次日，取出于北荫下，不见日气处，撅一坑子约一二尺，将罐子去盖，倒埋一宿，次日取出，和罐入汤内，煮五十沸，漉出取药）

上以柳木槌乳钵内研，如粉面相似。小儿因吐泻之后，变成慢惊风者，每服一二钱，生姜米饮调下，并服取效。大人阴证伤寒，脉微欲绝，以水浸，无盐蒸饼，和丸，桐子大，晒干。每服五十九或百丸，米饮下，并空心服。

青州白丸子　治小儿惊风，大人诸风。

半夏（七两，生）　天南星（三两，生）　白附子（二两，生）　川乌头（半两，生，去皮脐）

上捣罗为细末，以生绢袋盛，用井花水摆。未出者，更以手揉令出，如有滓更研，再入绢袋摆尽为度。放瓷盆中，日晒夜露至晓，弃水，别用井花水搅，又晒，至来日早，再换新水搅。如此春五日，夏三日，秋七日，冬十日。（一法四时只浸一宿。）去水晒干后如玉片，研细，以糯米粉煎粥清，丸绿豆大。每服三五丸，薄荷汤下；大人每服二十丸，生姜汤下。瘫痪、风温，酒下。并不以时候服。

小柴胡汤　治伤寒温热病，身热恶风，头痛项强，四肢烦疼，往来寒热，呕哕痰实，中暑疟病，并宜服。

柴胡（去芦，八钱）　半夏（汤洗，切，焙，二钱半）　黄芩（去心）　人参（去芦）　甘草（炙，锉。各三钱）

上为粗末，每三钱，水一盏半，生姜五片，枣一枚擘破，同煎及八分，滤去滓，放温，分作三二服。大小以意加减，并不以时候，日三夜二。

董氏小儿斑疹备急方论

编者注

董汲，字及之，北宋东平人，系钱乙同乡晚辈，具体生卒年代不详。所著《小儿斑疹备急方论》对麻疹、天花等发疹性传染病作了简要论述，附方17首，是我国最早论述斑疹的专著，约刊于11世纪末期。书成后得知钱乙请假返乡，于是将此书提交给钱乙与之切磋。钱乙看了后大加赞扬，并为此书作了后序。

董汲另著有《脚气治法总要》《旅舍备要方》，后编集成《董汲医学论著三种》，均较简略，对后世影响不大。由于《小儿斑疹备急方论》为钱乙首肯，并作了后序，故后人在编集《小儿药证直诀》时，将其附于书后，以广其传。

【原文】

序

世之人有得一奇方，可以十全愈疾者，恐恐然，惟虑藏之不密，人或知之，而使其药之不神也，其亦陋[1]矣。夫药之能愈病，如得人人而告之，使无夭横，各尽其天年以终，此亦仁术也。吾友董及之[2]，少举进士不第[3]，急于养亲[4]，一日尽弃其学，而从事于医。然医亦非鄙术[5]矣！古之人未尝不能之，如张仲景、陶隐居、葛洪、孙思邈皆名于后世。但昧者为之，至于异贵贱、别贫富，自鄙其学[6]，君子不贵也。及之则不然，凡人之疾苦，如己有之。其往来病者之家，虽祁寒[7]大暑，未尝少惮[8]。至于贫者，或昏夜自惠薪粲[9]，以周其乏者多矣。他日携《小儿斑疹方》一帙见过，求序于余，因为引其略。亦使见及之之所存，知世之有奇方，可以疗疾者，不足贵也。如此。

东平十柳居士孙准平甫序

【校注】

[1] 陋：浅薄，见识短浅。

[2] 董及之：指董汲。董汲，字及之。

[3] 少举进士不第：年少时考殿试，未考上进士。不第，未上榜录取。

[4] 养亲：侍候父母双亲。

[5] 鄙术：低贱的技术。

[6] 自鄙其学：自己看不起自己的学术。

[7] 祁寒：大寒。祁：盛，大。

[8] 未尝少惮：少，稍，略微。惮，畏难，害怕。未尝少惮，不曾有一点畏惧。

[9] 自惠薪粲：薪，柴火；粲，上等白米。自惠薪粲，指自己赠送柴火和粮食。

【原文】

自　序

夫上古之世，事质民淳，禀气全粹，邪不能干。纵有疾病，祝由[1]而已。虽大人方论[2]尚或未备。下逮[3]中古，始有巫方氏者，著小儿《颅囟经》，以卜寿夭，别死生，历世相授，于是小儿方论兴焉。然在襁褓之时，脏腑嫩弱，脉促未辨，痒不知处，痛亦难言，只能啼叫。至于变蒸、惊风、客忤[4]、解颅，近世巢氏一一明之。然于斑疹欲出，证候与伤寒相类，而略无辨说，致多谬误。而复医者，不致详慎，或乃虚者下之，实者益之，疹者汗之，风者温之，转生诸疾，遂致夭毙，嘘可叹也！今采摭[5]经效秘方，详明证候，通为一卷。目之曰《斑疹备急方》。

附录　董氏小儿斑疹备急方论

非敢谓有补于后世，意欲传诸好事者，庶几^[6]鞠育之义^[7]存焉。

东平董汲及之序

【校注】

[1] 祝由：古代以祝祷方法治病的名称。

[2] 大人方论：即成年人的治疗方法。

[3] 下逮：逮，及，达到。下逮，即按时间顺序下延至。

[4] 客忤：病名。指小儿骤见生人异物，或突闻异声，而引起惊吓啼哭，甚或面色变易，呕吐，腹痛，腹泻，手足搐搦的病证。

[5] 采摭：搜集拾取。

[6] 庶几：但愿，希望。

[7] 鞠育之义：鞠，养育，抚育。意为养育小儿的意义。

【原文】

总　论

论曰：夫生民之道，自微而著，由小而大。此物理灼然，不待经史证据可知。然小儿气禀微弱，故《小品方》云：人生六岁以上为小，六岁以下，经不全载。所以乳下婴儿，有疾难治者，皆为无所依据。至如小儿斑疹一候，不惟脉理难辨，而治疗最比他病尤重。始觉证与伤寒、阴痫相近，通都辅郡，名医辈出，则犹能辨其一二，远地左邑，执病不精，失于详审，投药暴妄。加之小儿脏腑娇嫩，易为伤动。斑疹未出，往往疑为伤风，即以麻黄等药，重发其汗，遂使表虚里实。若为阴痫治之，便用温惊药品，则热势愈盛。直至三四日，证候已定，方得以斑疮药治之，则所失多矣。大率世俗医者，斑疹欲出，多以热药发之，遂使胃中热极。其初作时，即斑疹见于皮下；其已出者，变黑色而倒陷。既见不快，犹用热药，薰蒸其疾。斑疹得热，则出愈难，转生热证，大小便不通；更以巴豆取积药下之，则使儿脏腑内虚，热又不除，邪气益深，变为喘满，便血，或为疮痛，身体裂破。遂使百年之寿，一旦为俗医所误也，可不痛哉！

大抵斑疹之候，始觉多咳嗽，身体温壮，面色与四肢俱赤，头痛腰疼．眼睛黄色，多睡中瘛疭，手足厥，耳尖及尻冷，小便赤，大便秘，三部脉洪数绝大不定，是其候也。其乳下儿，可兼令乳母服药。其证候未全或未明者，但可与升麻散解之；其已明者，即可用大黄、青黛等凉药下之，次即与白虎汤。如秋冬及春寒，未用白虎汤之时，但加枣煎服，不必拘于常法。仲景云：四月后天气大热，即可服白虎汤，特言其梗概耳！大率疹疱未出，即可下；已出，即不可下；出足，即宜利大小便。其已出未快者，可与紫草散、救生散、玳瑁散之类；其重者，以牛李膏散之；或毒攻咽喉者，可与少紫雪及如圣汤，无不效也。其余热不解，身热烦渴及病疹，儿母俱可与甘露饮；或便血者，以牛黄散治之。兼宜常平肝脏，解其败热，虑热毒攻肝，即冲于目，内生障翳，不遇医治，瞳人遂损，尤宜慎之。然已出未平，切忌见杂人，恐劳力之人及狐臭薰触故也。未愈，不可当风，即成疮痂。如脓疱出，可烧黑丑、粪灰随疮贴之，则速愈而无瘢也。又左右不可阙胡荽，盖能御汗气，辟恶气故也。如儿能食物，可时与少葡萄，盖能利小便，及取如穗出快之义也。小儿斑疹，本以胎中积热，及将养温厚，偶胃中热，故乘时而作。《外台》方：胃烂即发斑。微者，赤斑出。极者，黑斑出。赤斑出，五死一生；黑斑出，十死一生。其腑热即为疹，盖热浅也。脏热即为疱，盖热深也。故《证色论》云：大者属阴，小者属阳。汲总角而来，以多病之故，因而业医。近年累出诸处治病，当壬申岁，冬无大雪，天气盛温，逮春初，见小儿多病斑疹。医者颇如前说，如投以白虎汤之类。即窃笑云：白虎汤本治大人。盖不知孙真人所论大人小儿为治不殊，但用药剂多少为异耳！则是未知用药之法，故多失误。今博选诸家，及亲经用有效者方，备录为书。

药　方

升麻散　治疹疱未出，疑贰之间，身热与伤寒温疫相似，及疮子已出发热，并可服之方。

升麻 芍药 葛根（锉，炒） 甘草（炙。各一两）

上为细末，每二岁儿服二钱，水一盏，煎至五分，去滓温服，不以时，日三夜一服。

白虎汤 治痘疱、麸疹、斑疮赤黑，出不快，及疹毒余热，并温热病，中暑气，烦躁热渴方。

石膏（四两） 知母（一两半，锉） 甘草（炙，三两） 人参（半两）

上为细末，每服二钱，水一盏，入粳米二十粒，同煎至七分，去滓，温服，不以时。小儿减半服。春冬秋寒有证亦服，但加枣煎，并乳母亦令服之。

紫草散 治伏热在胃经，暴发痘疱疮疹，一切恶候，出不快，小便赤涩，心腹胀满方。

紫草（去苗，一两） 甘草（生用，半两） 木通（去根节，细锉） 枳壳（麸炒，去穰） 黄芪（各半两。炙，锉）

上为细末，每服二钱，水一盏，煎至六分，去滓，温，时时呷之。

抱龙丸 治一切风热，中暑，惊悸，疮疹欲出，多睡，咳嗽，涎盛面赤，手足冷，发温壮，睡中惊，搐搦不宁，脉洪数，头痛，呕吐，小便赤黄方。

天南星（锉开里白者，生为末，腊月内取黄牛胆汁和为剂，入胆内阴干，再为末，半斤） 天竺黄（二两，别研） 朱砂（二钱，研，水飞） 雄黄（半两，研，水飞） 麝香（好者一钱，别研） 牛黄（一字，别研）

上同研极细，甘草水和丸，鸡头大，窨干。二岁儿，竹叶或薄荷汤化下一丸，不拘时候。一方不用牛黄。

【评议】

此方与《小儿药证直诀》抱龙丸基本相同，制作方法有差异，可互参。

【原文】

救生散 治疮疹脓疱，恶候危困，陷下黑色方。

猯猪[1]血（腊月内以新瓦罐子盛，挂于屋东山，阴干，取末一两）　马牙硝（一两，研）　硼砂（研）　朱砂（水飞）　牛黄（研）　龙脑（研）　麝香（各一钱。别研）

上同研极细，每二岁儿取一钱，新汲水调下。大便下恶物，疮疱红色为度。不过再服。神验无比。

【校注】

[1]猯（fén）猪：阉割过的猪。

【原文】

牛李膏　治疮疹痘疱恶候，见于皮肤下不出，或出而不长及黑紫内陷，服之即顺，救危急候。愚小年病此，危恶殆极，父母已不忍视，遇今太医丞钱公乙，下此药得安，因恳求真法。然此方得于世甚久，惟于收时不知早晚，故无全效。今并收时载之，学者宜依此方。

牛李子（九月后取，研，绢滤汁，不以多少，于银石器中，熬成膏，可丸。每膏二两，细研，好麝香入半钱）

上每二岁儿服一丸，如桐子大，浆水煎，杏胶汤化下。如疮疱紫黑内陷者，不过再服，当取下恶血及鱼子相似。其已黑陷于皮下者，即红大而出，神验。

玳瑁散　治疮疹热毒内攻，紫黑色，出不快。

生玳瑁（水磨浓汁一合）　猯猪心（一个，从中取血一皂子大，同研）

上以紫草嫩茸，浓汁煎汤调，都作一服。

利毒丸　治疮疹欲出前，胃热发温壮，气粗腹满，大小便赤涩，睡中烦渴，口舌干，手足微冷，多睡，时嗽涎实，脉沉大滑数，便宜服之方。

大黄（半两）　黄芩（去心）　青黛（各一钱）　腻粉（抄一钱）　槟榔　生牵牛（取末。各一钱半）　大青（一钱）　龙脑（研）　朱砂（各半钱。研）

上杵研为细末，面糊为丸，如黄米大。每二岁儿服八丸，生姜蜜水下。不动，再服。量儿大小虚实加减。

如圣汤　治咽喉一切疼痛，及疮疹毒攻，咽喉肿痛有疮，不能下乳食方。

桔梗（锉）　甘草（生用）　恶实[1]（微炒。各一两）　麦门冬（去心，半两）

上为细末，每二岁儿服一钱，沸汤点，时时呷服，不以时。

【校注】

[1] 恶实：牛蒡子的别名。

【原文】

甘露饮　解胃热及疮疹已发，余热温壮，龈齿宣肿，牙痛不能嚼物，饥而不欲食，烦热，身面黄，及病疮疱，乳母俱可服之。

生干地黄（切，焙）　熟干地黄（切，焙）　天门冬（去心）　麦门冬（去心）　枇杷叶（去毛）　黄芩（去心）　石斛（去根，锉）　甘草（炙，锉）　枳实（麸炒，去穰）　山茵陈叶（各一两。去土）

上为散，每服二钱，水一盏，煎至七分，去滓温服。不以时候，量力与服。

神仙紫雪　治大人小儿一切热毒，胃热发斑，消痘疱麸疹，及伤寒热入胃发斑，并小儿惊痫涎厥，走马急疳、热疳、疳黄、疳瘦、喉痹肿痛，及疮疹毒攻咽喉，水浆不下方。

黄金（一百两）　寒水石　石膏（各三斤）　犀角（屑）　羚羊角（各十两。屑）　玄参（一斤）　沉香（镑）　木香　丁香（各五两）　甘草（八两）　升麻（六两。皆㕮咀）

上以水五斗，煮金至三斗，去金不用，入诸药，再煎至一斗，滤去滓，投上好芒硝二斤半，微火煎，以柳木篦搅勿停手，候欲凝入盆中，更下研朱砂、真麝香各三两，急搅匀，候冷，贮于密器中，勿令见风。每服一钱，温水化下。小儿半钱一字。咽喉危急病，捻少许干咽之，立效。

【评议】

此方与前文《阎氏小儿方论》中的紫雪丹药味组成大致相同，少磁石、滑石、升麻，制作方法不一，作用功效基本一致，可以互参。

【原文】

调肝散　败肝脏邪热，解散斑疹余毒。服之疮疹不入眼目。

犀角（屑，一分）　草龙胆（半分）　黄芪（半两，锉，炙）　大黄（一分，炒过）　桑白皮（一分，炙，锉）　钩藤钩子（一分）　麻黄（一分，去根节）　石膏（别研）　栝蒌实（各半两。去穰皮）　甘草（一分，炙）

上为散，每服二钱，水一盏，煎至五分，去滓温服。量儿大小加减，不以时候。

护目膏　治疹痘出后，即须爱护面目，勿令沾染。欲用胡荽酒喷时，先以此药涂面上，然后方可以胡荽酒喷四肢，大人小儿有此，悉宜用之方。

黄柏（一两，去皮，锉）　绿豆（一两半，拣净）　甘草（四两，锉，生用）

上为细末，以生油调为膏，从耳前、眼眶并厚涂目三五遍。上涂面后可用胡荽酒微喷，勿喷面也。早用此方涂面，即面上不生疹痘。如用此方涂迟，纵出亦少。

胡荽酒方　治斑痘欲令速出，宜用此。

胡荽（三两）

上细切，以酒二大盏，煎令沸，沃胡荽，便以物合定，不令气出，候冷去滓，微微从项以下喷背，及两脚、胸腹令遍，勿喷头面。（仍将滓焙干，红绢袋子盛，缝合，令乳母及儿带之。余酒，乳母饮之妙。）

治疮疹阳毒入胃，便血，日夜无节度，腹痛啼哭，牛黄散方。

郁金（一两）　牛黄（一钱）

上研为末，每二岁儿服半钱，以浆水半盏，煎至三分，和滓温服。大小以此增减之，日二服。

蛇蜕散　治斑疹入眼，翳膜侵睛成珠子方。

马勃（一两）　皂荚子（二七个）　蛇蜕皮（全者一条）

上入小罐子内，封泥烧，不得出烟，存性，研为末，温水调下一钱，食后。

真珠散　治斑疮疮疹入眼，疼痛，翳膜、眼赤、羞明方。

栝蒌根（一两）　蛇脱皮（全炙，一钱）

上为末，用羊子肝一枚，批开去筋膜，掺入药二钱，用麻缕缠定，以米泔内煮熟，任意与吃。如少小未能吃羊肝，以熟羊肝研和为丸，如黄米大，以生米泔下十九。乳头上与亦可，日三服（儿小未能食肝，与乳母食之佳）。

后　序[1]

余平生刻意方药，察脉按证虽有定法，而探源应变，自谓妙出意表[2]。盖脉难以消息求，证不可言语取者，襁褓之婴，孩提之童，尤甚焉。故专一为业，垂四十年，因缘遭遇，供奉禁掖[3]，累有薄效，误被恩宠。然小儿之疾，阴阳痫为最大，而医所覃思[4]，经有备论。至于斑疹之候蔑然[5]危恶[6]，与惊搐、伤寒、二痫大同而用药甚异。投剂小差，悖谬[7]难整，而医者恬不为虑[8]。此得告归里中[9]，广川[10]及之出方一帙[11]示予，予开卷而惊叹曰：是予平昔之所究心者，而子[12]乃不言传而得之。予深嘉及之少年艺术之精，而又惬素所愿[13]以授人者，于是辄书卷尾焉。

　　　　时元祐癸酉拾月丙申日翰林医官太医丞赐紫金鱼袋钱乙题

【校注】

［1］后序：这是钱乙为董汲《小儿斑疹备急方论》所写的后序。当时钱乙从宫中告老返乡，董汲将已成书的《小儿斑疹备急方论》请教钱乙，钱乙看后大加赞赏，并为此书写了后序。

［2］妙出意表：巧妙得使人意想不到。

［3］因缘遭遇，供奉禁掖：禁，指皇宫；掖，指宫殿旁的房舍，嫔妃居住的地方。此处指钱乙因有缘分与宫中皇亲结识，推荐其为宫中服务，受到皇家的恩宠。

［4］覃（tán）思：深思。

［5］蔑（miè）然：轻视，不加重视。

［6］危恶：危险，险恶。

［7］悖（bèi）谬：荒谬，不合道理。

［8］恬不为虑：满不在乎。

［9］告归里中：里，古代行政单位，引申为故乡。告归里中，指告老回到家乡。

［10］广川：地名，在山东东平附近。

［11］一帙（zhì）：帙，书一函为一帙。此处指董汲所撰写的《小儿斑疹备急方论》一书。

［12］子：指董汲。

［13］惬（qiè）素所愿：惬，满足。惬素所愿，即实现了平素的愿望。

【评议】

这篇后序是钱乙所作，短短二百余字，道出了儿科宗师之文化底蕴，不愧为儿科学术的开山。

序文中钱乙指出小儿"脉难以消息求，证不可言语取"，说明了儿科医生之不易。因而察脉按证有定法，探源应变，妙出意表。可见钱乙积累了四十余年的专科经验，疗效卓著，也被皇室恩宠，聘为御医。

儿科是斑疹性疾病的重灾区。当时天花、水痘、麻疹、幼儿急疹、风疹、手足口病等发疹性疾病统称为疱疹、斑疹。董汲《小儿斑疹备急方论》专论这些发疹性疾病，是钱乙平素关注但又未成书的部分。钱乙为之敬佩，且感慨于董汲年少才华，钱乙乐以提携，特作后序，也是值得点赞的。

方剂索引